第2版

三叉神经痛

主　审　刘学宽　教授

主　编

康非吾　副教授　同济大学口腔医学院

靳令经　副教授　同济大学附属同济医院

冯殿恩　教授　　原上海铁道医学院附属铁路医院

廖建兴　教授　　同济大学口腔医学院

副主编

龙　洁　副教授　四川大学华西口腔医学院

黄　欣　副教授　首都医科大学附属北京口腔医院

侯光宇　讲师　　同济大学口腔医学院

编　委（以姓氏笔画为序）

王　星　王　骐　王　鹏　方才根　刘　晗

刘国惠　江澄川　张伟杰　张丽琴　苏贵华

佟慕谦　沈蓉蓉　黄念铎　章　燕　谢红姝

阙　林

人民卫生出版社

图书在版编目（CIP）数据

三叉神经痛/康非吾等主编. —2 版. —北京：
人民卫生出版社，2012. 6
ISBN 978 - 7 - 117 - 15733 - 9

Ⅰ. ①三… Ⅱ. ①康… Ⅲ. ①三叉神经痛 - 诊疗
Ⅳ. ①R745. 1

中国版本图书馆 CIP 数据核字(2012)第 067677 号

门户网：www. pmph. com	出版物查询、网上书店
卫人网：www. ipmph. com	护士、医师、药师、中医师、卫生资格考试培训

三叉神经痛
（第 2 版）

主　　编：康非吾　靳令经　冯殿恩　廖建兴
出版发行：人民卫生出版社（中继线 010 - 59780011）
地　　址：北京市朝阳区潘家园南里 19 号
邮　　编：100021
E - mail：pmph @ pmph. com
购书热线：010 - 67605754　010 - 65264830
　　　　　010 - 59787586　010 - 59787592
印　　刷：北京铭成印刷有限公司
经　　销：新华书店
开　　本：710 × 1000　1/16　　印张：17
字　　数：306 千字
版　　次：2004 年 1 月第 1 版　　2012 年 6 月第 2 版第 3 次印刷
标准书号：ISBN 978 - 7 - 117 - 15733 - 9/R · 15734
定　　价：38. 00 元
打击盗版举报电话：010-59787491　E-mail：WQ @ pmph. com
（凡属印装质量问题请与本社销售中心联系退换）

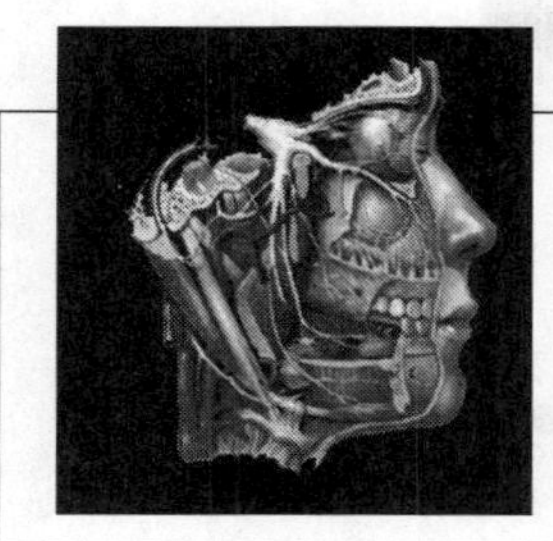

第2版序

由冯殿恩、王骐、苏贵华主编，人民卫生出版社于2004年出版的《三叉神经痛》一书，已有近7个年头。由冯殿恩医师再次牵头，并由同济大学口腔医学院绝大部分中青年医师任主编、副主编和编者的《三叉神经痛》(第2版)即将出版，令我十分欣喜地看到青年口腔颌面外科医师的成长和崛起。

冯殿恩医师是我国口腔颌面外科领域内最早开展温控热凝治疗三叉神经痛的开拓者之一。虽已年过八旬仍热心致力于著作和培养中青年一代，令我感动和钦佩。"十年树木，百年树人"老一代的口腔颌面外科工作者都应当以此为榜样，着力于培养接班人的事业。

如编者在前言中所述，《三叉神经痛》(第2版)比原版《三叉神经痛》一书增加有7个方面的新见解和新方法，充分体现了"精益求精"、"与时俱进"的先进理念。

三叉神经痛，特别是原发性三叉神经痛的病因未明，疗效也还不能令人完全满意。相信本书的出版不但有益于临床医疗工作，也有利于对病因、发病机制及新疗法的进一步深化探讨。

祝贺《三叉神经痛》(第2版)一书的问世，并乐予为序。

2012年4月

于上海交通大学口腔医学院

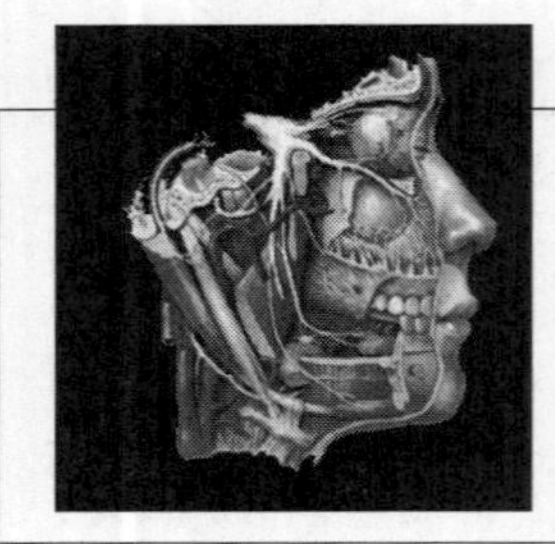

第1版序

三叉神经痛是口腔颌面部的常见病之一。病因不明的原发性三叉神经痛在目前尚缺少根治方法;罹患三叉神经痛的病人十分痛苦,不但影响工作学习,且生活质量低下。由于本病初发时的疼痛部位、性质及病人主观感受的不一致,病人可首诊于临床多个科室,其中又常就诊于神经科及口腔科;致长期以来,原发性三叉神经痛已成为口腔科及神经科的常见病;也是该两科医务工作者长期以来科学研究的主要内容之一,冀期能提高医疗质量并望予以攻克。

纵观国内参考书,能集中论述三叉神经痛的专著为数寥寥。本书主编们集口腔科与神经科多年诊治三叉神经痛的临床经验和研究工作;邀约了不少有关诊治三叉神经痛的专家,从三叉神经的解剖生理、三叉神经痛的病因病理到三叉神经痛的诊断与治疗进行了全面和概括的论述。其中除传统的理论和认识外,更不乏最新进展和新的有效疗法的介绍。因此它不但是一本对临床十分有价值的参考书;也是有志于从事这方面工作的临床医务工作者的必读书。

衷心祝愿本书的出版能进一步促进对三叉神经痛诊治的深入探讨和研究,并期望在不久的将来能阐明三叉神经痛的发病机制和最终找到根治本病的方法,以有益患者,造福人类。

邱蔚六 谨识

二〇〇二年十二月于上海第二医科大学

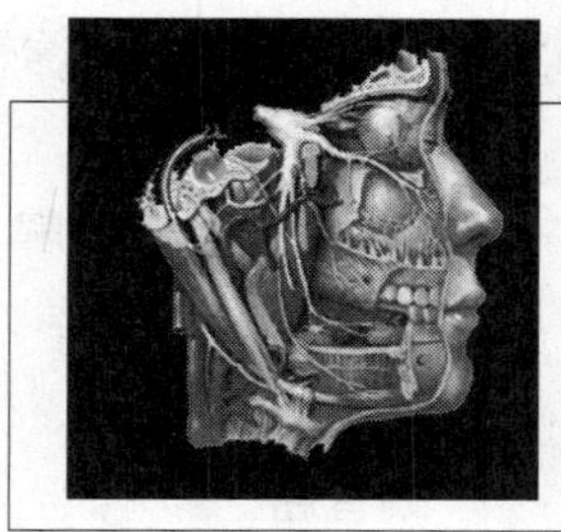

前　言

《三叉神经痛》一书，在 2004 年出版以后，承蒙广大读者关爱，已售一空。然编者自感初版的某些内容尚有不足，面对热情的读者，深感惭愧。恳请多多原谅，特此致谢。

本次出版，编者在原著的基础上，作了较大的更正、修改和增补。并对每个标题均作了英文对照标识，以便交流。

编者近年来在对应用卵圆孔进针射频温控热凝治疗三叉神经痛的方法上，试用外周神经末梢射频温控热凝治疗，研究颇有创新，与原有国内外常规应用卵圆孔进针射频治疗三叉神经痛的方法对照，本方法具有应用简便、操作安全、痛小效高、费用低廉、并发症少、损害也少等优点。在本次再版中作了较为详细的介绍。

根据近年来国内外对三叉神经痛诊断和治疗的新见解和方法，增加了新的内容：

1. 立体定向脑部电刺激术治疗三叉神经痛的新方法。

2. 增加了与三叉神经痛相关的综合征的资料和内容，约三分之一。

3. 增加了对射频温控热凝治疗三叉神经痛并发症的防治方法，近一倍。

4. 射频热凝术后个别遗留残余疼痛或麻木明显与带状疱疹引起的三叉神经痛热凝术后的残余疼痛难以解决，现增添了新药的介绍。

5. 增加了射频温控热凝治疗三叉神经痛的护理常规，近一倍。

6. 原鉴于三叉神经痛周围支撕脱术后复发率较高，故治疗方法未作介绍，然此种手术操作简便、容易掌握、并发症少等优点，仍是大多数患者和医师首选的手术方法之一，因此在本次再版中作了介绍，同时还增加了耳颞神经痛的手术治疗方法。

7. 随着影像学的不断发展，CT 和 MRI 先后问世，本书又增加了应用 CT 和 MRI 对肿瘤引起三叉神经痛病因的表现，以此提高继发性三叉神经痛诊断水平。

上述内容有的是本书独特的见解和方法,所以予以再版,以满足需求者的借鉴参考和临床应用。

由于编者水平有限,本次出版仍有许多不足和不妥之处,敬请各位读者谅解和指正,为此不胜感谢。

编者启

2012 年 5 月于上海

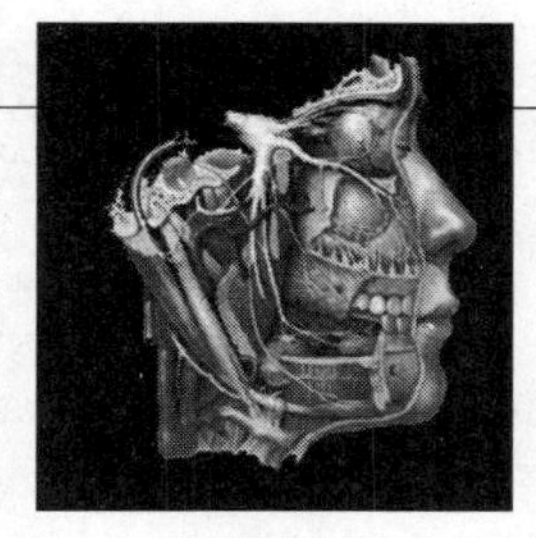

目录

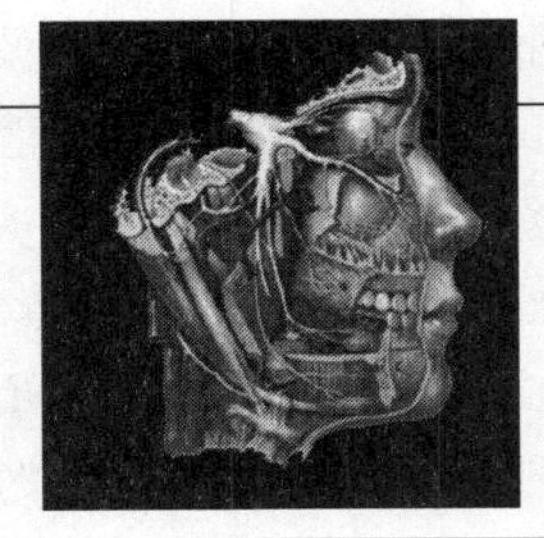

第一章 概论

(introduction)

三叉神经痛是早已被人们发现的头面部临床常见多发病，是一种不寻常的反复的严重突发性单侧颜面疼痛，常被患者描述为世界上最痛的疼痛，我们使用的术语为“三叉神经痛”(Tic douloureux)。三叉神经痛多发生于中老年人，女性多于男性，亦有人报道男性多于女性，其发病侧别右侧多于左侧，这可能是因为圆孔和卵圆孔在脸的右边。三叉神经痛第一次被描述是在公元一世纪末，后来给的名字“痛性抽搐”，因为那是经常伴随与众不同的面部痉挛的疼痛。该病的特点是，在头面部三叉神经分布区域内，发生骤发骤停闪电样、刀割样、烧灼样、顽固性、难以忍受的剧烈性疼痛，有人称此痛为“天下第一痛”，患者痛苦不堪，严重地危害着人类的身体健康、工作和生活。国内外医学大家虽对本病早有认识，而对其发病机制尚无圆满的解释和定论，在治疗方法方面，近几年来虽取得了一些进展，而仍无绝对有效的治疗方法。因其治疗比较困难，而有的患者不堪忍受其痛苦，曾有发生“轻生”的例子。本书试作一系统历史回顾，以便对本病的研究找出发展方向。

第一节 祖国医学对三叉神经痛的认识

(acknowledgement of trigeminal neuralgia from traditional medicine)

我国是一个有着悠久历史的文明古国，创造了璀璨的古代文化，在医学方面也有着重大的贡献，口腔医学同样是这样。祖国医学对三叉神经痛早有描述记载，对其诊断和治疗也有独到之处。据记载《黄帝内经·素问》奇病论第四十七有一篇关于“厥逆的记载”，帝曰：人有病头痛，以数岁不已，以安得之？名为何病？岐伯曰：当有所犯大寒，内至骨髓，髓者以脑为主，脑逆故令头痛，齿亦痛，病名曰厥逆。帝曰：“善”。又《黄帝内经·灵枢》经脉第十认为“少阳”是主骨所生病者，头痛，颌痛，目锐眦痛，缺盆中肿痛，就是头面部及眼的疼痛，其意含有三叉神经痛，按其观点是少阳所主。《黄帝内经·素问》等是我国现存最早的医学典籍。成书大约在战国时代，距今已有两千多年的历史，从这里能够观察到当时岐伯所介绍的厥逆即相当于现代医学的三叉神经痛，说明我国远在战国时代口腔医学知识已经达到了相当高的水平。该书可谓是世界医学中最早阐述疼痛病因、病理的专著之一。在《难经》中也记载着“手三阳之脉受风寒伏留而不去者，则名厥头痛，入连在脑者，名真头痛。手三阳经的支脉，在头面部的循行，也恰似三叉神经的分布区域。汉代一世纪时东汉开国皇帝（光武帝）刘秀及三世纪时曹操均患有头痛病，根据描述的病状，很可能是三叉神经痛。唐明王之杨贵妃是有“牙痛”病，她痛时皱眉娇啼，不敢触摸的苦相，曾被人画过一幅画，名曰“杨贵妃病齿图”。有一个叫吴草庐的人，根据该画所作之诗曰：“齿痛自颦眉，君王亦不怡，此疾如早割，何待马嵬时？”。另一位叫冯海粟的诗人讲得更直率，云：“华清宫一齿痛，马嵬坡，一身痛；渔阳鼙鼓动地来，天下痛！”（按现代观点，这种疼痛实为三叉神经痛）。一个小小的三叉神经痛竟然涉及天下的兴亡，难怪有人称之为“天下第一痛”。《北史》及《新唐书》亦载有本症，称为头眩或风眩。宋朝时许淑微在《本事方》中指出“脑逆故会头痛，齿亦痛，乃厥逆头痛也。邪气逆上阳经而作痛，甚则发厥，头痛，齿亦痛”，疼痛区域亦与三叉神经痛范围相同。他在治疗上根据辨证施治，用“白附子散”，还认为厥头痛，即肾厥，巅顶痛不可忍，宜玉真凡。元朝张从政编写的《儒门事亲》指出“夫头痛不止，乃三阳之受病也。三阳者，各分部分头与项痛者，是足太阳膀胱之经也。攒足痛，俗呼为眉棱痛者是也。额角上痛，俗呼为偏头痛者少阳经也。其治以茶调散吐之，后以香薷散，白虎汤投之则愈”。明朝王肯堂在《证治准绳》面痛皆属火认为阳明经络受风毒传入，经络血凝滞而不行，其症状为“正患鼻颊间痛或麻痹不仁，也有口唇，颊车，发际皆痛，每多言伤气，不寐伤神则火发，重则连头至喉内及牙龈皆如针刺火灼，不可手触，及至口不可开，言语饮食并废，自觉火光如闪电，寻常涎稠如丝不断，每劳与饿则甚，得卧与食则稍安”。清代《张氏医通》曾有这样的记载：“许学士治鼻頞间痛，或痹不仁，如是数年，忽一日连口唇颊车，发际皆痛，不能开口言语，饮食皆妨，在鼻梁与颊上常如糊，手触之则痛。此足阳明经络受风毒，传入经络，血凝而不行，故有此症”。黄珏宇《名医别录》谓：“面上游风来去，目泪出，多涕唾，忽忽如醉……”。这情景很似三叉神经痛发作时眼泪、唾液直流出的临床表现特点。近代我国中医学家也筛选出许多方药，根据辨证施治的原则治疗经西医确诊的三叉神经痛获得较好的疗效。如张家骆报道用“血府逐淤汤合止痉散”，治疗三叉神经痛 14 例有效率达 64.3%。马奎云等报道用中西药复方制成的“阵痛片”治疗三叉神经痛有效率为 92%。

针灸，起源更早，首先是《内经》、《难经》，至近代皇甫谧总结秦、汉、三国，以针灸学的成就结合自己的经验写成《针灸甲乙经》。宋代王唯一于公元 1026 年撰成腧穴专著《铜人腧穴针灸图经》，雕印刻碑，由朝廷颁行。在北宋朝廷的支持下，并铸造成两具针灸铜人，刻有经络穴位，里面放置脏腑器官，作为教学和考试针灸医师之用。明代的针灸大成，约公元 562 年我国的“明堂图”传到了日本、朝鲜。16 世纪向欧洲传播。现随着我国针灸学术对国际影响的扩大，20 世纪 50 年代曾帮助前苏联和东欧国家的许多医师教习针灸，自 1975 年起又与世界卫生组织合作在北京、上海、南京举办国际针灸学习班，培训了许多国家的针灸医师。到 20 世纪 80 年代中期，世界上已有 120 多个国家有了掌握针灸疗法的医务人员，有些国家还开展了针灸教学和科学研究，并取得了成效。1998 年 1 月 1 日美国医学会主编的《通用医疗程序编码》，将针灸列入其中，这标志着西方医学界也明确针灸是一种有效的医疗方法。

针刺治疗原则是疏通患部之经气，即“痛则不通，通则不痛”之说而行之。如三世纪时曹操患有头风目眩病，记载积劳头眩，闻华佗医技精良，召其常左右，陀针操疾，随手而瘥，然矜技难得意，又去家思旧，因托妻疾，归乡里至期不返，累如不应，为操所杀。这一故事当时对该病均称为风眩或头风眩（即现代谓三叉神经痛）。

根据中医研究院编写《针灸研究进展》的记载，他们统计 380 例患者用针灸治疗总有效率达 97.9%，完全止痛者 52.9%，其中 165 例随访半年以上，在疼痛消失的 75 例中，15 例治疗后两个月到一年复发，继续针刺后疼痛消失 6 例，其余 9 例也有不同程度的好转，再次治疗仍然有效。

因此，三叉神经痛的治疗，祖国医药学与针刺治疗中蕴藏着丰富的资料和宝贵的经验，有待我们进一步整理、挖掘、研究，开创出更新的疗法。

第二节 国外西方医学对三叉神经痛的认识（acknowledgement of trigeminal neuralgia from oversea medicine）

在西方，究竟是谁首先发现和描述三叉神经痛的问题，众说纷纭，各执己见，莫衷一是。如按 Wartenberg 在 1958 年发表的论述作为该病的临床诊断标准，以前的诸多论点都可能是不够确切的，有些甚至是错误的。Wartenberg 提出的三叉神经痛某些基本、独特、具有鉴别诊断意义的标准是：①局限在面部三叉神经分布区域内的特发性疼痛，而疼痛有缓解期；②有激发点，但无客观的临床体征；③尸检无病理学异常改变。一般认为 Aurelianus，Galen 或 Avicenna 是首先发现和描述三叉神经痛的，而其描述并无足够的说服力。其后 Penman 认为 Massa 于

1544年在写的一封信中第一次描述了有关三叉神经痛的一些临床特征，但未定出病名，只认为以上临床特征有别于牙齿和颌面部未明确的另一种疾病。

公元980—1036年中亚名医阿维森纳氏记载的面痛，有人曾试用乌头、颠茄、鸦片来治疗。另Juriani（1066—1136年）曾描述“有一种类型的阵发性疼痛，影响一侧牙齿和同侧颌面部，并有焦虑。牙痛可以断定是由牙根的神经引起，发作性颌面部痛和焦虑的原因是动脉贴近神经有关”。此类型的疼痛似为对三叉神经痛的最好描述。16世纪意大利的解剖学家Fallopius首先认识了三叉神经；17世纪法国解剖学家Vieussens发现了半月神经节，他为了纪念Gasser医师而命名Gasserian节。1677年John Locke第一次较详细地描述了一例三叉神经痛的女患者典型病状。1748年Meckel首先研究了半月神经节与脑膜关系而发现了Meckel腔；1756年Nicoiaus Andre第一次全面描述了三叉神经痛的临床表现及治疗，首先将三叉神经痛列为一个单独的疾病，并获得了Madame Mignon奖；1733—1804年Fothergill叔侄二人对三叉神经痛系统地观察了一些病例，总结出文稿，并将本病作为一个独立的疾病而加以命名。因此，亦称该病为Fothergill病。1821年Bell发现了半月神经节的感觉根和运动根，首先指出运动根只司理咀嚼肌，而面部其他肌肉为面神经司理，提出三叉神经是第V脑神经。1730年Marechal已开始眶下神经切断术治疗三叉神经痛。1773年Fothergill应用奎宁、毒菌类毒草治疗三叉神经痛。1748年Schlichtung周围支切断术。1875年Sinkler应用电疗治疗三叉神经痛；1882年Blum施行三叉神经周围支撕脱术。1890年Rose神经节切断术。1893年Krause行三叉神经半月节前感觉根切断术。1898年Tiffany描述三叉神经痛右侧多于左侧，其各分支区域的疼痛发作，以上、下颌交接处最常见等特点。与遗传有关的论述，首先由Patrick发现，后来Harris就此作了详细的论述。多发性硬化与三叉神经痛的关系，是Oppenbeins提出的，而Harris作了详细论述，他还在Pujol研究的基础上进一步阐述了关于双侧三叉神经痛，且认为与多发性硬化有关的三叉神经痛，则以双侧发生的概率较高。1900年Hartly-Krause及Cushing等用半月神经节切除术治疗三叉神经痛。1901年Frazier感觉根切断术。1903年Schloesser用80%乙醇注射三叉神经支内，治三叉神经痛。1907年Wright报道先切断颧弓及下颌喙突，暴露卵圆孔，再经此孔向半月神经节内注入2%锇酸（Osmic Acid）数滴治疗三叉神经痛两例，获得良好效果，1912年Harris侧入颅注射酒精治疗三叉神经痛，1914年Hartel经前入颅注射乙醇治疗三叉神经痛。1918年Plessner应用三氯乙烯治疗三叉神经痛。1921年Frazier经颅中窝切断三叉神经感觉根手术。1925年Dandy经后颅窝切断三叉神经感觉根。1931年Kirschner以卵圆孔用电凝术治疗三叉神经痛获得了止痛效果,1933—1953 年共收治 250 例,当时治疗率为 96%,五年后复发者 25%。Einder 用此发治疗 500 例,导致 4 人死亡。Kubangi 报道 46 例,复发率为 28%,患者角膜炎 11 例,2 例失明。由于技术方面的原因及发生并发症,该电凝法遭到反对,而因损害范围和副反应过大而终止。1937 年 Sioqvist 报道行三叉神经脊髓束切断术。1940 年 Borsook and Kremers 应用维生素 B_1 治疗三叉神经痛。1942 年法国医师 Bergouiguan 开始应用苯妥英钠治疗三叉神经痛。1945 年 Karland and Peabody 应用 Amyl-Nitrite 治疗三叉神经痛。1952 年 Taarnhj 施行硬脑膜减压术治疗三叉神经痛。1955 年 Sheldon 施行三叉神经根加压术及 Woodhall and Ddom 应用 Stilbamidine 治疗三叉神经痛。1959 年 Gardner Jannetta 施行血管减压术。1962 年 Blom 开始用卡马西平治疗三叉神经痛。1963 年 Jefferson 就用酚甘油注射到 Meckel 腔内治疗三叉神经痛。1971 年瑞典 Lars-Leksell 报道他在 1951 年施行伽马刀治疗三叉神经痛两例观察 18 年效果良好。1973 年 Hosobuchi-Adams 首次使用立体定向脑深部电刺激术。1974 年 Sweet and Wepsic 报道了应用射频温控热凝治疗三叉神经痛,获得了很好的效果。1975 年 Hakanson 行三叉神经节池甘油注射术。1976 年 Ratner 报道采用颌骨病变性骨腔刮治术治疗三叉神经痛。又 Court and Kase 应用氯硝西泮治疗三叉神经痛。1977 年 Jannetta 报道经颅后窝行显微微血管减压术治疗三叉神经痛。1978 年首次由 Mallan 进行并于 1983 年行半月神经节微囊加压术。1980 年 Fromm and Terrence 应用巴氯芬治疗三叉神经痛。1986 年 Fromm and Terrence 又应用左旋巴氯芬治疗三叉神经痛。1996 年与卡马西平相似的奥卡西平问世,它比卡马西平副作用小。美国近年来在射频治疗发展了一项新技术脉冲射频,是在常规射频基础的改良。但射频热凝术后个别遗留残余疼痛或麻木明显与带状疱疹引起的三叉神经痛热凝术后的残余疼痛难以解决。自 2000 年以来国外学者们研究出了神经妥乐平(Neurotropin)等新药,治疗射频热凝术后的后遗症有较好的疗效。在 2004 年美国又有新药普瑞巴林(Pregabalin),对治疗带状疱疹引起的神经痛获得了满意的效果。

第三节 我国现代医学对三叉神经痛的进展

(the late and modern progress of trigeminal neuralgia of our country)

我国现代医学对三叉神经痛的真正认识是在 20 世纪初,即经由中医中药及针刺等治疗。1932 年《中国医学杂志》出版的英文版,由关颂韬写的《三叉神经痛的诊断和治疗》发表。1940 年,关颂韬与林必锦在《中华医学杂志》上刊登了他们在北京私立协和医院神经外科住院治疗的125例三叉神经痛及其治疗情况的统计资料，他们曾用麻醉性药物治疗，疗效不佳，亦用过酒精封闭、周围神经撕脱、半月神经节及感觉根切断术，其中以感觉根切断术效果较佳。

1949年随着全国解放卫生事业的蓬勃发展，口腔科医师也开展了对三叉神经痛的研究和诊治；1951年《新针灸学》朱琏介绍针灸治疗三叉神经痛；1952年魏如恕报道针刺治疗三叉神经痛；1953年姜国城、汤良能在《中华口腔科杂志》上报道应用异型血静脉内注射疗法14例有明显止痛，而因发生了较多副作用而停止；1954年张光炎等在口腔科刊物上详细登载了三叉神经痛的治疗问题，报道125例中，在40岁以上发病的占83.67%。上海第二医学院1959年的资料发病率在50岁以上占85.2%；1958年上海第一医学院史玉泉、杨德泰在《三叉神经痛的治疗研究》一文中详细报道七大治疗方法：药物疗法、物理疗法、针灸疗法、手术疗法、组织疗法、发热疗法、注射疗法等；1959年重庆医学院沈鼎烈等报道应用苯妥英钠治疗三叉神经痛效果较好；20世纪60年代初卡马西平在国内临床上广泛应用，有着良好的止痛效果。同时在北京、上海等几个大医院开展了开颅三叉神经感觉根切断及减压术等脑外科手术；20世纪70年代中期华西医科大学焦锡葳、孟庆荣等开展了骨腔刮除术治疗三叉神经痛取得了一定止痛效果。

20世纪80年代北京王忠诚、耿温琦、上海江澄川、广东王仁辉、山东孟广远、安徽许建平、程学铭等先后应用射频温控热凝术治疗三叉神经痛，同时上海铁道医学院附属铁路医院冯殿恩等从美国引进了一台RFG-3B射频治疗仪，在配合心电图、血压、氧饱和仪监护下，在麻醉科配合应用超短效（异丙酚）全麻下进行射频温控热凝治疗三叉神经痛安全、无痛，获得了满意的效果。同一时期王忠诚又开展了甘油注射治疗；刘学宽、左焕琮、李龄、张开文等先后开展了显微血管减压术，均报道取得良好效果。1989年以来西安医科大学张引成应用阿霉素注射神经干治疗三叉神经痛经3~6年随访效果良好；20世纪90年代，国内有了伽马刀的设备后，北京的张纪、刘宗惠、上海的潘力、王滨江、天津郑立高等先后应用伽马刀治疗三叉神经痛也取得了满意效果；1995年《中华耳鼻喉科杂志》报道李明等采用颅内段三叉神经感觉根贯穿梳理术，获得了良好效果。就此，当今我国在三叉神经痛的诊断和治疗上已跨进了世界先进的行列。

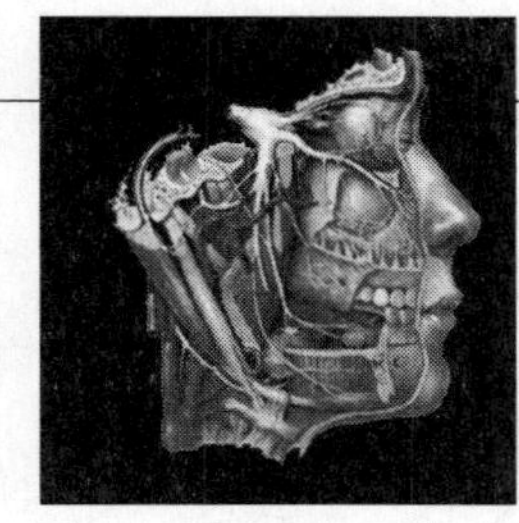

第二章　三叉神经的解剖与生理

(the anatomy and physiology of trigeminal nerve)

第一节　三叉神经和半月神经节的解剖学基础

（the anatomical basis of trigeminal nerve and semilunar ganglion）

三叉神经是脑神经中最大的一对，为混合性神经，大部分为感觉纤维（一般躯体传入纤维），小部分为运动纤维（特殊内脏传出纤维）。三叉神经感觉纤维，大部分起于三叉神经节的假单极神经细胞，传导颜面、眼、鼻、口腔等的外感觉，小部分纤维起于三叉神经中脑核，主要传导咀嚼肌的本体感觉。运动纤维起于脑桥的三叉神经运动核，小的运动根穿行三叉神经半月节的深方，伴三叉神经的下颌神经从卵圆孔出颅，支配咀嚼肌、鼓膜张肌、腭帆张肌、二腹肌前腹和下颌舌骨肌。

半月神经节为最大的脑神经节，位于颞骨岩部尖端的三叉神经压迹处，覆盖着硬脑膜，包被在硬脑膜两层所形成的三叉神经腔内。此节呈新月形，是由典型的假单极神经元组成，胞体的大小不一，因而三叉神经内纤维的粗细不等。细胞的中枢突组成三叉神经感觉根，在运动根的外侧入脑，三叉神经半月节前内侧部神经元的周围突组成眼神经，中部的组成上颌神经，后外侧部组成下颌神经，分别由眶上裂、圆孔和卵圆孔出颅。

神经节内侧邻接海绵窦后部及颈内动脉，外侧有卵圆孔、棘孔（棘孔内通过脑膜中动脉）深侧有三叉神经的运动根（不参加此节）及岩浅大神经，并通过破裂孔与鼻咽腔顶部相邻。因此，颈内动脉瘤、蝶鞍后横断性骨折等可损伤半月神经节及其根（图 2-1-1 ~2-1-3）。

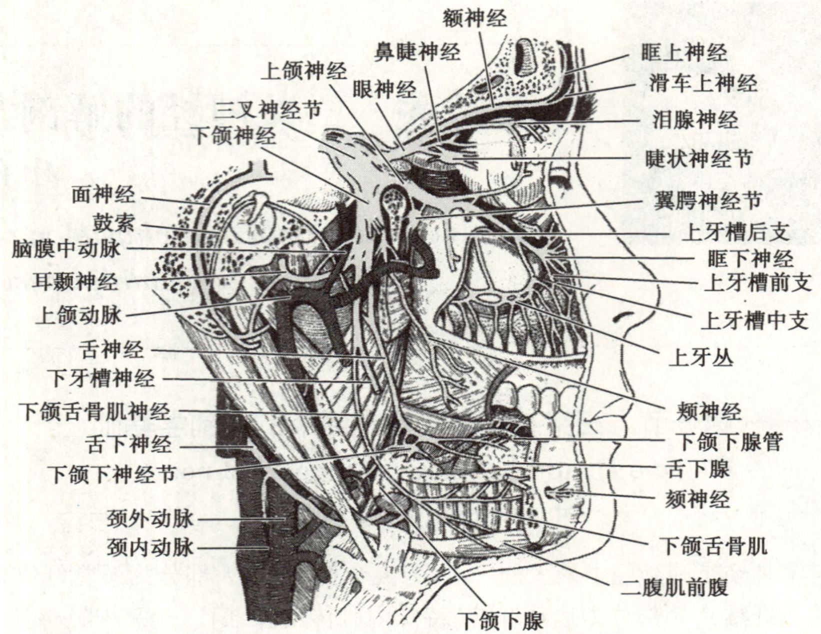

图 2-1-1 三叉神经解剖示图

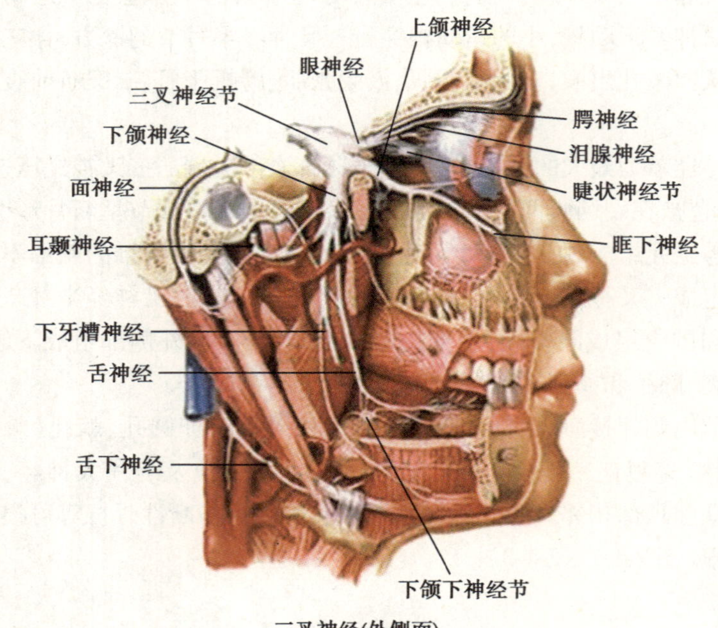

三叉神经(外侧面)

图 2-1-2 三叉神经解剖示图

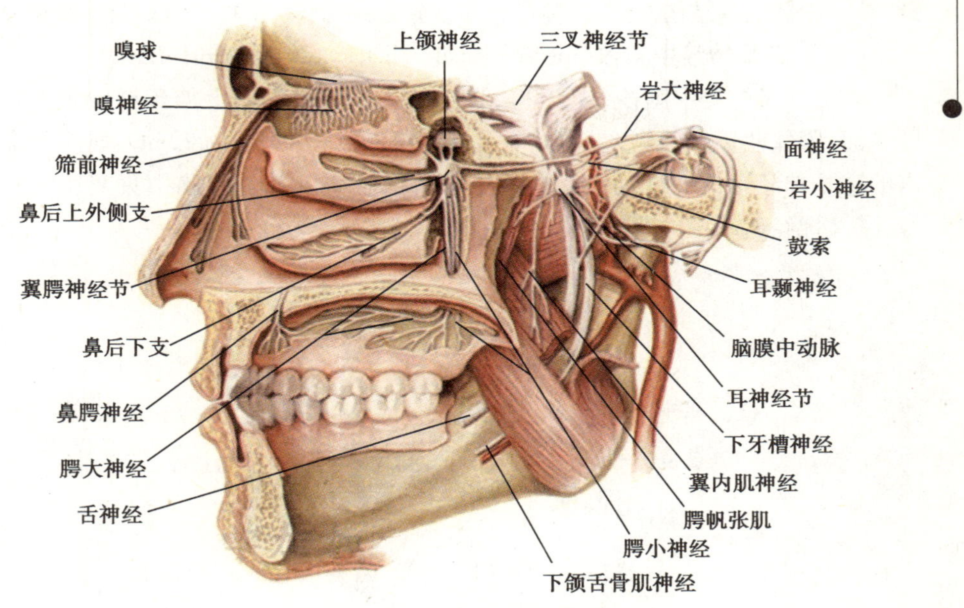

图 2-1-3　三叉神经解剖示图

第二节　神经根与神经核
(root and nucleus nervi)

一、三叉神经感觉根
(sensory root of trigeminal nerve)

三叉神经根于脑桥臂的根部出颅,由粗大的感觉根和较细的运动根组成。三叉神经感觉根的感觉纤维自半月神经节向中枢行之,在岩骨嵴内侧有 54.7 ~ 71.6 条根丝(平均为 63 条)形成一略扁形的感觉根,长约 19.6mm,宽约 4.7mm,厚约 2mm。感觉根向后越过颞骨岩部上缘,于岩上窦的下方进入后颅窝,再向后内下的方向走行,到达脑桥并穿入脑内。在脑桥内,大多数纤维分叉,形成短的上升支及长的下降支,但有一些进入的纤维并不分叉,分别参加上升支或下降支。

二、三叉神经感觉核
(sensory nucleus of trigeminal nerve)

三叉神经核群分为感觉和运动两类,感觉核上起中脑,下至颈髓(脊髓节第 4

颈节)。根据细胞结构,将三叉神经感觉核分为:中脑核、上核、感觉主核、脊束核。

(一) 三叉神经中脑核(mesencephalic nucleus of trigeminal nerve)

人的三叉神经中脑核(图 2-2),自感觉主核的上端向上伸延至中脑上丘上端平面,紧邻蓝斑核外侧,它是一个狭长而松散的核团,长约 22mm,属滞留在脑内的感觉神经元,在横切面上,该核位于第四脑室上部及中脑中央灰质的外侧缘,三叉神经运动核的背侧。

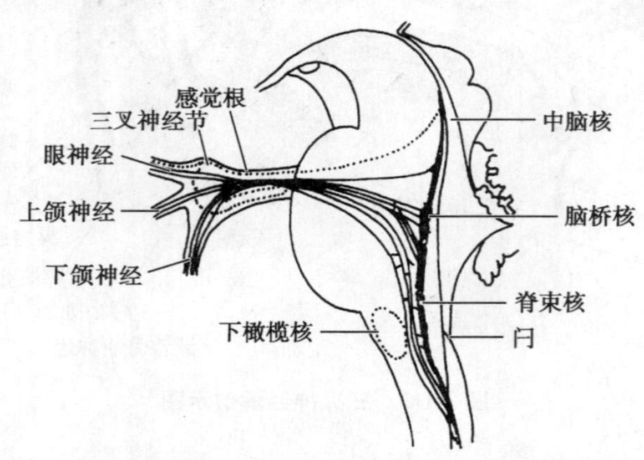

图 2-2 三叉神经传入纤维的感觉核解剖示图

三叉神经中脑核的纤维联系和功能,均有尚不肯定的问题。但可以确定的是,此核与本体感觉有关。来自咀嚼肌的传入纤维,经下颌神经追查至中脑核柱全长,该核发出纤维组成三叉神经中脑束,其侧支联系三叉神经运动核,组成单突触的咀嚼肌牵张反射弧。其次,上下颌牙及其牙周膜的压力感受器传入冲动,经上颌神经和下颌神经,终止于中脑核的下部,参与控制咬合力量的机制(Gottlieb 等 1984)。再次,有报道中脑核与眼外肌的牵张反射也有关(Cooper 等 1953、Fillenz 1955),但至少有蹄类四足哺乳动物的眼外肌本体感受神经元、位于三叉神经节内(Manni 和 Bortolami 1979)。有些中枢核纤维还至小脑前叶和小脑核群;另一些纤维至上丘,还有些终于动眼、滑车神经核、舌下神经核以及第 1、第 2 颈段脊髓,也可以至三叉神经的眼支和上颌支。

(二) 三叉神经上核(superior nucleus of trigeminal nerve)

三叉神经上核(中央核群)在中脑核之下,运动核附近,由小型神经元的胞体组成,其功能不十分清楚。它可能接受三叉神经中脑核的侧支,由此核发出的突起至三叉神经运动核,并通过其他核群(如蓝斑等)间接与分泌唾液有关的核群(上、下涎核)联系。

（三）三叉神经脑桥核（pontine nucleus of trigeminal nerve）

又称三叉神经感觉主核（main sensory nucleus of trigeminal nerve），位于脑桥中段被盖的外侧部，核柱长5mm、介于三叉神经脊束核与中脑核之间，三叉神经运动核的外侧。此核细胞略为密集，胞体呈卵圆或圆形，属中、小型神经元。有人通过研究指出，感觉主核与传递头面部的意识性的触觉有关。

（四）三叉神经脊束核（spinal nucleus of trigeminal nerve）

是脊髓后角背侧结构向上的延续，位于延髓和脑桥下部的外侧区，外邻三叉神经脊束，根据细胞构筑学，核柱又可分三个亚核（图2-3）。

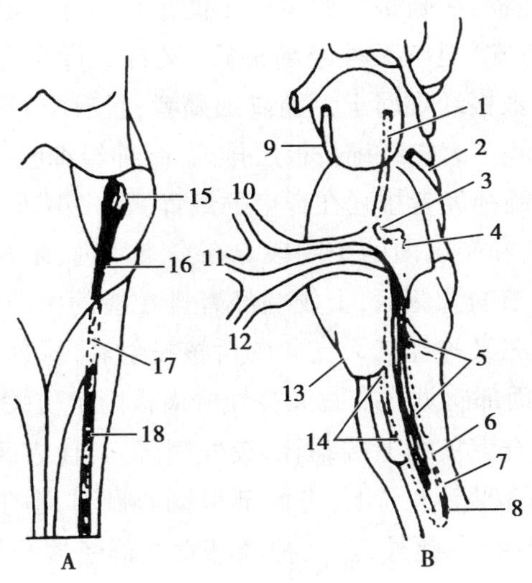

图2-3

A. 三叉神经感觉核划分模式图　B. 三叉神经三大支在三叉神经脊束内的定位分布模式图

1. 三叉神经中脑核；2. 滑车神经；3. 三叉神经运动核；4. 三叉神经感觉总核；5. 三叉神经脊束核；6. 下颌神经传入纤维；7. 上颌神经传入纤维；8. 眼神经传入纤维；9. 动眼神经；10. 眼神经；11. 上颌神经；12. 下颌神经；13. 展神经；14. 舌咽神经及迷走神经核；15. 桥脑核；16. 嘴侧亚核；17. 极间亚核；18. 尾侧亚核

1. 尾侧亚核（caudal subnucleus）　与脊髓后柱灰质的Rexed的Ⅰ～Ⅳ层很相似，核柱长约13mm，下达楔束副核出现平面，在横切面上，又可分为三层：缘带亚核（带状亚核），相当脊髓板层Ⅰ，为一薄层稀疏的大中型多角细胞，中层为胶状质亚核，相当脊髓板层Ⅱ和Ⅲ，由密集的无髓纤维网和分散的小细胞组成，此层最厚，轮廓呈半月状。最深层是大细胞亚核，相当脊髓板层Ⅳ，由大中小不等的各型细胞组成。

2. 嘴侧亚核(rostral subnucleus)　介于三叉神经脑桥核与极间亚核之间,核柱长7mm,此亚核位于延髓上部和脑桥下部的被盖外侧区。其细胞与脊髓胶状质者相似。该核多数神经元的轴突加入内侧丘系,且投射至丘脑腹后内侧核。

3. 极间亚核(interpolar subnucleus)　介于嘴侧亚核与尾侧亚核之间,核柱长约6mm,此亚核由弥散淡染的大、中、小型细胞组成。三叉神经感觉核尤其是三叉神经脊束核的尾侧亚核与脊髓、脑干某些脑神经核和非脑神经核,脑干网状结构,小脑、丘脑和大脑间有丰富的纤维联系。

三叉神经感觉核群的传入纤维联系:三叉神经半月神经节假单极神经元的中枢突形成三叉神经根,在脑桥臂始端的中间平面入脑。在脑桥被盖外侧区有丰富根纤维既有上行支(至三叉神经脑桥核)又有下行支(形成脊束,止于三叉神经脊束核)余下半数根纤维属于无髓或细髓者,且有下行支,加入三叉神经脊束,在脊束内三叉神经三大支纤维按板层排列;眼神经细胞的中枢突排在脊束的最腹侧和最尾侧,下颌神经者排列在脊束的最背侧和最嘴侧,上颌神经者排在脊束的背腹侧的中间位和颅尾向的中间段。在脊束核内,眼神经者排在核的腹侧区;下颌神经者排在核的背侧区,上颌神经者排在核的中间位,且三大支在核内的终止区很少重叠,三叉神经三大支向脑桥核投射者,排列关系与脊束核类似。早期临床研究发现,面部感觉区在三叉神经脊束核内定位关系:围绕口和鼻的中线面区,其代表区在脊束核的上端,面部较外侧区,其代表区依次在该核的更下部。于是,在脊束核的各个水平上,有面部呈同心圆排列的代表区,即所谓"洋葱皮"样代表区(图2-4)。此外,三叉神经感觉核群还接受如下传入纤维:①大

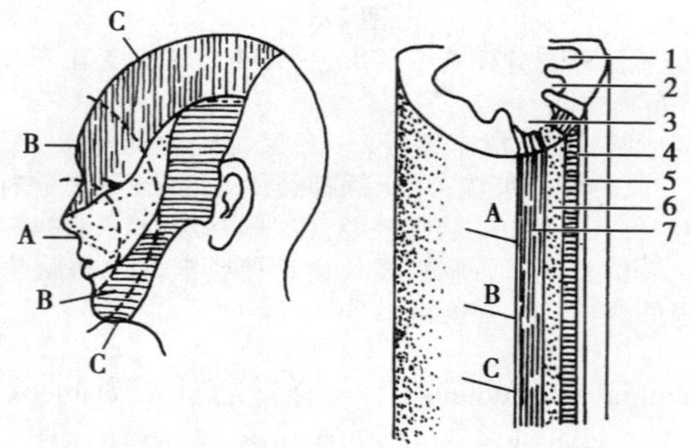

图2-4　三叉神经系统定位关系图解,当损伤右侧A、B、C区,在面部三带发生感觉缺失

1. 薄束核;2. 楔束核;3. 三叉神经脊束核;4. 第Ⅶ、第Ⅸ、第Ⅹ脑神经的体感纤维;5. 下颌神经定位区;6. 上颌神经定位区;7. 眼神经定位区

脑皮质躯体感觉运动区，尤其是面区的下行传入纤维，可至两侧三叉神经脑桥核和脊束核；②红核传入纤维至三叉神经脑桥核和脊束核的极间亚核；③脑干网状结构经过三叉上核、三叉间核、三叉神经脊束核尾侧亚核团，将三叉神经、中间神经、舌咽神经、迷走神经以及脊髓的传入纤维，会聚于脊束核。

三叉神经感觉核群的传出纤维联系：

(1) 三叉丘脑束(trigeminothalamic tract)：又称三叉丘束(trigeminal lemniscus)，全部三叉神经脑桥核纤维均投射至丘脑。起自该核腹侧2/3的纤维，形成较粗大的腹侧交叉束(ventral crossed tract)，位于内侧丘系的背内侧，与内侧丘系一起上行，投射至丘脑腹后内侧核和未定带的腹侧部。起自三叉神经脑桥核背内侧1/3的纤维，形成背侧不交叉束(dorsal uncrossed tract)是较细的同侧投射，止于丘脑腹后内侧核的背内侧部，此部没有腹侧交叉束纤维终止。交叉的腹侧束与眼神经和上颌神经有关，不交叉的背侧束与下颌神经有关。

(2) 三叉—网状—丘脑联系：有人观察到极间亚核和嘴侧亚核上行投射，也有人观察到尾侧亚核有上行投射。总之，直达丘脑的纤维很少。但是，脊束核发出纤维至两侧脑桥和延髓的网状结构，后者一路至丘脑腹后内侧群，是上行网状激动系统的一个重要组成部分。

(3) 向小脑投射的纤维：主要起自三叉神经脑桥核和脊束核中上段，与脊髓小脑前束，经小脑上脚至同侧小脑蚓部的山顶和山坡。

(4) 三叉神经感觉核投射至中脑顶盖导小管周围灰质。

(5) 三叉神经感觉核传出纤维至脑桥和延髓的脑神经运动核，包括第Ⅴ、第Ⅶ、第Ⅸ、第Ⅹ及第Ⅻ对脑神经者，形成局部反射联系，组成泪腺反射、角膜反射、眼心反射、喷嚏反射以及下颌反射的通路。

三、三叉神经运动根
(motor root of trigeminal nerve)

三叉神经根于脑桥臂的根部出脑，由粗大的感觉根和较细的运动根组成，三叉神经根的运动纤维由三叉神经运动核与三叉神经中脑核发出的纤维合并而成。运动根在感觉根的前内方，经小脑中脚的中部沿三叉神经感觉根的前内侧出脑桥；以6～10个根丝合成小束，运动根宽1.5～2.0mm，长约33.33mm，三叉神经中脑根的纤维，主要与运动纤维伴行，直达咀嚼肌，只有一小部分纤维，经上颌神经及下颌神经分布于牙及腭部传导本体感觉；在脑桥三叉神经发出处，运动根与感觉根之间，被脑桥的横纤维分开。三叉神经运动根离脑后，沿感觉根前内侧，向前外方穿经颅后窝，经三叉神经节的下方，向外侧方向行达卵圆孔(此弯曲约150°)穿此孔时,即并入下颌神经。运动根主要支配咀嚼肌,所以又称咀嚼神经。此外,还支配鼓膜张肌、腭帆张肌、二腹肌前腹和下颌舌骨肌。国内外的形态学和生理学的研究都证明,运动根与感觉根之间存有明显的吻合支(图2-5),因此可以肯定,三叉神经运动根内含有一定数量的躯体感觉纤维。此外,感觉根和运动根脑桥处附近发出一些细小根丝,伴感觉根前行,在距脑桥腹侧面一定距离内并入感觉根,Dandy 称此纤维为副纤维(图2-6),并认为其功能为传导触觉,有人称为中间纤维(Jannatta)、迷走感觉纤维(Gudmundsson)或副感觉根,它的出现率为50%,多数为一支。吻合支和副感觉根的存在可能是切断感觉根后颜面部感觉残留和有时出现感觉异常的原因。

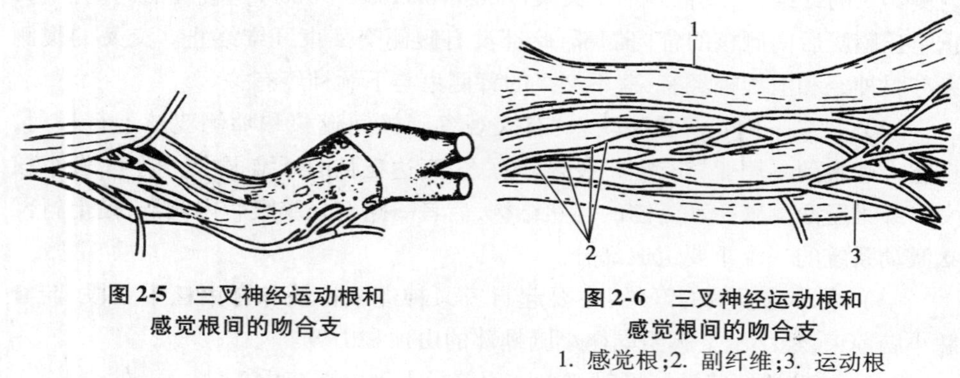

图2-5　三叉神经运动根和感觉根间的吻合支

图2-6　三叉神经运动根和感觉根间的吻合支
1. 感觉根;2. 副纤维;3. 运动根

四、三叉神经运动核
(motor nucleus of trigeminal nerve)

该核位于脑桥中部,三叉神经脑桥核的内侧,两核之间以三叉神经纤维分隔。运动核呈卵圆形,由大型的多极细胞组成。三叉神经运动核接受来自三叉神经中脑根的侧副支和三叉神经其他的传入纤维,形成单突触的反射弧(仅有两个神经元组成的反射弧)控制咀嚼肌的本体感觉反射,还接受三叉二级纤维有越边的和不越边的反射性地控制由面部浅部刺激,特别是由舌和口腔黏膜的刺激而引起的咀嚼肌活动。由锥体束来的交叉或不交叉纤维,调节咀嚼肌的随意活动,如咀嚼和语言活动。此外,三叉神经运动核还可接受如红核及顶盖来的锥体外系的纤维和内侧纵束来的纤维。三叉神经运动核因受皮质延髓束的双侧(交叉和不交叉纤维)支配,所以单侧核上损伤(如内囊出血),不发生或仅有轻度的咀嚼肌瘫痪。但在脑桥被盖外侧的病变如损伤三叉神经运动核,则发生咀嚼肌等的瘫痪。

第三节　神经根与脑膜的关系
(the relation between nerval root and meninges)

脑膜分三层，自外向内为硬脑膜、脑蛛网膜和软脑膜。硬脑膜的颅底部分与颅骨紧贴，难以分离。然而，颅底孔洞较多，且其中许多孔洞在脑神经穿过之处，硬脑膜形成管状鞘包绕脑神经，将硬脑膜带出，该膜与神经外膜和颅骨外面的骨膜相延续，甚至还可将蛛网膜、软脑膜一同带出颅外（图2-7）。在颅中窝视神经管的外下方，有略呈三角形的眶上裂，三叉神经第一支（眼神经）经过此裂，在眶上裂的后下外方，由前内向后外依次有圆孔、卵圆孔和棘孔，分别通过三叉神经第二支（上颌神经）、三叉神经节第三支（下颌神经）和脑膜中动脉。

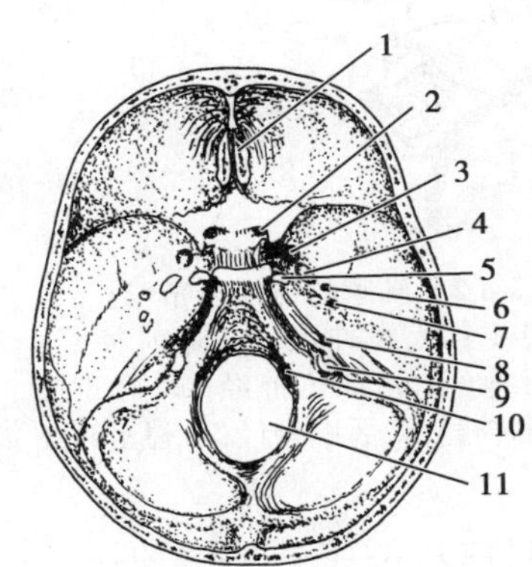

图2-7　颅底主要孔道及内容结构（颅内面观）
1. 骨筛板（嗅神经）；2. 视神经管（视神经，眼动脉）；3. 圆孔（三叉神经上颌支）；4. 卵圆孔（三叉神经下颌支）；5. 破裂孔（颈内动脉，交感神经）；6. 棘孔（脑膜中动脉、静脉）；7. 无名管（岩浅小神经）；8. 内耳门（面神经，听神经，内耳动脉）；9. 颈静脉孔（舌咽神经，迷走神经，副神经，横窦）；10. 舌下神经管（舌下神经）；11. 枕骨大孔（延髓与脑膜，副神经，椎动脉，脊髓前后动脉）

颞骨岩部呈三棱锥体形，在岩部上面近尖端处有光滑的三叉神经压迹，硬脑膜两层（即颅骨内膜和硬脑膜内层）于此包裹着三叉神经根和三叉神经半月节，并向三叉神经三个主干延伸，移行于其神经外膜。

硬脑膜神经包括躯体感觉神经和内脏运动神经，主要来源于三叉神经的三个分支，上3对颈、脊神经和颈交感干。具体地说，颅前窝的硬脑膜及大脑镰主要由筛前、后神经（由眼神经的分支鼻睫神经分出）的分支供应，颅中窝的硬脑膜由上颌神经的分支、脑膜中神经和下颌神经的分支、棘神经共同支配。小脑幕由眼神经分出的小脑幕神经供应，颅后窝的硬脑膜由颈1～3神经的脑膜升支供应，此外，还有别的脑膜支，如迷走神经和舌下神经，面神经、舌咽神经的脑膜支，甚至还有别的脑神经分支。

1. 筛前神经　为三叉神经的鼻睫神经的分支，穿筛孔到颅前窝，分布于颅前窝的硬脑膜（图2-8-1）。

2. 上颌神经脑膜支　为三叉神经在颅腔内的分支，分布于颅中窝的硬脑膜、小脑幕和大脑镰。

3. 棘孔神经　三叉神经第3支(下颌神经)穿出卵圆孔后即分出脑膜支称为棘孔神经,经棘孔返回颅腔,伴随脑膜中动脉走行,分布于脑膜中动脉分布区域的大脑半球背外侧的硬脑膜(图2-8-2)。

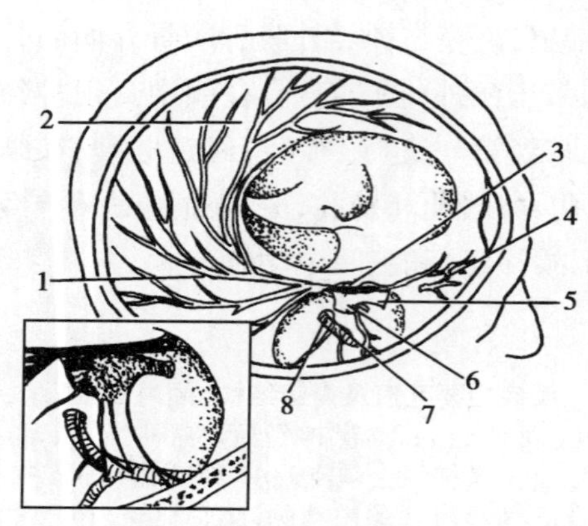

图 2-8-1　脑膜的神经分布(1)

1. 小脑幕;2. 大脑镰;3. 上颌神经脑膜支;4. 蝶前神经;5. 上颌神经;6. 下颌神经;7. 棘孔神经;8. 脑膜中动脉

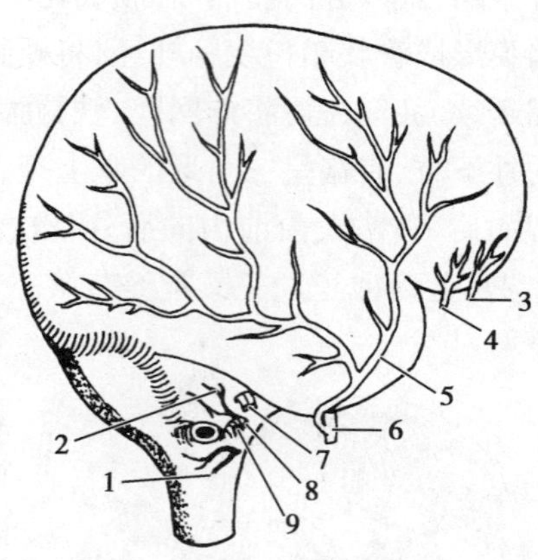

图 2-8-2　脑膜的神经分布(2)

1. 脑膜支;2. 颞神经;3. 筛前神经;4. 筛后神经;5. 棘孔神经;6. 下颌神经;7. 面神经;8. 舌咽神经;9. 迷走神经

第四节　三叉神经的分支

(the branch of trigeminal nerve)

三叉神经分为三大分支:眼神经、上颌神经、下颌神经(图2-9)。

一、眼神经

(ophthalmic nerve)

是三支中最小的一支,属于感觉神经,由三叉神经半月节的前内侧分出,向前穿入海绵窦,经海绵窦的外侧壁前行,长约17.3mm,宽度约3.9mm,在窦壁内位于动眼神经和滑车神经的下方,展神经及颈内动脉的外侧。在入眶以前即分成三分支,为额神经、泪腺神经以及鼻睫神经,然后穿出硬脑膜,经眶上裂入眶。眼神经在未分支以前,接受来自海绵窦丛的纤维束,并在近起始处分出脑膜支,沿着滑车神经向后行,分布于小脑幕。眼神经有3个交通支,分别至动眼神经、滑车神经及展神经,作为这些神经内的感觉纤维。眼神经的分支:

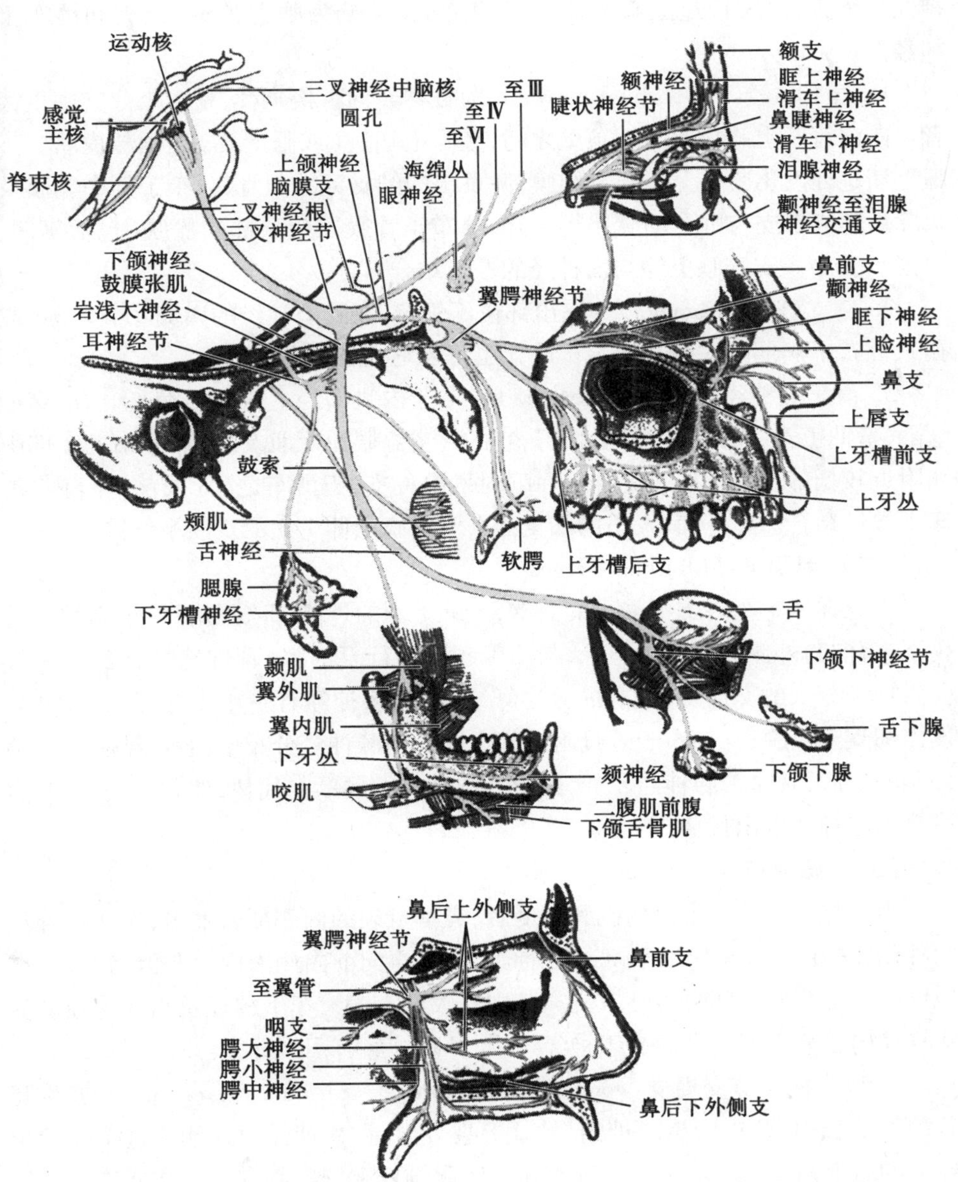

图 2-9　三叉神经的分支及其分布

（一） 额神经（frontal nerve）

为眼神经分支中最粗大的终末支。经眶上裂入眶后，在外直肌的上方、滑车神经外下方，向前行经上睑提肌及骨膜之间，又分为眶上神经、额支和滑车上神经。

1. 眶上神经（supraorbital nerve） 为额神经的直接延续，是3个分支中最大者。向前行于上睑提肌与眶顶壁之间，经眶上切迹（或眶上孔）达额部皮肤。于眶上切迹处发出睑支至上睑及结膜，并发出的细支穿入额骨，分布于额窦黏膜及板障。其终末支与眶上动脉伴行上升，分布于骨膜及颅顶部的皮肤（包括额区、顶区），其中一支于眶上缘与面神经的颞支结合。

2. 额支（frontal branch） 发出部位不恒定，在眶上神经的内侧经额切迹（或孔），分布于额部的皮肤及上睑。此支也可自眶上神经分出。

3. 滑车上神经（supratrochlear nerve） 于内眦部经上斜肌的滑车上方，穿过眶隔，弯曲上升，与滑车上动脉伴行，它的终支穿眼轮匝肌及额肌，分布于额部中线附近较低部位的皮肤。此神经在眶内发出一支，于滑车之后（或前）下降与滑车下神经结合。此外，其发出的细支分布于上睑内侧1/3的皮肤及结膜。

（二） 泪腺神经（lacrimal nerve）

为眼神经3个终支中最小的分支，经眶上裂的外侧部入眶后，位于额神经的稍下方，向前外侧沿外直肌上缘，与泪腺动脉伴行至泪腺（管理感觉），经过中接受颧神经分来的交通支（泪腺的分泌纤维）。泪腺神经有一小支穿泪腺及眶隔，发出细支至结膜，并分布于外眦附近的皮肤。泪腺神经分布于泪腺、结膜及上睑外侧的皮肤，有时泪腺神经缺如，则由上颌神经的颧颞支代替，如颧颞支缺如，也可自泪腺神经发出代替。

（三） 鼻睫神经（nasociliary nerve）

为眼神经三分支中最内侧和最低者，经眶上裂的内侧部入眶内，先在视神经的外侧，穿外直肌两头之间，跨过视神经上方，再向前内侧沿内直肌上缘前进，在视神经与上直肌之间分为终末支。其中较大分支为滑车下神经及筛前神经。鼻睫神经内含来自海绵丛的交感神经纤维，鼻睫神经有下列分支：

1. 睫状神经节交通支（communicating branch with ciliary ganglion） 亦称睫状神经节长根，此支为鼻睫神经，经眶上裂分出，在视神经的外侧前进至睫状神经节的后上角。有时有来自海绵窦丛及动眼神经上支的细支与之相通连。

2. 睫状长神经（long ciliary nerves） 一般为2～3支，当鼻睫神经跨越视神经上方时发出，向前行经视神经内侧与睫状短神经伴行，穿巩膜沿脉络膜周围间隙前进，分布于睫状体、虹膜及角膜。睫状长神经内具有鼻睫神经的固有感觉纤维以及交感干颈上几节来的节后纤维。

3. 筛后神经(posterior ethmoidal nerve)　由鼻睫神经接近内直肌的上缘处分出,经眶腔内侧壁的筛后孔分布于后筛窦及蝶窦的黏膜,此神经缺如者占30%。

4. 滑车下神经(infratrochlear nerve)　为鼻睫神经的终支,当鼻睫神经接近筛前孔时分出,沿上斜肌和内直肌之间前进。不久分为两支:

(1) 上睑支(superior palpebral branches):分布于上睑,一般与滑车上神经有交通支。

(2) 下睑支(inferior palpebral branches):分布于泪囊,上、下两睑内侧部的结膜、泪阜及内眦的皮肤。

5. 筛前神经(anterior ethmoidal nerve)　自鼻睫神经分出后,向前内侧经上斜肌与内直肌之间,与筛前血管共同穿过筛前孔入颅前窝。然后,沿筛骨筛板与硬脑膜之间前进(与嗅球间仅隔脑膜)至鸡冠外侧穿过筛板中的小裂孔,下降入鼻腔。它的终支分布于鼻黏膜,称鼻前支。此支又分为两组小支,即鼻内支及鼻外支。

(1) 鼻内支(internal nasal branches):又分为鼻内侧支(medial nasal branches)与鼻外侧支(lateral nasal branches)。鼻内侧支向前下方分布于鼻中隔的前上部。鼻外侧支分布于上鼻甲及中鼻甲的前端及鼻外侧壁前部的黏膜。

(2) 鼻外支(external nasal branch):沿鼻骨内面的筛骨沟下降,穿鼻骨与鼻软骨上缘之间,分布于鼻背下部、鼻翼及鼻尖的皮肤(图 2-10)。

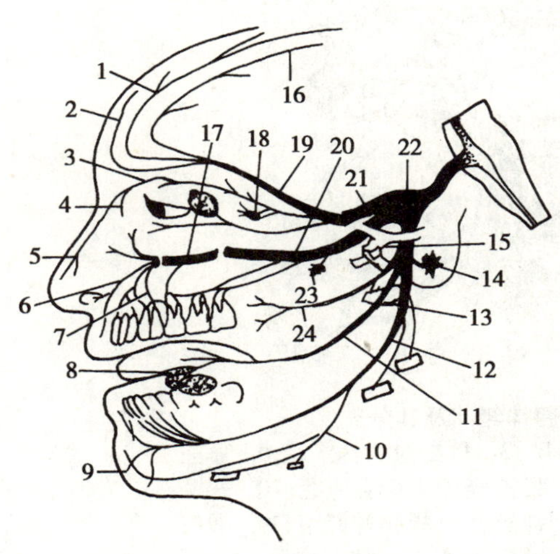

图 2-10　三叉神经分布

1. 额神经额支;2. 滑车上神经;3. 滑车下神经;4. 鼻内支;5. 鼻外支;6. 眶下神经鼻支和唇支;7. 前上齿槽神经;8. 颌下节;9. 下颌神经;10. 下颌舌骨神经;11. 舌神经;12. 下齿槽神经;13. 鼓索神经;14. 耳节;15. 前后颞深神经;16. 眶上神经;17. 眶下神经;18. 睫状节;19. 额神经;20. 上颌神经;21. 眼神经;22. 半月节;23. 蝶腭节;24. 颊肌神经

二、上颌神经

(maxillary nerve)

全由感觉纤维组成,在眼神经与下颌神经之间由三叉神经节的前缘中部发出,水平向前,沿海绵窦外侧壁的下部,穿圆孔入翼腭窝。在该窝的上部斜向前外侧,经眶下裂入眶,继而向前经眶下沟,眶下管改名为眶下神经。根据上颌神经的行程,分为如下若干分支:

(一) 在颅中窝发出的分支——脑膜神经(meningenl nerve)

也称脑膜中神经(middle meninge nerve),是近圆孔处发出的细支与脑膜中动脉前支伴行,分出许多小支分布于颅中窝的硬脑膜,并与下颌神经的棘神经(脑膜支)结合。

(二) 在翼腭窝内发出的分支

1. 蝶腭神经(sphenopalatine nerve)　也称翼腭神经(pterygopalatine nerve),常有两条小支,向下穿经蝶腭神经节,与该节的节后纤维共同组成下列分支:

(1) 鼻支:经蝶腭孔入鼻腔,分支至鼻甲和鼻中隔的黏膜,其中一支称鼻腭神经(图2-11),沿鼻中隔的黏膜深面向前下,分布于鼻中隔,继经切牙管出切牙孔,布于上颌的中切牙、侧切牙和尖牙,然后再发出分支与上牙槽前神经交通,共同分布于上颌中切牙。

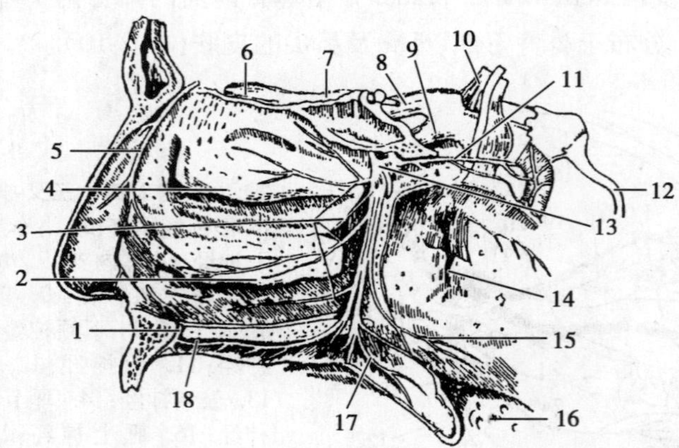

图2-11　蝶腭神经节及其分支

1. 鼻腭神经末梢;2. 下鼻甲;3. 鼻支;4. 中鼻道;5. 筛前神经;6. 嗅球;7. 嗅束;8. 眼神经;9. 上颌神经;10. 三叉神经;11. 翼管神经;12. 面神经;13. 蝶腭神经节;14. 咽鼓管咽口;15. 腭后神经;16. 腭扁桃体;17. 腭中神经;18. 腭前神经

（2）腭神经：可分为前、中、后三支，均下行于翼腭管内。腭前神经最粗穿出腭大孔向前分布于上颌尖牙，第一、第二前磨牙和第一至第三磨牙的腭侧黏骨膜及牙龈，并在上颌尖牙的腭侧黏骨膜内与鼻腭神经吻合。腭中后神经下行出腭小孔，分布于软腭及腭扁桃体。

2. 颧神经（zygomatic nerve）　自上颌神经的上面发出，经眶下裂入眶，沿眶外侧壁向前分为颧面支及颧颞支。

（1）颧面支（zygomaticofacial branch）：入颧眶孔，经颧骨管出颧面孔，穿孔入眼轮匝肌，分布于颊部的皮肤。

（2）颧颞支（zygomaticotemporal branch）：沿眶外下角向上行，分出一支到泪腺的交通支，然后入颧眶孔，经颧骨管进入颞窝，沿颞肌前缘向上，穿颞筋膜的深层，在颞筋膜深浅两层之间转向后外侧，约在颧弓上方 2.5cm 处，穿出颞筋膜浅层至皮下，与面神经的颞支相结合，分布于颞区前部的皮肤。

3. 眶下神经（infraorbital nerve）　为上颌神经的直接延续，经眶下裂入眶，上颌神经自此处改称眶下神经。此神经与眶下动脉伴行，经眶下沟、眶下管，向前经眶下孔穿出至面部散开，分成四组终末支，其中有些与面神经的分支交错形成眶下丛，分布于鼻翼、下睑、面颊和上唇等部皮肤。三叉神经痛时，可作眶下神经阻滞，眶下孔离正中线约 3cm，距眶下缘下方约 1cm 处，与眶上孔在同一垂直线上（图 2-12）。

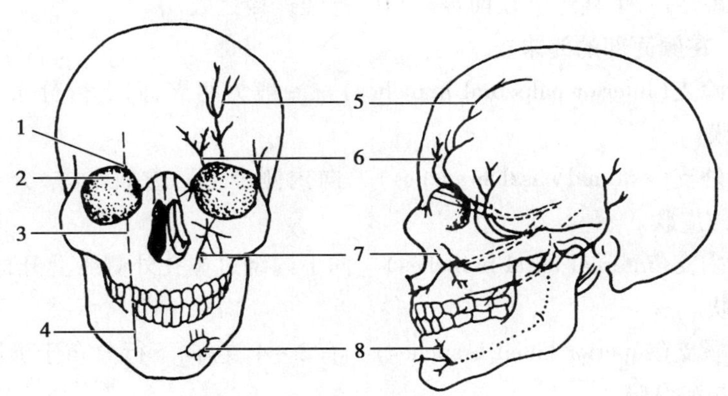

图 2-12　眶上、下孔和颏孔的关系

1. 眶上孔；2. 额切迹；3. 眶下孔；4. 颏孔；5. 眶上神经；6. 额支；7. 眶下神经；8. 颏神经

4. 上牙槽后神经（posterior superior alveolar nerve）　是上颌神经进入眶下沟之前在翼腭窝内发出，一般为 2～3 支，有时为单干。向外下方，经翼突上颌裂进入颞下窝。有一支沿上颌骨体后面下降分布于上颌磨牙的牙龈及附近颊黏膜；其他支则与上牙槽后动脉伴行，进入上颌结节处的牙槽孔，经上颌窦后外侧壁内的牙槽管前进，与上牙槽中神经、前神经结合成上牙丛。此丛后部分支至上颌磨牙根部，并穿入牙髓腔，亦有的支分布于上颌窦内的黏膜。

（三）在眶下沟及管内的分支

1. 上牙槽中神经（middle superior alveolar nerve） 在眶下沟后部起自眶下神经，沿上颌窦壁内的牙槽管向前下方行，分出许多终末细支。这些支与其他上牙槽神经结合而形成上牙丛，此丛中部发出分支至上颌前磨牙、牙龈及上颌窦黏膜。国人资料显示，上牙槽中神经的出现率为67.5%。

2. 上牙槽前神经（anterior superior alveolar nerve） 在眶下管中点（距眶下孔6～10cm处）发自眶下神经，沿上颌窦前壁的牙槽管下降加入上牙丛，此丛前部的分支分布于上颌尖牙、切牙、牙龈及上颌窦的黏膜，在上牙槽前神经中，与一鼻支经小孔入鼻腔，分布于下鼻道前部及其附近鼻腔底部的黏膜，并与蝶腭神经的鼻支间有交通，在近前鼻棘根部浅出而布于邻近的鼻中隔。

上牙丛（superior dental plexus）由三支上牙槽神经在骨性牙槽管内结合而成，并与对侧同名丛互相结合，自丛发出上牙支（superior dental branches）分布于上颌各牙。上牙龈支（superior gingival branches）分布于牙龈，也有至上颌窦黏膜及骨内的分支。在丛内有两个神经节状的膨大，一个神经节位于后神经与前神经连接之间，另一个神经节在前神经与中神经连接之处。

（四）在颜面部的终末支

1. 下睑支（inferior palpebral branches） 一般为两支，向上行分布于下睑的皮肤及黏膜。

2. 鼻外支（external nasal branches） 向内侧经上唇方肌下方，分布于鼻外侧区后部的皮肤。

3. 鼻内支（internal nasal branches） 向下内绕过鼻孔外侧缘上升，分布于鼻前庭的皮肤。

4. 上唇支（superior labial branches） 有3～4支，向下行分布于上唇及附近颊部的皮肤和黏膜。

三、下颌神经
(nervi mandibularis)

下颌神经是三叉神经最大的分支，为混合性神经，由大、小两根组成，大的感觉根自半月神经节前外侧缘发出后，在卵圆孔处与运动根合并，经卵圆孔出颅，入颞下窝。卵圆孔离面颊表面4.5～5cm，正对下颌小头的前下方，此处为三叉神经痛时进行下颌神经阻滞的部位（图2-13）。下颌神经本干出卵圆孔后不久，即分为前小（前股）、后大（后股）两股。下颌神经干位于腭帆张肌与翼外肌之间，前方邻接翼内肌后缘，后方有脑膜中动脉，内侧为耳神经节并与之相连结，自干发出脑膜支及翼内肌神经（图2-14）。

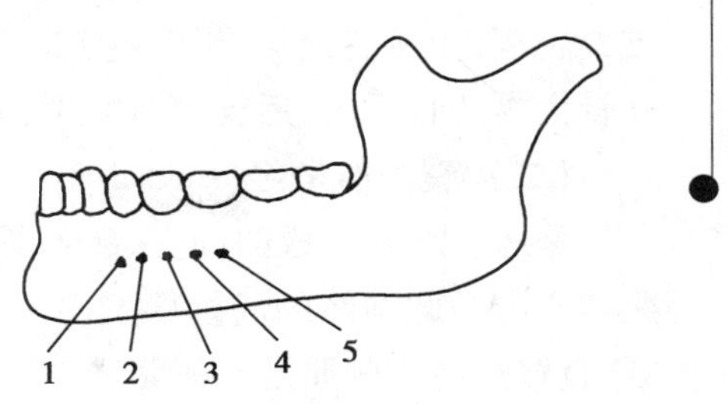

图2-13　颏孔位置的变异

（一）脑膜支（meningeal branch）

即棘神经（spinosus nerve），又称返回支。从下颌神经干发出，接受来自耳神经节的血管运动纤维后，与脑膜中动脉伴行，经棘孔穿入颅中窝，即分为前后两

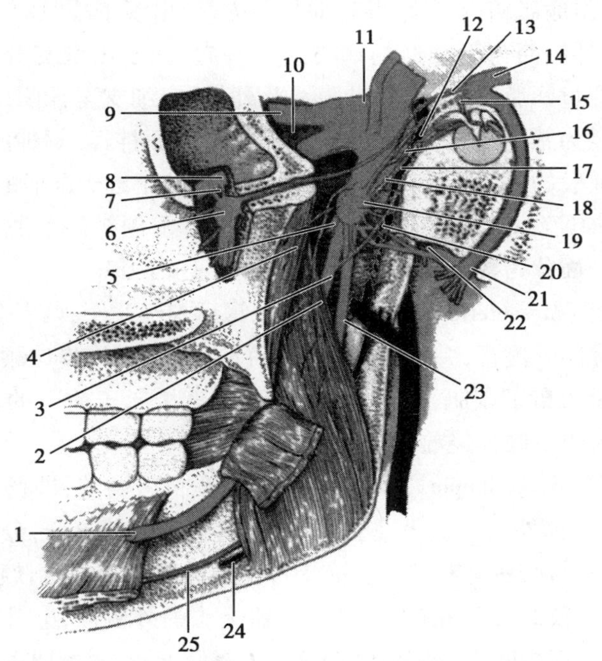

图2-14　耳神经节、翼腭神经节及其分支的分布

1. 舌神经；2. 翼内肌神经；3. 舌神经；4. 腭帆张肌神经；5. 下颌神经前干；6. 翼腭神经节；7. 神经节支；8. 上颌神经；9. 眼神经；10. 翼管神经；11. 三叉神经节；12. 岩小神经；13. 岩大神经；14. 膝状神经节；15. 舌咽神经的鼓室神经；16. 棘孔神经；17. 鼓索；18. 鼓膜张肌神经；19. 耳神经节；20. 交感神经丛；21. 面神经；22. 耳颞神经；23. 下牙槽神经；24. 下颌舌骨动脉；25. 下颌舌骨神经

支,前支与上颌神经的脑膜支有交通支相连结,它的纤维分布于硬脑膜,并止于蝶骨大翼的骨质内,后支穿岩鳞裂,分布于乳突房的黏膜。

(二) 翼内肌神经(medial pterygoid nerve)

是运动纤维组成的细支,起于下颌神经干的内侧面,于翼内肌的内面进入该肌实质内。此神经的起始部发出 1 ~2 细支,穿耳神经节,其纤维在该节内不中断,直接达鼓膜张肌及腭帆张肌。

(三) 下颌神经的前股

由传入及传出两种纤维组成。运动纤维主要分布于咀嚼肌(有至颞肌、咬肌、翼外肌的神经),感觉纤维几乎全部集中于颊神经。

1. 颊神经(buccal nerve)　或称颊长神经,自翼外肌两头之间斜向前外侧,向前下方穿颞肌鞘下部进入颞肌,随颞肌纤维下行,埋藏在下颌支前缘内侧的颞肌内。然后,穿出颞肌鞘内下降,并稍向外前方行,出现于咬肌的前缘,分散为数细支,在颊肌的外侧面与面神经的颊支连在一起,并发出细支分布于颊部的皮肤。另有小支穿过颊肌,分布于颊黏膜。此外,还有细支至牙龈、前磨牙及第一磨牙等。颊神经为感觉纤维,颊肌的运动神经来自面神经,颊神经的起源:直接起于下颌神经前股的占 39. 44% ,与颞深神经前支共干起于前股的占 60. 56% 。

2. 翼外肌神经(lateral pterygoid nerve)　起于下颌神经前股或与颊神经共干。于翼外肌深面分为数小支,分别布于翼外肌上、下头。

3. 咬肌神经(Masseteric nerve)　常与颞深后神经共干,两者分开后,咬肌神经经翼外肌上缘向外侧行,并与咬肌动脉伴行。在下颌关节与颞肌之间跨过下颌切迹至咬肌深面布于该肌,咬肌神经的起源:直接起于前干的占 41. 57% ,和颞深神经共干起于下颌神经前干的占 58. 43% 。

4. 颞深神经(deep temporal nerve)　通常有前、后两支,即颞深前神经及颞深后神经,均经过翼外肌的上缘,绕过蝶骨大翼的颞下嵴上升,分布于颞肌的深部。后支较小,常与咬肌神经共干。前支常与颊神经共干,直到颊神经穿经翼外肌两头之间后,才彼此分开,前支跨过翼外肌上头的外侧面,上升入颞肌。颞深神经常有第 3 支,即中间支,经翼外肌上缘,沿骨面上行,入颞肌深部。颞深前神经起于下颌神经前干的占 39. 44% ,与颊神经共干起于下颌神经前干的占 60. 56% ,颞深神经全部独立起于下颌神经的为 100% 。

(四) 下颌神经的后股

有三支即舌神经、耳颞神经、下牙槽神经,其前两条神经为感觉神经,后者除感觉纤维外,还有一束运动纤维。

1. 舌神经(lingual nerve)　起源于下颌神经后股,位于下牙槽神经的前内侧,呈弱弓状下降,经翼外肌和腭帆张肌之间,至下颌舌骨线的后部则转向前,离开翼内肌的前缘,在此,舌神经位于下颌第三磨牙稍后侧,仅被口腔黏膜所覆盖,可以用手指伸入口腔压迫该神经于下颌骨上,临床上可利用这个部位,作舌神经切断,以解除舌癌患者的剧烈疼痛。舌神经的终末分为许多细支,直接分布于舌黏膜的深层(图 2-14)。

(1) 舌神经的交通支:①与下牙槽神经的交通支:当舌神经位于下颌支与翼内肌之间时,分出小支与下牙槽神经交通;②与鼓索结合的交通支:当舌神经经翼内肌与腭帆张肌之间时,面神经的鼓索从后上向前下以锐角进入舌神经;鼓索内有传入和传出纤维,传入纤维为味觉传导纤维,传出纤维为副交感纤维分布到下颌下腺和舌下腺;③神经节支:为舌神经经过下颌下腺下方时,发出 2～3 短支连于下颌神经节;④与舌下神经的交通支:有 1～2 条,沿舌骨舌肌外侧,向下弯曲成袢状,与舌下神经末梢支相结合,使舌下神经获得感觉纤维。该感觉纤维可沿舌下神经末梢的分支,分布于舌内。此外,也有沿舌下神经向中枢行的纤维,此种纤维可能分布于颅内的硬脑膜。

(2) 舌神经的分支:①咽峡支(branches to isthmus of fauces):又称扁桃体支,为 1～2 细支,舌神经在翼内肌与下颌支之间处发出,分布于腭、扁桃体及口腔后部的黏膜;②舌下支(sublingual branches):或称舌底神经,当舌神经经舌下腺后缘处发出,沿舌下腺外侧前进,分布于舌下腺及其附近的黏膜,并发出多条细支分布于前部的牙龈;③舌支(lingual branches):为舌神经的终末支,与舌深动脉的分支伴行,穿过舌肌而达舌黏膜,分布于舌尖及舌体。其分布区域在界沟以前,舌前 2/3 的舌乳头及黏膜。舌内支有一般感觉纤维及来自鼓索的味觉纤维,并以多支与舌咽神经终支相结合。

2. 下牙槽神经(inferior alveolar nerve)　是下颌神经后股的最大分支,在翼外肌内侧下降,然而在翼外肌下缘行于蝶下颌韧带与下颌支之间入下颌神经沟,于此接受来自舌神经的第 1、第 2 交通支。继而与下牙槽动脉伴行,穿下颌孔,入下颌管至颏孔处分为两支:其中一支为颏神经,经颏孔穿出,另一支在下颌管内继续前行,一般称为切牙支。下牙槽神经在下颌管内发出多数小支,互相结合,形成下牙丛,发出的分支至第一前磨牙、尖牙和切牙以及相关的唇面牙龈。临床上拔第三磨牙时,可能伤及下牙槽神经。下牙槽神经的分支:

(1) 下颌舌骨肌神经(mylohyoid nerve):是一束支配下颌舌骨肌的运动纤维。下颌神经后股内的运动纤维均归于此神经中。此神经在下牙槽神经尚未进入下颌管时发出,穿蝶下颌韧带的后下部,向前下方行于下颌舌骨沟内,在下颌舌骨肌下方分为两支,分布于下颌舌骨肌及两腹肌前腹。

（2）颏神经（mental nerve）：为下牙槽神经终末支中相当大的一支神经，自颏孔穿出后立即分为三支，其中两支为唇支，上升再分为多数小支，其中最大的一支分布于下唇的黏膜，其他细支分布于颏和唇的筋膜及皮肤，这些小支与面神经的下颌缘支相结合，另一支为颏支，下降分为若干小支，分布于颏部皮肤。颏孔与眶上、下孔在同一垂直线上，为三叉神经压痛点的敏感区。颏孔朝向后内上方，为该神经的阻滞点。

（3）下牙丛（inferior dental plexus）：为下牙槽神经在下颌管内所发出的一系列分支，互相吻合形成丛。自此丛发出两部分支：一部分为下牙支（inferior dental branches），与牙根数一致，经牙根尖的小孔进入牙髓腔，终于骨髓。另一部分为下牙龈支（inferior gingival branches），分布于下颌牙龈、下牙槽神经。以单根起于下颌神经，后根的占85%，双根者，一根起于后股，一根起于耳颞神经的占12%，三根起于后股者占3%（张奎启等，1985）。

3. 耳颞神经（auriculotemporal nerve） 多自后股发出，向后先以两根包绕脑膜中神经后复合成一干，位于翼外肌与腭帆张肌之间，继经蝶下颌韧带与下颌关节之间，沿下颌关节后方入腮腺的上部。经此腮腺转向外上方，出现于腮腺的上端，跨过颧弓根部，沿颞浅动脉的后方上行，遂分为耳支及颞支两终支。

（1）耳颞神经的交通支：①与耳神经节的交通支：是耳神经节发出的小支，在近耳颞神经起始部连于该神经根部；舌咽神经的鼓室神经，经鼓室神经丛、岩浅小神经至耳神经节，在此节内换元后的节后纤维，经耳颞神经分布于腮腺；②耳颞神经至面神经的交通支：一般有两支，在下颌颈后方向前处侧行至咬肌后缘处至面神经；③与上颌动脉交感丛联系的小支；④与下牙槽神经的交通支。

（2）耳颞神经的分支：①关节支（articular branches）：有1～2条细支，在耳颞神经经过下颌关节囊内侧时发出，进入下颌关节；②外耳道神经（nerve to external acoustic meatus）：常在腮腺内发出，在软骨与骨性部之间进入外耳道。一般分为上、下两支，达外耳道上部的一支，常发出一细支至鼓膜，叫鼓膜支（branch of tympanic membrane），有时自下支发出细支至耳垂的皮肤（外耳道的神经支配，除此之外，尚有迷走神经的耳支加以补充，支配外耳道的内部）；③腮腺支（parotid branches）：为数小支分布于腮腺实质内，其感觉纤维来自三叉神经，直接由耳颞神经至腺体，腺体的分泌性副交感纤维，为舌咽神经的节前纤维，至耳神经节交换神经元，然后发出节后纤维，经耳颞神经分布于腮腺，其中亦有至腮腺血管的运动性纤维，此种纤维来自耳神经节的交感根，继而直接沿耳颞神经至腮腺；④耳前神经（anterior auricular nerves）：一般为两支，分布于耳屏、耳廓上部和外侧的皮肤；⑤颞浅神经（superficial temporal nerves）：为耳颞神经的终支，与颞浅动脉伴行，上升越颧弓，分布于颞区大部分的皮肤，并与颧颞神经、面神经的颞支、额神经及枕神经的分支相结合。

第五节　三叉神经的感觉生理
（sensory physiology of the trigeminal system）

一、感觉冲动的感受与传入
（reception and afferent of sensory impulses）

（一）感受器（receptor）

口面部的物理和化学刺激首先被各种感受器所接受，并由一级神经纤维传入中枢神经系统。口面部的感受器主要为初级传入神经元神经纤维的分支，在末端形成简单的游离神经末梢，特殊神经末梢或有被囊的感觉神经末梢。

游离神经末梢主要分布在面部皮肤，但也见于黏膜和肌肉中。其感觉功能多样化，能感受痛觉也能感受温觉、触觉。表皮中的特殊末梢是一种精细的感受器，来自真皮神经丛的有髓鞘纤维，主要分布于毛发、毛囊，末梢接受毛发触动和移动的刺激，引起灵敏的触觉。有被囊的神经末梢外被一定形态的结构包绕，构成特殊的感觉小体，主要分布在口唇、睑、结膜和舌尖，司机械感觉。

（二）初级感觉传入神经元（primary sensory afferent nerve）

三叉神经初级感觉神经元，位于三叉神经节内，其周围分支接受来自口面部的感觉刺激，并将这些信息传输到脑干的中继结构，但有些牙周的传入神经纤维的初级神经元可能在三叉神经中脑核。

口面部感受器由 A-delta（有髓鞘）和 C（髓鞘）神经纤维支配。A-delta 纤维传递第一痛（快痛），即刺激发生后立即出现的对刺激定位、范围及强度等判断明确的锐痛，持续时间<50ms。继而为 C 纤维传递的第二痛（慢痛），其特点为烧灼样、定位不精确、难以忍受的钝痛。轻度损伤后伤害性感觉神经的敏感性可能会增加，例如日照伤后的皮肤感觉过敏的结果。由于内源性化学介质参与了作用，影响了伤害性刺激传入纤维对伤害形式、强度的正常反应。

口面部的非伤害性刺激（触觉、温度觉）的初级传入纤维正如感受器一样，有功能分工，但又是互补和相互交叉，同时将都对伤害性刺激作出反应。

二、脑干的中继作用
（brain stem relay mechanisms）

口面部初级神经元所携带的感觉信号进入脑干后，大多与脑干内的二级神经元（三叉神经核团内）发生联系。被兴奋级神经元通过突触，将兴奋传递给三叉神经核团的其他神经元或脊髓的神经元，并与脑神经的运动核发生联系，构成口面部刺激诱发的许多反射性活动生理学基础。

（一）脑干中继作用的解剖学基础（anatomicophysiological basis of the trunking function of the brain stem）

1. 三叉神经脊束（trigeminal spinal tract） 感觉信号被口面部的刺激诱发，由初级感受传入神经带入脑干三叉神经核团，包括三叉神经感觉主核和脊束核。三叉神经感觉根入脑干后约有半数分为升、降支，半数纤维或升或降而不分支。上行纤维止于三叉神经脑桥核，下行纤维汇集成三叉神经脊束止于三叉神经脊束核。此束由粗细不等的神经纤维组成。不同部位来源的纤维在脊束内有较明确的定位，眼神经的纤维居腹侧，上颌神经居中，下颌神经居背侧。居背内侧的是来自中间神经，舌咽及迷走神经的一般躯体感觉纤维。虽然痛、温、触觉冲动都可传至脊束的下端，但脊束下端的主要功能与痛觉相关，这就是脊束切断治疗三叉神经痛的理论基础。

2. 三叉神经脊束核（trigeminal spinal tract nucleus） 三叉神经脊束核在脊束的内侧，又可分为头侧核、极间核和尾侧核 3 个亚核。生理和临床研究表明：①下颌神经、上颌神经和眼神经分别依次投射至脊束核的背侧、中间和腹侧；②脊束核的下端司痛、触觉，且与痛觉的关系更加密切；③三个亚核所接受的其他传入亦有区别，头侧核接受皮质脑干束的侧支和终支，极间核接受来自额眶回和红核的下行投射纤维，尾侧核接受脊髓的上行投射；④脊束核可能发出少量上行纤维投射到丘脑腹后内侧核和板内核。有人提示三叉神经感觉在尾侧核内投射是面中央部止于尾侧核上端。中间区止于中段，而面周部的感觉投射在下段，从而可以解释为什么有时脑干病变可出现面部“洋葱皮”样感觉改变。

3. 三叉神经脑桥核（trigeminal pontine nucleus） 又称三叉神经感觉主核，接受三叉神经根的升支，来自眼神经、上颌及下颌神经纤维依次止于核的腹侧、中间和背侧部。该核亦接受来自皮质脑干束、红核延髓束的纤维和三叉神经中脑核的下行传入纤维，此核与头面部触觉，尤其是精细触觉和深部感觉有关。

4. 三叉神经中脑核（trigeminal mesencephalic nucleus） 系位于脑内的初级感觉神经元，接受与第Ⅲ～Ⅵ对脑神经所支配肌肉的本体感觉传入，可能与牙、牙周膜和硬腭的压觉传递有关。中脑核的下行纤维可止于三叉神经脑桥核、三叉神经运动核，第Ⅲ～Ⅵ对脑神经的运动核以及小脑、中脑、上丘及中央灰质等部位。

（二）脑干中继作用的现代观点（modern concept of brain stem relay effect）

三叉神经二级感觉核（脑桥核和脊束核）有广泛的传出联系：

1. 发出大量纤维进入延髓和脑桥两侧的网状结构，再经网状结构传至丘脑的板内核或腹后内侧核。一般认为三叉网状结构——丘脑腹后内侧核束可能是脊束核与丘脑的主要联系通路。

2. 三叉神经脊束核和脑桥核的轴突可直接或经网状结构的中继而间接地与三叉神经运动核、面神经核及其他脑神经运动核相联系，构成泪腺反射、角膜反射、下颌反射及心眼反射的基本道路。

3. 自三叉脑桥核与脊束核中上段发出的部分纤维，与脊髓小脑束同行，经小脑上脚进入小脑，大部分止于同侧的蚓部山顶及山坡。其功能尚不明确，可能与三叉神经相关的反射活动有关。

三、丘脑的中继机制
（thalamus relay mechanisms）

三叉系的丘脑投射主要来自三叉神经感觉主核和脊束核，但部分二级神经元在脑干网状结构和其他邻近的脑干区域。主要投射部位是丘脑后部的腹底核（VB）、腹后核、后组核群（PO）、板内核及内下核。

PO和板内核中继的信号较少特异性，而VB内的神经元有较精确的定位性：口面部的感觉在VB的内侧部（腹后内侧核）接受和中继，VB外侧神经元中继的信号来自四肢、躯干和颈部，就是说VB内的神经元构成人体的特定区域，以保证下肢神经元传入信号的特性。丘脑核团发出的纤维各自投向大脑皮质的特定区域，由于这些核团中继不同的感觉信息并投向特定的皮质区，故而称为特异性中继核团。但丘脑核团并非简单的中继站，而是对信息进行再修正和整合后投射到皮质的相应区域，而非特异的丘脑核团向皮质的投射主要是控制大脑皮质的兴奋水平。脑干网状结构的上行激活系也是通过丘脑非特异投射来实现的。

四、中枢神经系统的下行抑制作用
（descending suppressive effect of central nervous system）

临床研究表明，疼痛在中枢神经系统传递过程中受到神经系统的调节，疼痛信号可能被增强或减弱。也就是说传导通路中，尤其是脑干的三叉感觉核和丘脑神经元，不仅只作为中继或投射神经元，而且在信号传递中可以改变其强度、性质、方向及投射神经元的活动能力。因而，临床上疼痛的严重程度不一定与受伤害的程度呈正相关。这方面最有代表性的例子是，在激烈的战斗中，受伤的战士常常能继续战斗而不感到痛苦，而当战斗一结束则感到疼痛难忍，表明中枢神经系统对疼痛的下行抑制作用。中枢神经系统的下行抑制系统在以下几个层面发挥作用：

1. 皮质和丘脑间的下行抑制系统（Corticothalamic descending suppressive system） 大脑皮质 S_1 和 S_2 区的神经元向丘脑腹后核、网状核、板内核、脑干网状结构投射，它们可以加强中脑和延脑结构对痛觉的抑制作用，可能与应激状态下痛觉的缺失有关。实验证明：刺激 S_1 和 S_2，可抑制三叉神经脊束核内神经元对刺激的放电。

2. 脑下行抑制系统（brain descending suppressive system） 中脑导水管周围灰质（PAG）、缝际背核（NRD）和中脑网状结构（MR）均参与下行抑制系统的组成，实验证明 PAG 是针刺产生镇痛的主要部位。激活更高级中枢产生的镇痛效应是通过 PAG 完成的。下丘脑有 β 内啡肽能神经元传出至 PAG，PAG 的下行传导至延髓的感觉核团和网状结构。PAG 内含脑啡肽细胞、脑啡肽末梢、强啡肽细胞、β 内啡肽末梢、P 物质和血管活性肠肽等神经肽，与吗啡镇痛、针刺镇痛、脑深部结构刺激镇痛有密切关系。电刺激 PAG 或于 PAG 内注射吗啡之所以镇痛是激活了下行抑制系统的关系。

3. 延髓上部腹侧结构（RVM） 有许多神经元发出轴突投射至延髓的感觉核，低频电刺激可产生镇痛效应。近年来发现许多脑啡肽神经元和强啡肽神经元传入 RVM，PAG 也有神经降压肽神经元止于 RVM，共同构成痛觉下行抑制系统。

五、三叉神经痛的发病机制
（nosogeny trigeminal neuralgia）

三叉神经痛是临床上常见的一个症状，与伤病密切相关，既为一般人所关注，更是在医学领域内需要重视和深入研讨的问题。近几十年来，对三叉神经痛的研究取得了突出的进展。但迄今仍有疼痛的基本问题尚未明确，尚须进一步解决。目前一般有几种学说：

1. 闸门控制学说（gate control theory） Melzack 与 Wall 根据大量实验研究结果和临床资料，于 1965 年提出了痛觉的闸门控制学说，以解释痛觉产生的机制，是近代痛觉生理中受到广泛注意的一个学说（图 2-15）。该项学说的核心是脊髓的节段性调制与脊髓背角胶区（SG）神经元起到了关键的闸门作用。其基本论点是：外周神经、粗纤维（A）和细纤维（C）的传导均能激活脊髓后角上行的脑传递细胞(T 细胞),但又同时与后角的胶质细胞(SG 细胞)形成突触联系。A 和 C 传入均能激活 T 细胞,而对 SG 细胞抑制的作用则相反,即 A 传入兴奋 SG 细胞,而 C 传入抑制了 SG 细胞,而 SG 细胞抑制了 T 细胞。就此当损伤刺激 C 纤维时,SG 细胞抑制,T 细胞抑制解除,闸门就打开;当低频电刺激兴奋 A 时,SG 细胞兴奋,加强了 SG 细胞对 T 细胞的抑制,从而关闭了闸门,减少或阻止伤害性信息向高位中枢传递,因此缓解了疼痛或得到了镇痛作用。1983 年 Melzack 和 Wall 又有新的事实和观点,概括有三点:①强调 SG 细胞的多功能性,既有抑制性也有兴奋性,将原图 SG 细胞标为两种,呈点示抑制性 SG 细胞,白圈示兴奋性 SG 细胞;②原学说图示只包含了单纯的突触前抑制,现强调这种抑制可能是突触前或突触后的,也可能两者兼有;③突出表明了脑干的下行抑制系统,并强调这抑制是向脊髓闸门独立输入的。

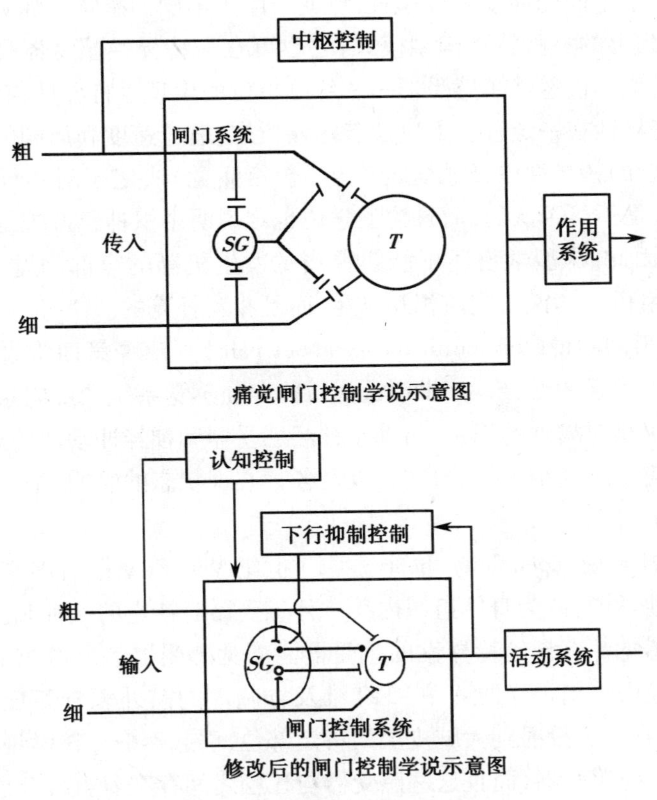

图 2-15　闸门控制学说示意图

2. 体液机制(body fluid mechanism)　每当低频电流刺激人体的时候,中枢神经系统能够释放出一种叫内源性吗啡样物质,该项是一类具有吗啡样活性的神经介质，根据目前的发现，它与镇痛有密切关系，其主要是脑啡肽和内啡肽。它们可作用于传入神经末端的阿片受体而产生突触前抑制，减少P物质的释放，因此防止了痛觉冲动的传入。P物质是一种与痛觉传导有关的神经介质。另一方面，也可以与突触后阿片受体结合，产生突触后抑制，抑制第二级感觉神经元的传入而产生镇痛作用。根据目前的发现，脑啡肽镇痛作用时间短，一般只能持续3～4分钟，又迅速被酶破坏。而内啡肽镇痛作用时间比较长，可以持续数小时。

3. 构型学说（pattern theory） Nafe在1927年首先提出构型学说，至1955—1960年时Weddell学派以大量的实验证据支持这一学说，认为任何刺激只要达到足够强度就可以产生疼痛。神经冲动在空间和时间上的构型模式如同复杂的电码一样，被中枢神经系统感受之后，可以产生不同的感觉。不同质与量的刺激作用，就产生了不同的冲动发放模式，也就产生了不同的感觉。痛觉冲动是在时间和空间序列上的一种特殊构型模式，它也可在非特异性感受器受到刺激之后产生。但是，该学说忽略了感受器——纤维单位的生理学特异性，有足够的证据认为，这种特异性在一定程度上决定着疼痛反应、适应速度和痛阈的不同。虽然外周神经功能的特异性以及感觉的产生（包括痛觉）决定于对不同刺激起反应的感受器，这是不可否认的，而且构型学说也难说明中枢神经系统是如何翻译各种“电码”。因此，构型学说还不能解释痛觉发生机制的全部问题。不过，上述两个痛觉发生机制学说不应该相互排斥，而是相互补充的。

4. 疼痛第四学说（the fourth theory about pain） 疼痛第四学说是疼痛特异性学说与精神因素的融合。该学说认为机体存在感觉系统和反应系统。疼痛的感觉系统仅仅是对痛觉的识别，借助于神经感受器和神经冲动的传导机制完成。而疼痛的反应系统受个人体验、文化以及各种心理状态的影响，是一种复杂的生理心理活动的过程。

5. 特异性学说（specificity theory） 19世纪Von Frey提出疼痛和其他皮肤感觉的特异性学说，认为身体组织内某一种感受器对特定的一种刺激产生反应，他们对每种感觉都有自己特异性的感受器。痛觉感受器就是游离的神经末梢，它发放冲动经由外周神经的A和C纤维及脊髓内的前外侧脊髓丘脑束传导至丘脑的感受中枢，再投射到大脑皮层的特定部位，引起疼痛。该学说认为体内存有强烈的起反应感受器，而且这些感受器与丘脑之间存在着直接和固定的联系。随着痛觉生理学的进展，越来越多的资料难以纳入特异性学说的规范。例如，游离神经末梢和C纤维不仅易被强烈的刺激兴奋，而且也可以被非强烈的刺激（如触觉刺激和温热刺激）所兴奋，又如人类角膜虽然只有一种神经末梢，但是触、痛、温、冷四种基本感觉都有。实际上,体内已被发现的感觉器类型远远超过四种。因此,即使体内存在有特殊的痛觉感受器,那也只能说仅有很少的感觉纤维能特异性的对强烈的刺激起反应。临床资料提示,脊髓丘脑束切断术或中枢神经系统的其他传导束切断后,痛觉可一时消失,但以后又重新出现。这说明,有关痛觉的传导经路并非永远固定不变。任何种类的刺激只要超过一定的程度,均会引起痛觉。

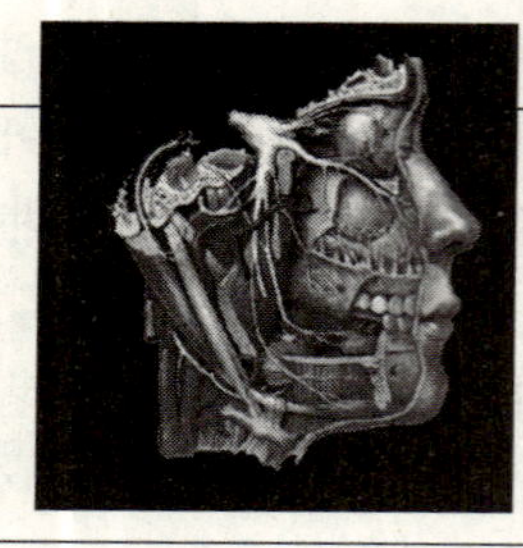

第三章　三叉神经的检查方法

(trigeminal exam methods)

一般来讲，三叉神经痛的患者根据患者疼痛的部位、疼痛的性质和诱发疼痛的因素以及扳机点等，诊断上通常并无困难。但在长期的临床医学实践中，许多以往被诊断为原发性三叉神经痛的病例及原发性和继发性三叉神经痛相互混淆时，通过先进的辅助检查技术，被证实是由于后颅窝、桥小脑角、海绵窦、Meckel腔等结构的病变导致的脑神经损害，而引起的继发性三叉神经痛不在少数。因此，通过周密的临床检查(常规检查、运动功能检查、感觉功能检查、神经反射检查等)与辅助检查(X线片检查、CT检查、MRI检查、血管造影检查等)，并仔细研究脑神经及颅底，尤其是中颅窝底的解剖和病变，对三叉神经痛的诊断和治疗具有极其重要的意义。

第一节　常规检查

(routine examination)

三叉神经痛患者的体格检查一般是正常的，因此伴有面部疼痛患者的体格检查对识别可能诊断为其他疾病的异常情况是很有用的。医师应该仔细完成对患者头部、颈部重点进行神经系统的检查，眼睛、耳朵、嘴巴、牙齿和颞下颌关节也应该进行检查以找出引起面部疼痛的原因，扳机点的发现证实了三叉神经痛的诊断。传统三叉神经痛的患者有一个标准的三叉神经检查，三叉神经感觉异常区，角膜反射消失或者任何脸部肌肉疲软的证据都应该促使医师考虑神经痛的症状或引起患者症状的其他原因。其次，在实验室检查一般对有典型症状的三叉神经痛患者的帮助也是不大的，在很少的情况下，当颞下颌关节或牙痛可以做出不同的诊断时，其影像学检查是有作用的，如脑部的磁共振对寻找多结节硬化病肿瘤或是其他原因引起三叉神经痛症状是有帮助的，并且它可以对或有三叉神经痛患者出现的症状进行初步评估。一项研究发现特定的临床变量可能有助于确定可能的多用途磁共振造影检查，一项研究表明磁共振可以预知手术的效果是基于可以发现血管与神经的联系或是受到影响的三叉神经的体积，一项近期的研究表明三叉神经的发射试验可以区分传统的占96%的特异性与93%的敏感性的三叉神经痛，三叉神经的反射试验还包括三叉神经分支的电刺激和标准肌电图测量的反应，这种测试对大多数医师来说不容易做到，并且其适应证及效果仍不清楚。

第二节　运动功能的检查方法
（exam methods of motor function）

主要检查咀嚼肌群（咬肌、颞肌、翼内肌和翼外肌）的运动情况。因咀嚼肌群均止于下颌骨，该组肌群受三叉神经运动支支配，使颞颌关节运动，参加咀嚼、言语运动及在一定程度上参加表情的表达。若三叉神经发生病损，除可造成上述运动障碍外，亦可出现颜面变形等症状。

检查时，首先应注意观察患者两侧颞部及颌部是否对称，有无肌萎缩，然后让患者用力反复咬住磨牙，检查者双手掌按触两侧咬肌和颞肌，如肌肉无收缩，或一侧有明显肌收缩减弱，即有诊断价值。另外可嘱患者张大口，观察下颌骨是否有偏斜，如有偏斜，证明三叉神经运动支受损（图3-1-1～4）。

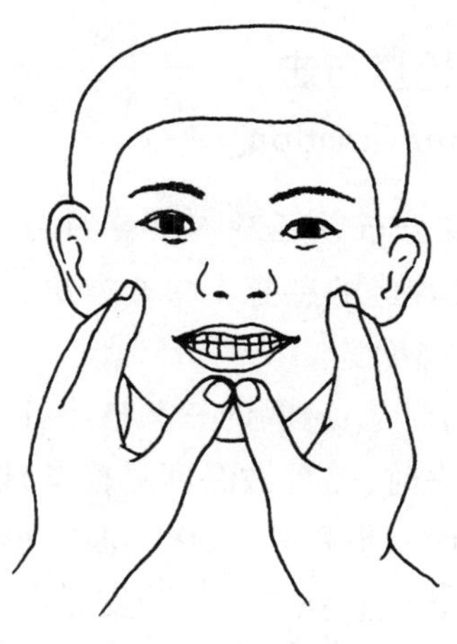

图3-1-1　咀嚼肌力检查

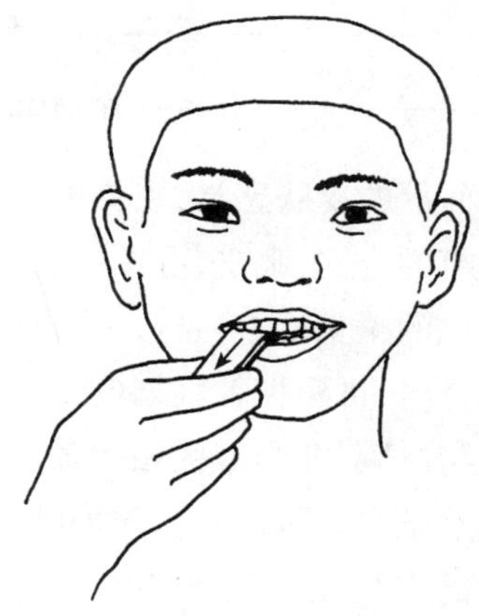

图3-1-2　咀嚼肌力检查

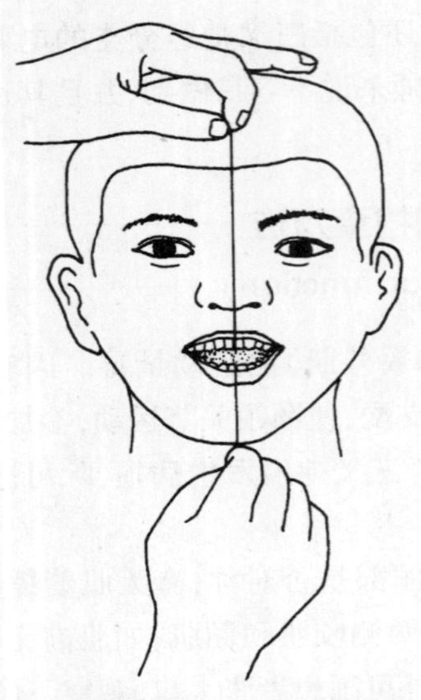

图 3-1-3　翼肌肌力检查(正常)

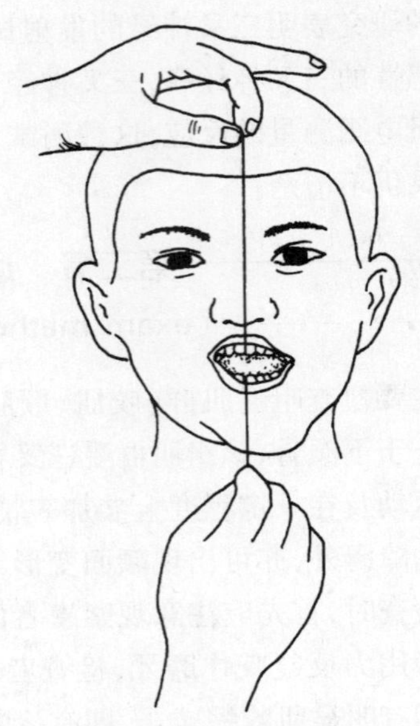

图 3-1-4　翼肌肌力检查
(一侧翼肌麻痹时,下颌向病侧偏斜)

第三节　感觉功能的检查方法
(exam methods of sensory function)

颜面部的皮肤感觉,主要由三叉神经感觉支分布,从三叉神经半月节发出三个大而粗的分支:眼支、上颌支和下颌支。三叉神经的感觉支检查方法,与身体其他部位的感觉检查一样,主要是痛觉、触觉和温度觉。

检查时,可用探针轻划(测触觉)与轻刺(测痛觉)患侧的三叉神经各分布区的皮肤与黏膜,并与健侧相比较。如果痛觉丧失时,需再做温度觉检查,以试管盛冷热水试之。可用两支玻璃管分盛0～10℃的冷水和40～50℃温水交替地接触患者的皮肤,请其报出"冷"或"热"。按三叉神经感觉支三个分支在面部分布区域,做左右两侧感觉检查的比较,注意痛觉和触觉是否有障碍及其障碍的分布范围,借以鉴别感觉障碍是属于周围性(周围神经或神经根性)或中枢性(三叉神感觉核性)损害。若是周围性者,其痛觉、温度觉和触觉应同时发生障碍,可发生于三叉神经的三个分支中的任何一支。若系中枢性者,往往只有痛觉、温度觉障碍,而触觉存在。其分布或仅限于眼支,或眼支合并上颌支,或三支同时受累。在三叉神经受损害时,除有感觉障碍外,还有压痛点。压痛点多位于神经分支穿出颅骨骨孔处,如第一支的眶上孔、第二支的眶下孔、第三支的颏孔。如果轻轻触摸患者三叉神经分布区的某些区域，如上唇、门齿、口角、鼻翼、眉毛等，可诱发三叉神经痛发作，这区域称为扳机点（图 3-2-1，2）。

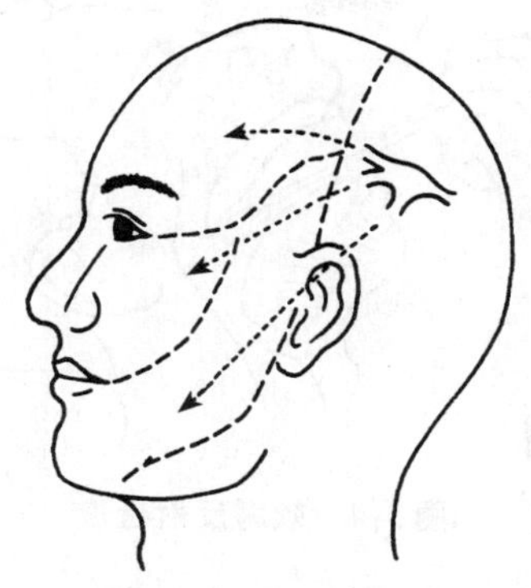

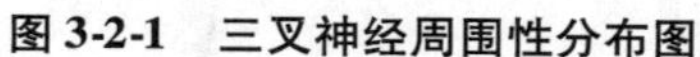

图 3-2-1 三叉神经周围性分布图

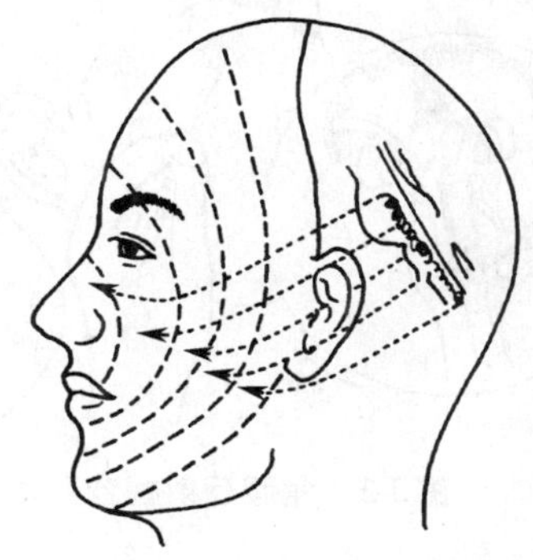

图 3-2-2 三叉神经中枢性分布图

第四节 神经反射检查方法
（exam methods of nerve reflex）

神经系统的功能非常复杂，但其基本活动方式是反射。而人体具有很多反射，其中三叉神经的反射为三叉神经感觉核发出许多二级纤维，除到达丘脑外，多在同侧网状结构内上升或下降，其终支和侧支终于脑神经运动核，并组成许多反射弧。

一、浅反射
（superficial reflex）

1. 角膜反射（porneal reflex） 请患者向一侧注视，用捻成细束的棉絮由外向内轻触角膜，反射动作为双侧直接和间接的闭眼活动。角膜反射可以受多种病变的影响。如一侧三叉神经受损造成角膜麻木时，刺激患侧角膜则双侧均无反应，而在做健侧角膜反射时，仍可引起双侧反应（图 3-3）。

2. 腭反射（palatal reflex） 用探针或棉签轻刺软腭弓、咽腭弓边缘，正常时可引起腭帆上提，伴恶心或呕吐反应。当一侧反射消失，表明检查侧三叉神经、舌咽神经和迷走神经损害（图 3-4）。

3. 咽反射（pharyngal reflex） 用压舌板轻触一侧咽喉壁黏膜，使诸咽缩肌发生收缩，致软腭上提，发生恶心或呕吐反应。

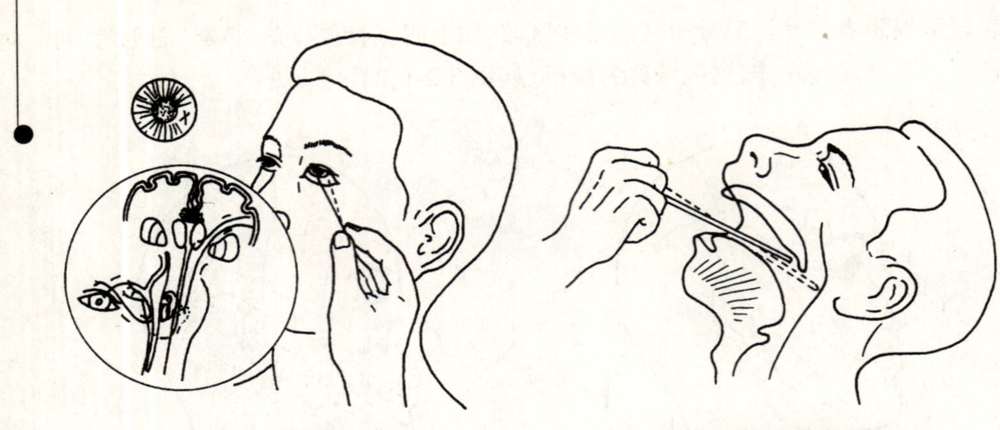

图 3-3 角膜反射检查　　图 3-4 软腭反射检查

二、深反射
(deep reflex)

1. 眼轮匝肌反射(muscle orbicularis ocular reflex)　检查者以拇指向后下方牵扯眼外眦部的皮肤,用叩诊锤轻轻叩击两眉之间的部位,或叩检查者的拇指,正常情况下该侧眼轮匝肌出现收缩和闭目(瞬目)动作,而对侧的眼轮匝肌同时出现轻度收缩,口角向同侧后上方牵引。周围性面瘫时反射减低;中枢性面瘫后面肌痉挛时,此反射亢进;昏迷时,此反射消失(图 3-5)。

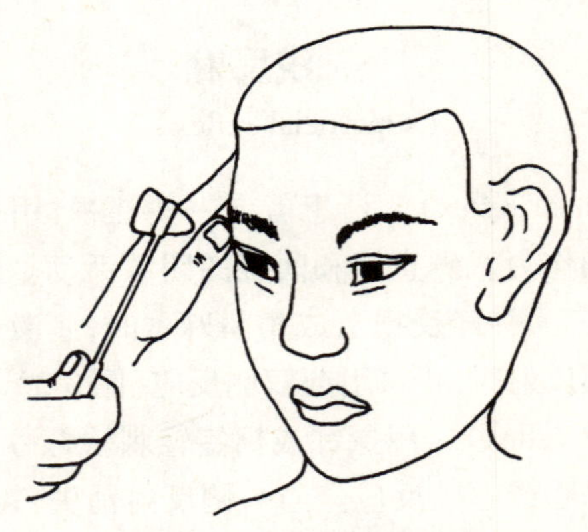

图 3-5 眼轮匝肌反射检查

2. 眉间反射(glabellar reflex)　用叩诊锤轻轻叩击两眉之间的部位,可出现两眼轮匝肌收缩和两眼睑闭合。一侧三叉神经及面神经损害,均可使该侧眉间反射减弱或消失(图 3-6-1,2)。

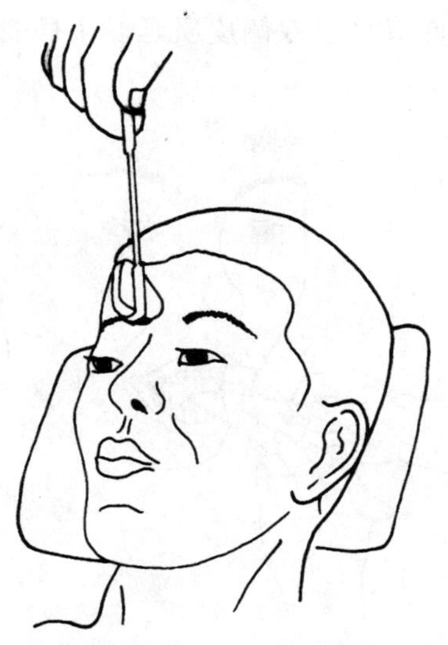

图 3-6-1　眉间反射检查(叩锤法)

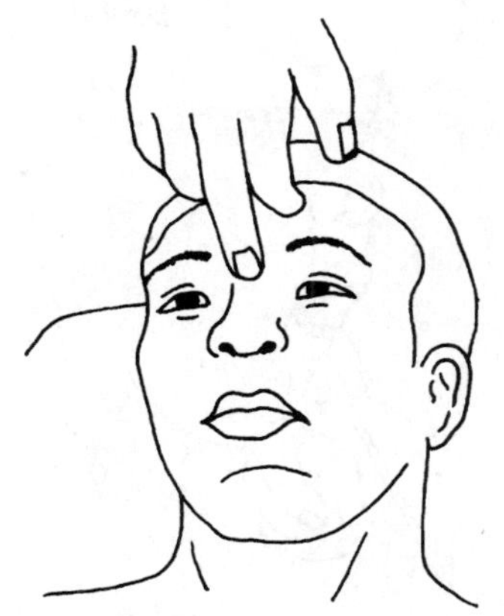

图 3-6-2　眉间反射检查(指压法)

三、病理反射
(pathologic reflex)

1. 口轮匝肌反射(muscle orbicularis oris reflex)　检查方法:用叩诊锤轻叩上唇或鼻旁部,出现同侧上唇方肌口角提肌收缩,如叩击上唇正中(人中穴处),则可见整个口轮匝肌收缩,表现为双唇紧闭,并向上撅起。两侧皮质延髓束病损时,可出现此种反射(图 3-7)。

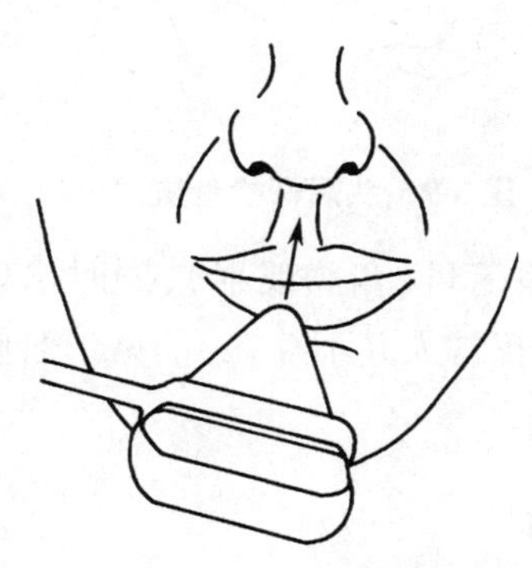

图 3-7　口轮匝肌反射检查

2. 吸吮反射(Sucking reflex)　检查方法:轻划唇部或轻触口唇,出现口轮匝肌收缩,上下唇撅起作"吸吮"动作。多见于额叶病变和假性延髓性麻痹的患者。

3. Chvostek 征　用叩诊锤轻叩击耳前面神经出腮腺处,引起同侧面肌痉挛样收缩,即为阳性。若此反射出现是手足搐搦症的重要体征之一。

4. 下颌反射(mandibular reflex)　检查方法:让患者将口微微张开,使下颌放松,检查者将拇指置于患者下颌正中部,当叩击检查者的拇指甲或检查者左手持一压舌板,将压舌板的一端放于患者下方门齿上,检查者右手持叩诊锤,叩击压舌板,可见下颌有上提动作。此种反射不出现在正常人,而只见于双侧皮质延髓束病变的假性延髓性麻痹患者(图3-8-1,2)。

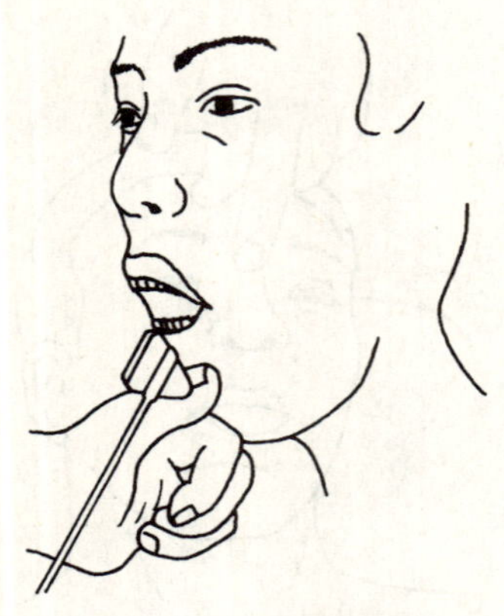

图3-8-1　下颌反射检查

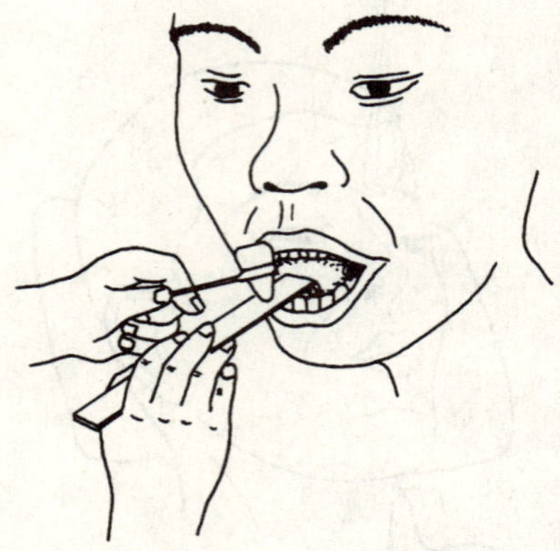

图3-8-2　下颌反射检查

5. 头后仰反射(cephalic hypsokinesis reflex)　检查方法:让患者头部略向前屈,检查者用叩诊锤叩击上唇中部,引起颈部伸肌反射性收缩,并出现头部急速后仰。此种反射在正常人不会出现。在脑桥中以上的双侧皮质延髓束病变时,出现下颌反射亢进,当脑桥部以下至上部颈髓之间的两侧锥体束病变时,除了有下颌反射亢进外,还出现头后仰反射。从而用此种反射的出现来进行定位诊断(图3-9)。

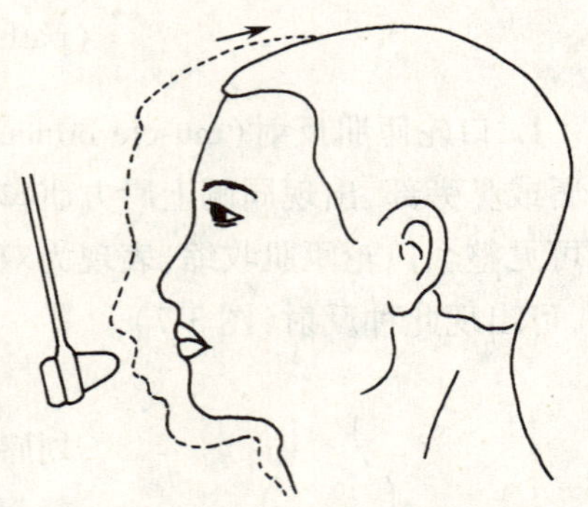

图3-9　头后仰检查法

6. 角膜下颌反射(cornea-mandibular reflex)　检查方法:用柔软的棉花絮毛轻触一眼的角膜,此时不但引起双侧眼轮匝肌的收缩闭目(角膜反射),同时出现反射性的翼外肌收缩,使下颌偏向对侧。此种反射正常人并不存在,仅见于双侧皮质脑干束损害的假性延髓性麻痹患者。

四、自主性神经反射
(autonomic nerval reflex)

眼心反射(eyeball compression reflex)　此种试验是检查者压迫眼球,引起心率减慢,称为Aschner眼球压迫试验。检查时,让患者安静仰卧位,数分钟后计1

分钟脉率，然后检查者用示指与中指压迫患者眼球角膜的两侧（患者闭眼）。亦可分别压迫患者一侧或同时压迫双侧眼球，压迫力量在不引起双眼球的疼痛为止。一般压迫时间在10～15秒，也有人认为，以压迫20～40秒最好。正常人每分钟脉搏可减慢6～8次，三叉神经缺失时，不出现此种反射。

五、其他反射

用刺激鼻黏膜而引起的冲动，通过交叉的和不交叉的二级纤维，终于迷走神经背核、疑核以及有关呼吸的脊髓前角细胞，引起喷嚏反射。二级纤维终于泪腺核，发生流泪反射。二级纤维终于泌涎核，执行泌涎反射等。

第五节　影像学检查
（imaging exam methods）

自1895年Roentgen发现X射线后，即被广泛应用于包括医学在内的多种领域。它针对人体组织结构对X线的吸收率不同的特点，将人体组织结构投影在X线胶片上。这项发现和应用，在医学领域中具有极其深远的意义。X线平片，具有将三维的立体解剖结构摄成平面图像的特性，虽然有相当的实用性，但是由于影像相互重叠，使得相邻的器官、组织之间如果对X线的吸收率差别较小时，则会直接影响图像的显示质量，这就显现出它的相对缺陷。

1969年Hounsfield首先设计成计算机横断体层摄影装置，经神经放射学家Ambrose等应用于临床，取得极为满意的诊断效果。它使对X线吸收率差别小的X线平片无法显示的人体组织结构，尤其脑组织和脑室以及病变本身显影，获得的颅脑横断面图像，这就是现在所称的计算机体层摄影（CT）的雏形。CT不仅解决了X线平片影像重叠的缺陷，同时由于CT成像的计算机重建的特性，使其密度分辨率远远超过X线平片。但是，由于CT成像是连续单个断面的图像，它对于显示解剖结构和病变的空间分辨率相对X线平片就显得不足。随着CT设备的更新换代和应用软件的不断开发，运用多排螺旋CT的三维重建技术，充分弥补了普通CT的空间分辨率不足的缺陷。

磁共振成像（MRI），是以物理学共振现象为基础，利用具有奇数质子或中子的原子核在磁场内共振而产生影像的一种新型的诊断方法。1946年，美国Purcell和Bloch发现了磁共振现象，1978年Mallard、Hutchison和Lauterbur等用0.04～0.085 Tesla（T）的磁共振设备取得第一张人体头、胸、腹图像，此后开始逐渐应用于临床医学的影像诊断。磁共振成像与CT同样是人体断层重建解剖图像，然而单纯从颅脑的解剖和疾病而言，MRI比CT检查有明显的优越性。MRI

可以直接显示出横断面、矢状面、冠状面和各种斜面的多轴向体层图像，颅脑 CT 仅能显示横断面、冠状面的体层图像；MRI 成像为多参数成像，与弛豫时间（T_1、T_2）、质子密度以及流动液体参数等有密切关系，可以获得更多的影像信息，而 CT 是 X 线单参数成像，只与人体组织的 X 射线衰减率有关；MRI 对区别脑灰、白质，显示脑神经具有无可替代的优势；MRI 没有电离辐射，对机体无不良影响。

在长期的临床医学实践中，许多以往被诊断为原发性三叉神经痛的病例及原发性和继发性三叉神经痛相互混淆时，通过检查技术的日新月异发展，被证实是由于后颅窝、桥小脑角、海绵窦、Meckel 腔等结构的病变导致的脑神经损害，而引起的继发性三叉神经痛不在少数。因此，周密的检查与仔细研究脑神经及颅底，尤其是中颅窝底的解剖和病变，就显示出极其重要的意义。

一、X 线平片检查方法

(plain X-ray film exam methods)

（一）普通平片检查方法（common plain film exam methods）

1. 枕骨和颞骨岩部前后位（Towne's position）　患者仰卧于摄影台上，两臂放于身旁。头部正中面对台面中线，并与其垂直。下颌下倾，使听眦线与台面垂直。中心线向足侧倾斜 30°，对准眉间上方约 10cm 处，从枕外隆凸下方射出。此检查对枕骨和颞骨岩部等部位的病变很有价值（图 3-10）。

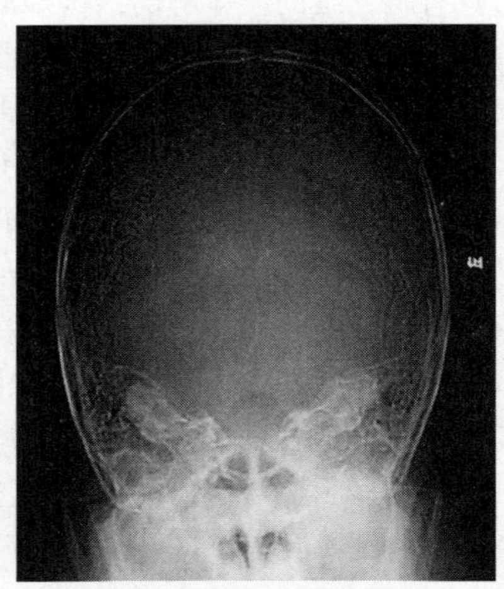

图 3-10　枕骨和颞骨岩部前后位

2. 颅底（颌下顶）位（maxillo-parietal position）　患者仰卧于摄影台上，头部正中面对台面中线。头部尽量后仰，使头顶与台面接触，听眦线尽量与胶片平行。中心线对准两侧下颌角连线中点，与听眦线垂直或呈 105°角。此位置显示颅底的轴位影像，颞骨岩部、乳突、卵圆孔、棘孔、颈动脉管、蝶窦、鼻中隔、下颌骨、颧骨弓、枕骨大孔、寰椎和枢椎齿状突等都能显影（图 3-11）。

（二）X 线体层摄影（X-ray tomography）

检查体位与颅底位相同。患者仰卧于摄影台上，头部正中面对台面中线。头部尽量后仰，使头顶与台面接触，听眦线尽量与胶片平行。以耳屏尖为中心，用4mm层厚,上下各取一层,能良好显示颅底的两侧卵圆孔、棘孔、颈动脉管、鼻咽侧壁部等结构的影像(图3-12)。

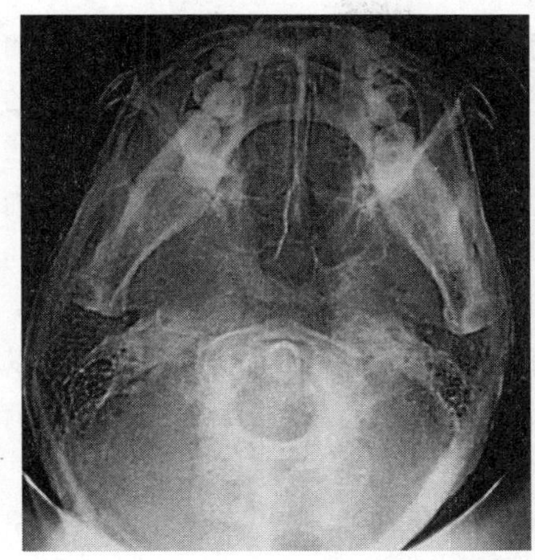

图3-11　颅底位显示中颅窝底部的两侧卵圆孔、棘孔和破裂孔等解剖结构

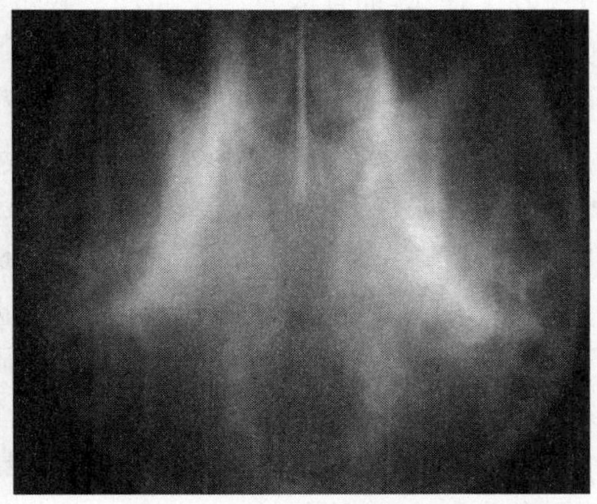

图3-12　X线体层摄影图,观察颅底部两侧卵圆孔、破裂孔和两侧鼻咽侧壁等解剖结构

二、CT检查方法
(Computed tomography exam methods)

(一)与CT相关的常用术语

1. 矩阵(Matrix)　CT图像不同于常规X线的直接成像,而是运用计算机进行特别计算所得。图像由单位容积的像素构成,每个像素都有相应的密度值代表。众多的像素排列成长宽相等的方阵,即称为矩阵。矩阵愈密,像素愈多,图像也愈细致。目前常用的矩阵为512×512。

2. CT值　由于X线对组织密度具有一定的分辨率,而CT运用计算机重建使组织密度的分辨率大为提高,而这种分辨率的提高能通过精确的测量得到数据,这种数值称为CT值。为表达各组织间的密度差异,统一运用单位为:Hounsfield unit,简称Hu。CT值以水为基准值0,将其他组织与水相比而得出相对值,上界骨皮质为+1000,下界空气为-1000,人体组织的密度被划分为2000个等级。

3. 窗宽(Window width)与窗位(Window level)　CT检查中,由于人体组织的密度划分为2000个等级,又因为人体肉眼只能区别16阶的分界。根据不同的扫描部位而选择一定的观察范围。这就要求检查者选择显示CT值的范围和范围的中点,这个范围即所谓窗宽,范围的中点即所谓窗位。

4. 部分容积效应(Partial volume phenomenon) 矩阵图像代表一个体积,即像素面积×层厚,其中可能含有各种组织。因此,每一像素的 CT 值,实际所代表的是单位体积各种组织的平均 CT 值。而这种 CT 值所代表的组织密度实际上可能并不存在,如骨骼与气体加在一起密度近似肌肉。为此在高密度区域中间的较小低密度病灶的 CT 值常偏高,而在低密度区域中间的较小高密度病灶的 CT 值常偏低,这种现象称为部分容积效应。

5. 空间分辨率(Spatial resolution) 是指所表示的影像中能显示的最小细节和范围,即鉴别组织结构大小的能力,它与检测器孔径的宽度、检测器之间的距离、物体的吸收系数,以及像素的大小、机械装置的噪声等有关。

6. 密度分辨率(Density resolution) 是指密度(对比度)的差异程度,常以百分比表示。CT 的密度分辨率受噪声和显示物的大小所制约,噪声越小和显示物越大,密度分辨率就越好。

7. 伪影(Artifact) 是指扫描物体本身并不存在,而是由于人体运动及机器等因素造成的异常阴影。

(二) 普通 CT 检查方法(Conventional CT exam methods)

1. 常规横断检查方法 检查时患者仰卧于检查床上,扫描以眶耳线(orbitomeatal line,OML),即外眦与外耳道的连线为基线。选用0.5cm 或1.0cm 层厚,由基线向颅顶进行扫描。如眶耳线难以定位,可以用中颅窝切线位为基线进行扫描。此项检查通常用于筛选颅底区颅脑及骨骼的肿瘤性及非肿瘤性病变(图 3-13-1,2)。

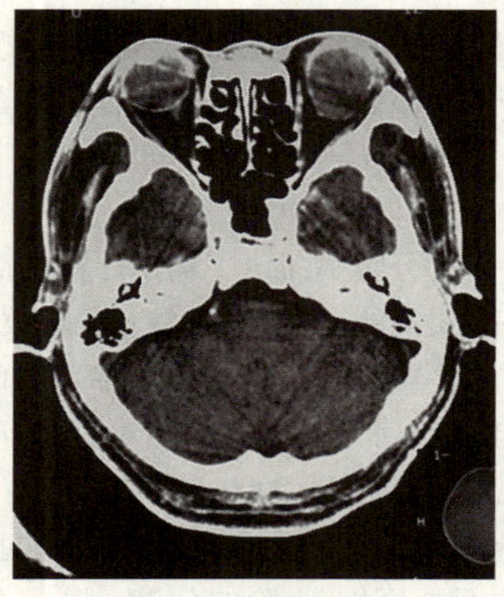

图 3-13-1 常规颅底横断位扫描图,软组织窗显示颅底部分的脑干和小脑颅脑结构

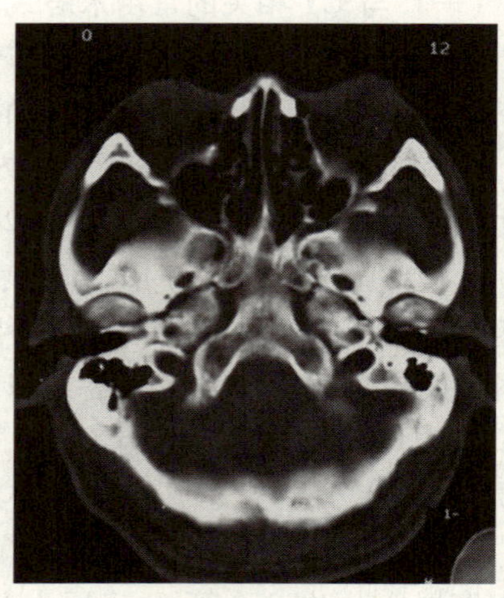

图 3-13-2 常规颅底横断位扫描图,骨窗显示中颅底部的两侧卵圆孔、棘孔、破裂孔颈动、静脉管等的解剖结构

2. 特殊检查方法

（1）薄层扫描技术（thin-slice scanning technique）：薄层扫描技术是指层厚在5mm以下的扫描，它可以细致观察颅底的卵圆孔等的骨性结构和颅底病变的细节。目前，此项检查被常规用于鉴别原发性和（或）继发性三叉神经病变。

（2）重叠扫描技术（overlap scanning technique）：重叠扫描技术是在依次进行横断扫描时，移动的距离小于层面厚度的方法，其中部影像数据重叠，用这种方法可以减少部分容积效应的影响，从而减少小病灶所致三叉神经痛的漏诊率。

（3）高精度扫描技术（detail scanning technique）：高精度扫描技术需采用能进行高精度扫描的设备，探测器收集的信息越多，则影像分辨力越高。所以，当病变需要用高分辨力图像显示时则可采用此法。如普通扫描时间为40秒，而把扫描时间增加到90秒，扫描次数增加，信息增多，则图像更为清晰。

3. 造影增强检查（contrast-enhanced exam）　当病变组织与正常脑组织间对X线吸收率差异较小时，可经静脉给予水溶性碘造影剂后再行扫描，使病变组织与邻近正常脑组织间的吸收差别增加，从而提高病变显出率。此项技术的应用在于鉴别三叉神经路径中原发性和继发性病变的性质，同时可以鉴别肿瘤病变的良恶性（图3-14-1，2）。

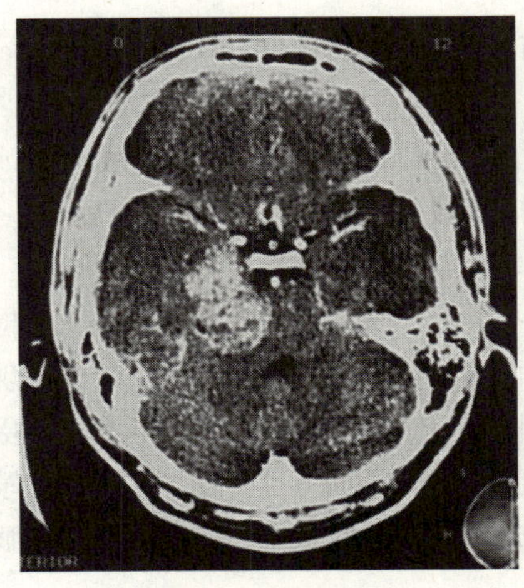

图3-14-1　增强颅底横断面扫描图，清晰显示中颅窝底部，岩骨尖内上缘，桥小脑角区三叉神经鞘瘤的瘤体大小和血供情况

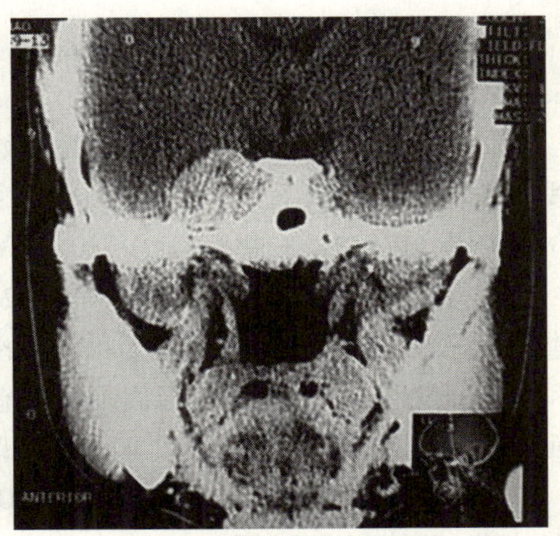

图3-14-2　增强颅底冠状面扫描图，清晰显示中颅窝底部，三叉神经瘤骑跨岩骨尖内上缘的情况，同时显示瘤体大小和血供情况（与上图为同一病例）

（1）造影方法：常用非离子水溶性造影剂。可选择运用团注法：60ml（2ml/s），或延时法：（1.5～2ml/s×30ml）+（1ml×30～40ml）的方法做 CT 增强扫描检查。

（2）副作用与并发症：由于造影剂中含碘，因此造影剂具有一定的副作用，可以出现诸如：恶心、呕吐、荨麻疹、喉头水肿、血压下降甚至休克、死亡。故做好防范和抢救措施是必需的。

（三）螺旋 CT 检查方法（spiral CT exam methods）

螺旋 CT 扫描（spiral CT scanning 或 helical CT scanning）是在扫描过程中 X 线管球连续转动，同时，床在纵轴上连续平直移动，这样相对于扫描区域来说，X 线管球运行的轨迹呈螺旋形。螺旋 CT 扫描较常规 CT 扫描不同之处在于运用了滑环技术及双管球、双焦点技术。此项检查方法使常规 CT 扫描中颅底部脑组织检查的盲区和伪影消失，组织分辨率明显提高。

1. 螺旋 CT 扫描的特点

（1）缩短扫描时间：由于运用了滑环技术及双管球、双焦点技术，使一次屏气扫描层数（螺旋扫描的转数）增加，获得加倍的图像，当扫描一个解剖区域时，总检查时间比快速扫描时间明显缩短。

（2）重建任意部位图像：这是由于螺旋扫描投影数据是沿患者纵轴的连续性数据，可以提取起点与终点之间任何层面的投影数据进行重建，得出所需层面的图像。

（3）提高三维（three-dimentional，3D）与多平面重建（multi-planar reconstruction，MPR）图像质量。

2. 扫描方法　受检者仰卧，下颌内收，行横断面薄层扫描，扫描基线为听眦线，扫描范围自外耳孔下缘至岩骨上缘。扫描参数：层厚 0.3～1mm，螺距 0.3～1cm，矩阵 512×512，扫描野（FOV）20～25cm，扫描层数视感兴趣区的范围而定，一般获得图像 20～30 帧，总扫描时间为 25～30 秒。三叉神经痛者用螺旋 CT 检查能更好地显示颅底三孔区正常和病理的颅脑组织结构和骨质结构。对于发现和鉴别继发性三叉神经痛的原因及病变范围尤为有效（图 3-15-1）。当需要拍摄面部的眶上孔、眶下孔、颏孔时，扫描范围：颌下层面至眶上方 7cm，层厚 1.25mm，螺距 1cm，矩阵 512×512，FOV 20～25cm，扫描后三维重点显示眶下、眶上、颏孔，可清晰显示（图 3-15-2）。

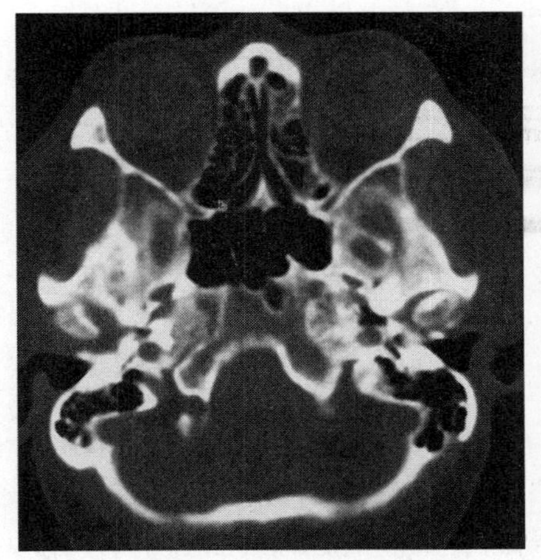

图 3-15-1　螺旋 CT 横断面图，骨窗显示中颅底部的两侧卵圆孔、棘孔、破裂孔颈动、静脉管等解剖结构

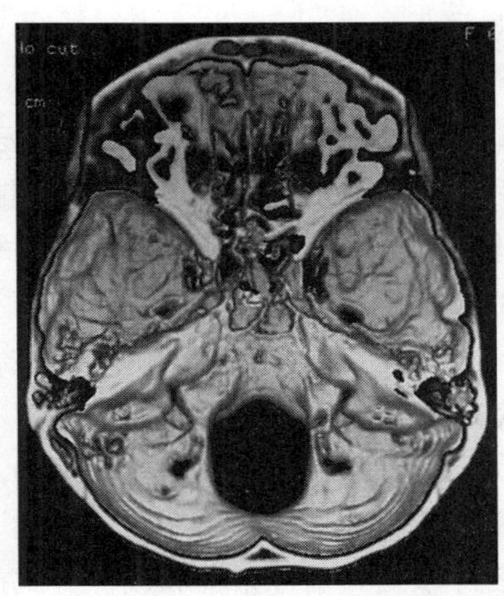

图 3-15-2　螺旋 CT 横断面图 3D 重建图

三、MRI 检查

(magnetic resonance imaging exam methods)

（一） MRI 成像主要依靠的参数(main MR imaging parameters)

通常磁共振成像所依赖的是：质子密度(P)；纵向弛豫时间(T_1)；横向弛豫时间(T_2)；流动扩散效应等参数。如何选择参数及脉冲程序成像是磁共振影像的成像关键。

（二） 常用的脉冲程序(conventional MR imaging pulse sequences)

1. 自旋回波脉冲程序(spin echo，SE)　自旋回波脉冲程序是目前使用最为广泛的程序。因为在自旋回波脉冲程序中，通过调节重复时间 TR 和回波时间 TE，就可以得到不同加权因素的图像。采用短 TR 和 TE 得到 T_1 加权的图像。采用长的 TR 和 TE 得到 T_2 加权的图像，采用长的 TR 和短的 TE 则可得到质子密度加权的图像。使用自旋回波脉冲程序改变 TR 和 TE 得到不同加权因素的图像的特点，可使病变显示更为清楚。

2. 快速自旋回波技术(fast spin echo，FSE)　此项技术具有常规 SE 的对比度，又明显缩短了成像时间，运用的前景是非常宽广的。

3. 部分饱和脉冲程序(partial saturation recovery，SR)　部分饱和脉冲程序图像主要反映质子密度。在质子密度较高的区域，图像上显示为白色；在质子密度很低的区域，图像上显示为黑色。部分饱和脉冲程序的图像还依赖于纵向弛

豫时间 T_1。

4. 反转恢复脉冲程序(inversion recovery,IR)　反转恢复脉冲程序图像显示了高度清晰的灰白质对比,反转恢复脉冲程序的图像主要为 T_1 加权的图像。在这程序上得到的图主要表现为:脑白质的 T_1 最短,图像上表现为白色;脑灰质的 T_1 较长,表现为灰色;脑脊液的 T_1 最长,图像上表现为黑色。其他组织也因其 T_1 的长短不一而显示深浅不一的颜色,反转恢复脉冲程序的图像上灰白质之间的清楚对比提供了详细的解剖细节,对了解和判断病变的位置和范围及有无占位效应很重要。

5. 梯度回波脉冲程序(gradient echo sequence,GE)　梯度回波脉冲程序是一种快速 MR 成像方式,由于使用了较短 TR 和较小的偏转角之故。梯度回波脉冲程序根据其信号采集和成像方式的不同而有不同的扫描方式,包括使用快速小角度激发成像的 FLASH 法、稳定进动快速成像的 FISP 法、稳定梯度回返采集成像的 GRASS 法等。

(三) 磁共振成像的检查方法(MRI exam methods)

1. 常规 MR 扫描　常规 MR 扫描一般是以轴位扫描为主,根据不同情况再选用矢状位或(和)冠状位扫描。T_1WI 图像对不同软组织结构有良好的对比度,适于观察软组织的解剖结构;T_2WI 显示病变的信号变化明显,利于观察病理变化。T_1WI、T_2WI 图像的结合,则有助于病变的定位、定量和定性诊断。

(1) 患者仰卧,下颌略内收,两内眦连线对准表面线圈中心。

(2) 常规采用横轴位,自旋回波(SE)序列。可只做横轴 T_1、T_2 及质子加权扫描,也可只做横轴 T_2 加权扫描。在多轴面扫描时,不必在每个方位都进行 T_1 加权及 T_2 加权,但至少有一个多轴应做 T_1 及 T_2 加权,并保持两个序列的扫描层面位置一致,便于对比。

(3) 颅脑扫描一般选用头表面线圈(surface head coil),五官部位根据需要选用直径小的圆形眼眶表面线圈,FOV 为 30cm。

(4) 常规使用的扫描参数:T_1 加权 TR=500ms、TE=15,20ms,2~4 次采集次数,质子和 T_2 加权 TR=2000ms、TE=15,90,120ms,2 次采集次数。层厚 1~10mm,翻转角 15°~30°,矩阵 512×512 或 256×256。

(5) 根据常规 T_1WI 脑干正中矢状面、约于脑桥中段水平三叉神经行径(三叉神经与脑干成角范围 95°~110°)作横断面成像,然后根据横断面 MRI 所显示的三叉神经做左、右斜矢状面和冠状面扫描(图 3-16)。

2. MR 增强扫描　MR 应用初期,无需对比剂增强被认为是 MR 检查的一大优点，当前这种观点已被否定。实践证明，MR 对比剂增强扫描已经成为不可忽略的临床检查方法，其临床应用日益广泛，应用经验日益成熟。

MR 增强常用对比剂：化学名为钆二乙烯三胺五乙酸二甲基葡胺盐，简称 Gd-DTPA。剂量：常规剂量按体重 0.1nmol/kg 计算，静脉内注射后行 T_1WI 扫描。最大增强时效为注药后 20～60 分钟，一般没有副反应或极轻微。增强 MR 扫描的主要用途在于：发现病变、病变定位、病变定性等（图 3-17）。

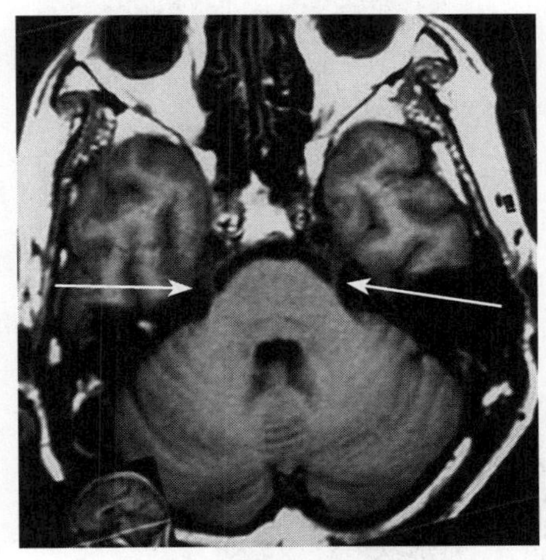

图 3-16　MRI 横断面 T_1 加权图，显示两侧三叉神经由脑干发出行至卵圆孔的部分面貌

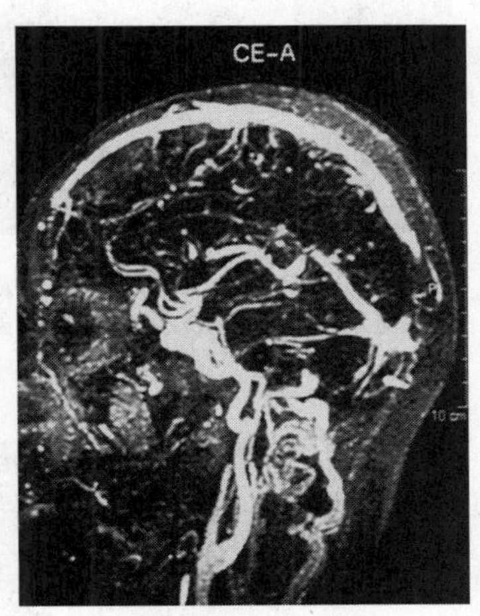

图 3-17　增强 MRI 矢状斜切面图，显示颅底与三叉神经相邻的颈内动、静脉结构

3. MRI 血管成像　通常有两种血流成像的模式：①时间飞跃法（time of flight），即 TOF 法；②相位对比法（phase contrast），即 PC 法。前者通过血流的饱和效应，后者是通过相位对比变化而区别于周围的静止组织，突出并重建血管图像。目前以 TOF 法 MRA 的临床应用较为广泛（图 3-18-1，2）。

4. MR 水成像　MR 水成像技术正在兴起，这种技术包括 MR 脑室成像、脊髓腔成像、胆道成像、尿路成像等。MR 水成像技术类似常规 X 线造影检查，而且大有取代这些有创性 X 线造影检查之趋势，对因血管压迫致三叉神经痛患者能很清晰地显示出压迫血管的影像（图 3-19）。

5. MRI 综合成像　MRI 的成像技术到现在已经日趋完善，简单取一的单序列检查往往不能够达到预期目的。因此，综合序列显像就必定成为三叉神经痛诊断和鉴别诊断的必要手段。通过不断实践，目前被广泛认同的方法为：快速梯度回波（FFE）加时间飞跃法即 TOF 法技术。它可以同时兼得三叉神经和其周

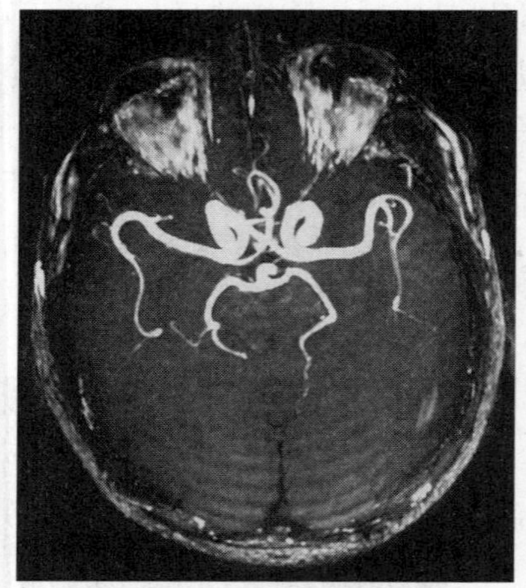

图 3-18-1 MRI TOF 法血管成像图，显示出非造影状态下无减影的颅内血管结构

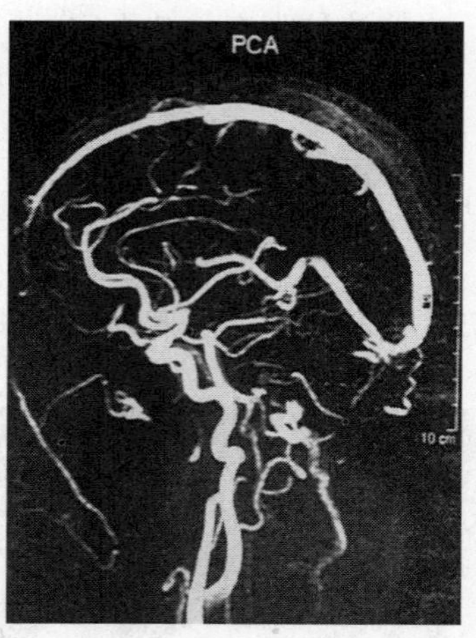

图 3-18-2 MRI PC 法血管成像图，显示出非造影状态下减影后的颅内血管结构

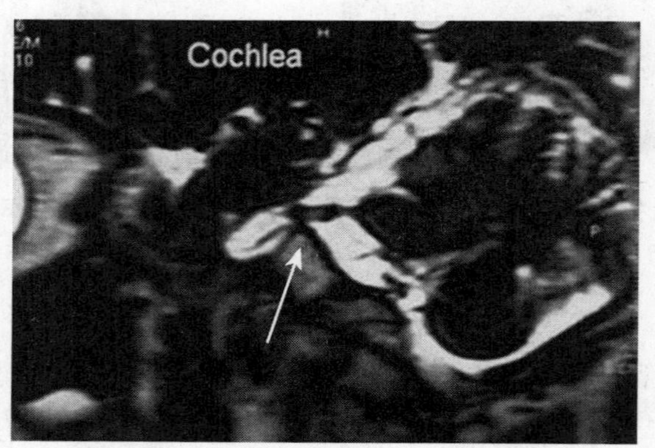

图 3-19 MR 水成像图，非造影状态下由高信号的脑脊液衬托下显示三叉神经的结构

围血管的影像，已作为 MRI 对于三叉神经痛诊断和鉴别诊断的首选检查（图 3-20）。

四、血管造影、DSA 检查

（angiography，digital substract angiography exam methods）

（一）选择性颈动脉造影术（selective carotid arteriography）

选择性颈动脉造影术是指选择或超选择（super-selective）地将导管插入受检的颈内、外动脉及其某些分支动脉内，有效地排除其他动脉显影的干扰，从而能

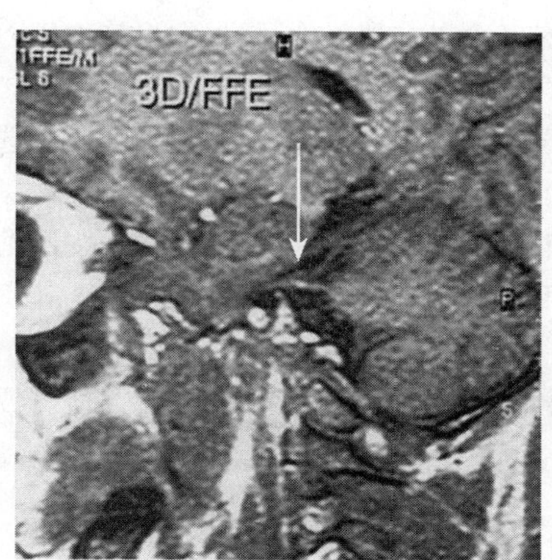

图 3-20　MR FFE/3D TOF 成像图,同时显示三叉神经和周围血管的影像

清楚地显示出受检动脉病变部位、分流范围及其血供,以达到明确诊断目的。

(二) 数字减影血管造影术 (digital substract angiography,DSA)

数字减影血管造影术是 20 世纪 70 年代由美国威斯康星大学 Mistretra 研究小组和亚利桑那大学 Nudelman 研究小组联合研究,于 1980 年 11 月在北美放射学会芝加哥会议上公布于世的新技术,我国 20 世纪 80 年代引进。DSA 技术能将电子计算机数字化能力与常规 X 线摄影装置相结合,并通过数字化减影程序处理,将那些无用的、重叠的骨骼软组织影像减去,单独显示血管病变或与之有关的血管系统,一目了然地观察到血管的分布和形态。同时,也能在不减影的情况下,清晰显示血管病变的周围组织。DSA 技术不但具有常规血管造影的优点,而且能在数字减影后可以单独显示血管系统。

1. 器材　造影导管和导丝。选择造影用的导管需具备以下条件:①具有一定韧性;②不透 X 线的无毒塑料材料;③注入造影剂时的阻力较小,同时能耐受较强的注射压力;④导管头端弯曲成一定的形状,以适应血管的走行。

2. 对比剂　①需要高浓度,以便获得良好的对比度;②低黏稠度,以便快速注射;③毒副作用小,利于反复多次注射。目前常用非离子型造影剂,用量按受检者体重计算,成人一次量为 2.0ml/kg,儿童为 1.2 ~ 1.5ml/kg。若需重复注射,两次的间隔时间不应小于 15 分钟。在实际应用中,造影剂的用量应根据造影的种类、部位和临床情况全面考虑。

3. 造影方法

(1) 导管插入:患者仰卧于 X 线机的机床上,消毒铺巾,一般选择右腹沟韧带下 2cm 股动脉搏动最明显处,作为穿刺点。在局部浸润麻醉下,用 11 号尖刀在预记的穿刺点上切开一小口,用动脉穿刺针刺入股动脉;从针孔内插入金属导丝,拔出穿刺针,将导管套在导丝上,沿导丝将导管插入股动脉。

(2) 导管定位:选择性或超选择性颈动脉造影术,是将导管选择性地插入欲受检的动脉内,因此,在操作中一个十分重要的步骤是确定导管尖端是否到达预定位置,其方法有以下 3 种:①根据解剖结构的投影判断,必须在电视监视器荧光屏上从正、侧两个体位观察，必要时需参考其他体位；②根据血管内压力值的变化判断；③根据试验注药判断，经导管先注入少量造影剂，通过所谓的“冒烟”现象，从电视监视器荧光屏上判断导管位置，此法最适用于选择性或经选择性血管造影。

（3）对比剂的运用：使对比剂无菌、加温，温度保持在36～37℃，按预选指标调整注射器。颈动脉造影一次常用剂量为非离子型造影剂16ml，流率是8ml/s。

（4）投照体位：血管造影时患者须仰卧位。颈动脉造影采用正（前后）位和侧位投照。

第六节　卵圆孔进针三叉神经节和感觉根射频温控热凝治疗时的定位

（positioning of trigeminal ganglion and sensory root radiofrequency thermal coagulation therapy through the foramen ovale）

投照方法患者平卧在手术台，头颅正位，听眦线垂直，患侧方靠近（增强器）X线接收器，拍摄后经由计算机处理，立即可以观察到穿刺的射频针尖的位置正确与否，大大提高了质量和缩短了手术时间，同时术者亦不受X射线的辐射。患者亦仅受到一般X线1/3的辐射量。

第四章 三叉神经痛体感诱发电位在射频热凝术治疗中的应用

(application of body-sensory evoked potential in the treatment of trigeminal neuralgia with radiofrequency thermal ablation)

三叉神经痛是常见的顽固性疼痛之一，除了药物治疗，手术治疗三叉神经痛亦有相当长的历史。其主要手术方法有：三叉神经感觉根切断术、经延髓的三叉神经切断术，以及近年来应用颇多的开颅三叉神经微血管减压术等。这些手术止痛效果虽然满意，但手术创伤较大，而且有一定风险，限制了在临床上的应用。经皮穿刺卵圆孔到达三叉神经半月节，通过注射少量高纯度乙醇及甘油的方法以损毁三叉神经节达到止痛目的的方法，已有多年历史。但因药物的扩散作用，常使三叉神经两支以上分支受累。因此，在 Hartel 穿刺封闭法基础上发展起来的射频热凝术治疗三叉神经痛的应用日益广泛。加之，Sweet 应用现代神经电生理知识指导完善了这一技术，使之更安全而有效，故特别适用于三叉神经痛发病率很高的老年人及全身情况不良的患者。然而，这种方法仍然有某些患者发生面部感觉异常(如面部麻木)、角膜炎、咀嚼肌无力等并发症，而且术中热凝针的定位及术后疗效评价只能依赖患者的主诉，缺乏明确的客观指标。

人体三叉神经体感诱发电位(trigeminal somatosensory evoked potential，以下简称 TSEP)是 Larsson 和 Prevel 于 1970 年记录到的。此后，这一研究逐步从实验进入临床。尽管头皮 TSEP 记录较困难，必须用计算机对记录波进行上千次的平均、叠加才能得到比较清晰的波形，但因其中的早成分具有波形稳定、可重复性高、受麻醉药物及生理变化影响小，以及对三叉神经通路的功能状态及损伤情况的反映具有客观性等特点，20 世纪 80 年代后已逐步应用于三叉神经射频热凝术的定位、监护及术后评价等方面。进入 20 世纪 90 年代，尤其是近三年小于 12ms 的更短潜伏期的 TSEP 被临床上深入研究，Leandri 等将之作为三叉神经射频热凝术中指导定位的最重要神经电生理指标，提高了术中应用 TSEP 的价值。

第一节　三叉神经诱发电位刺激方法

(evoked potential stimulation therapy for trigeminal neuralgia)

1. 机械刺激法　叩击三叉神经分支出口处，该方法仅能观察三叉神经诱发电位的晚成分，而技术繁复，且有明显的眨眼伪迹，已极少用。

2. 电刺激法　是目前常用的刺激方法，刺激三叉神经第三支或第二支时可出现清晰的皮层成分，刺激的部位有：①牙髓或牙龈，主要兴奋牙髓C纤维，需较大的电量刺激，受试者有疼痛不适感，且准备工作复杂；刺激牙龈时，需受试者密切配合，因刺激点不易固定，有时也有疼痛，有10%～15%的受检者不出现TSEP，致对临床应用尚有一定困难；②刺激上下唇或颏孔、眶下孔、眶上孔，刺激各分支或其分布区的TSEP亦各不相同。因此，这种刺激方法应用较多。

第二节　头皮TSEP的记录及波形分析

(recording and waveform analysis of scalp TSEP)

头皮TSEP记录电极放置及描记方法，各个实验室有所不同。目前逐步倾向于按国际10/20系统进行。常见方法是把记录电极放于$C_{5\sim6}$位置，Fz作为参考电极位置，接地电极安置于耳垂、前额或颈部。刺激电极的放置各家文献报道不同。常见的是放置于上下唇，亦有放置于面部、口腔黏膜、牙龈、舌面的，甚至穿刺入眶上孔、眶下孔、颏孔，直接刺激眶上、下和下颌神经。从人头皮引导到的诱发电位形态和波形极其复杂。一般将前50ms时程内记录到的波形称为“早成分”，将其以后直到500ms内的波形称为“晚成分”。在12ms内波形，因为潜伏期极短、电位极低，说明它起源于远离皮层的脑干，所以称为“远场电位”。“早成分”波的潜伏期短，波形相对稳定，可重复性高，各波的发生源相对明确，应用最广。而“晚成分”波的潜伏期长，受意识状态、药物、肌电活动影响大，因此其临床应用受限制。各种波形中，常用“N”表示负相波形，“P”表示正相波形。又因为刺激上唇或下唇时，TSEP各波的极性正好相反。各个实验室各自的数据虽然是稳定的，但实验室间的数据记录有差异（潜伏期差异可达1～4ms），因此给正常波形的说明常带来困难。一般而言，TSEP的早成分可见3个相对稳定的波：N_3（P_3）、P_{19}（N_{19}）、P_{34}（N_{34}），其中变化较小、人们研究较多的波是P_{19}（N_{19}），它在上颌神经分支受损伤、麻醉或脑干病变时，潜伏期延长，波形可变小甚至消失。

近年来，对小于12ms的极短潜伏期波的研究正深入开展。人们对其来源有了一定的了解。但因刺激方法和记录方法不统一，结果亦有较大差别。远场电位中，小于4ms潜伏期的波系来源于三叉神经根及三叉神经脊束的突触前后的混合电位。因此，Michael认为小于10ms的波在三叉神经热凝术中具有监护的意义。Leandri记录到潜伏期小于4ms的W_1，W_2，W_3波。W_1波为高幅三相波，W_2和W_3为低幅阴性波，各波峰的潜伏期分别是：0.98±0.06ms，1.92±0.08ms，2.57±0.13ms。他认为W_1对应于上颌支进入三叉神经半月节的入口处，W_2对应于三叉神经脑桥入口区，而W_3对应于三叉神经脊髓束突触前电位。尽管这一理论仍有争议，但毕竟对各波精确来源提供了最新认识。

第三节　TSEP在三叉神经节射频热凝术中的应用

（application of TSEP in the treatment of trigeminal neuralgia with radiofrequency thermal ablation）

常规的三叉神经节射频热凝术包括如下步骤：①卵圆孔穿刺；②射频针的定位；③半月神经节射频热凝治疗。在这3个步骤中，TSEP能应用于②、③步骤。这也是人们研究TESP的目的之一。

在针尖刺入卵圆孔后，可用X线透视进行定位，经头颅侧位片及Hertz位片进一步定位，再作有关电生理检查。即用50～70Hz的脉冲，1ms的波宽，0.2～0.5V的电压进行刺激测试。如果患者在面部出现痛性针刺样异常感觉的区域正好与原来的扳机点或最痛点吻合，则提示针尖的位置符合要求，否则需要调整。然而，这一定位法主要依赖于患者的感觉，客观性较差。在此基础上，Karol和Leandri都试图在定位中用TSEP作为指导，特别是Leandri量化了TSEP的定位指标。他的方法是，刺激扳机点或最痛点时，在三叉神经针尖的部位记录下TSEP，其振幅应在38μV以上；同时，又在三叉神经针尖处以1mA的电流刺激，此时应用颞肌电图记录下的波形应不大于50μV。Leandri认为如果能把三叉神经针尖的部位调节到这种位置，热凝损毁的疗效将是止痛满意而几乎无并发症。

此外，Macon研究了用药物及热凝术在损毁过程中TESP的变化规律。他发现用麻醉药封闭三叉神经后TSEP是可逆的，而热凝后则是不可逆的；波峰的潜伏期亦有变化。Leandri在报道中指出，可以用TSEP的W_2波来测定损毁的程度。只要W_2波振幅减小到损毁前的20%～50%或潜伏期延长0.3ms以上，则可达到足够的损毁程度。与之相应的常规方法是：用60℃持续损毁1分钟后，用小针刺激患侧面部以了解效果，如止痛效果不理想，则重复进行损毁，每次重复时都升温5℃，但最高温度不超过70℃。由于损毁时都应用短效作用的全身麻醉药，这样每一次疗效的评价都要使患者清醒，这与Leandri用TSEP监护、在持续麻醉下行重复损毁相比，多少增加了操作困难和患者的痛苦。

第四节　术后的评价
(postoperative evaluation)

国内外不少学者在TSEP的研究中指出，P_{19}波的稳定出现和其来源可能定位于脑干。三叉神经传导通路完整性受到损伤后，TSEP的波形及潜伏期都有变化。这些都为TSEP应用于射频热凝术后进行疗效评价的可能性提供了神经电生理学、解剖学的基础。在临床上应用TSEP早成分的P_{19}波结合临床感觉，对三叉神经射频热凝治疗后的疗效进行了评价，发现临床疗效较优者，其P_{19}波振幅明显降低；而术后疗效不佳者，P_{19}波无改变。这一结果提示TSEP对估计临床疗效、指导补充热凝治疗、提高疗效，具有参考价值。结合国内外的研究，认为TSEP可能对三叉神经通路的损伤部位及程度的判断具有一定使用价值，并对热凝术疗效判定有积极意义。

第五节　展望
(prospects)

到目前为止，TSEP作为一种新的客观指标已经应用在三叉神经射频热凝术中的各阶段。现有的研究已经部分揭示了TSEP多个波来源，定位及变化的规律。然而，仍然有许多关于TSEP的更深入而精细的神经生理方面的工作要做。已有的TSEP指导下的射频热凝技术也有待完善。例如，TSEP远场电位中各个成分的精确定位仍有争议；TSEP的记录方法未形成规范；各个波的命名也不统一，这使TSEP在临床上的应用受到限制，各实验室资料难以交流、比较。另外，由于三叉神经痛是三叉神经的脱髓鞘病变，此时TSEP已经有了改变，这在远场电位中表现得尤为明显。因此，Leandri的定量化技术在实际操作中只能进行损毁前后的对比，这样是否可能引起感觉纤维的过度损毁而产生较大并发症？这也给运用这一量化技术进行术后评价带来困难，加之Leandri没有长期随访的报道也影响这一技术的推广。

总之，TSEP在射频热凝中的应用还存在神经电生理学基础理论及技术上的不足。但是，可以预料该技术的研究与应用必将有助于半月节射频热凝术治疗三叉神经痛疗效的进一步提高。

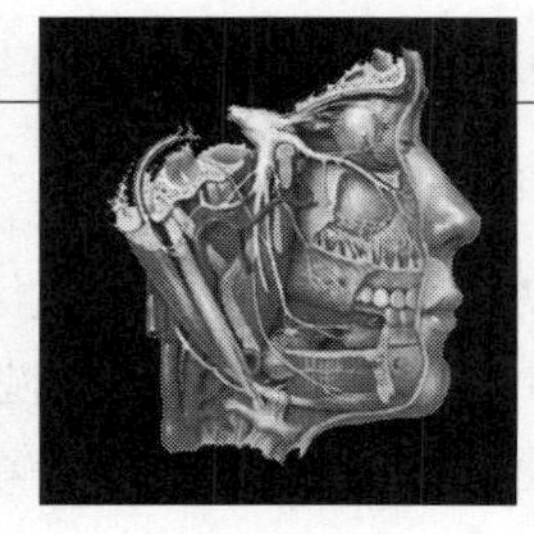

第五章　三叉神经痛的发病率与病因和病理

(incidence of trigeminal neuralgia & etiology & pathology)

国内外文献中对三叉神经痛早有认识、描述和研究。对它的发病率各家报道差别较大,看来这与调查的地点、时间、对象、方式和方法有一定的关系。而对本病的发病原因和病理至今仍然不太清楚,各家的意见不一,没有明确的定论。三叉神经痛一直被报道为其症状是由于神经的脱髓鞘反应所引起。三叉神经痛患者的三叉神经根手术标本在镜下亦表现出这样的脱髓鞘反应。目前的理论认为造成此脱髓鞘反应是由于扭曲或畸形的血管造成了中心血管压迫神经根。病理和影像学资料的研究都证明接近小脑上动脉。外科手术使交叉的神经血管分开可以缓解症状进一步印证了这个假说。脱髓鞘反应已证实了如果三叉神经痛与多发性硬化或肿瘤相关,则会影响神经根。多个其他原因也可引起三叉神经痛,如淀粉样渗透、动静脉畸形、骨压缩、小脑脑桥梗死等。在上述大多数情况下,脱髓鞘反应也可能是一个潜在的原因。大多数调查者接受的理论源于传统三叉神经痛血管压迫神经根理论。

目前学者们从临床观点出发,对未发现有神经体征,检查时又未查到明显和发病有关的功能性或器质性病变者,称为原发性(突发性)三叉神经痛;如临床上检查发现有神经体征或检查发现有功能性或器质性病变者,称为继发性(症状性)三叉神经痛。另有认为三叉神经痛的发生有两个方面的基础:①三叉神经纤维的节段性脱髓鞘改变,感觉纤维之间假性突触形成;②生理或病理性感觉刺激作用于三叉神经,当触觉刺激经感觉纤维传入时,在假突触处发生短路传入痛觉纤维而产生疼痛。因此,目前对三叉神经痛的研究情况用这样的分类方法,可以避免临床医生在临床上把三叉神经痛只看作是一个临床症状,而并非是一个独立的疾病。根据以上分类方法,有利于在临床上对三叉神经痛的处理,更有利于对病因、病理和发病机制的进一步研究和探讨。

第一节 三叉神经痛的发病率

（incidence of trigeminal neuralgia）

三叉神经痛多发于中老年人，发病年龄高峰在 50 ~ 70 岁。Yoshimasu 等报道美国明尼苏达州 1945—1969 年的每年发病率为 4/10 万。北京宣武医院 1955—1971 年共收治三叉神经痛 694 例，其中以原因不明的原发性三叉神经痛最多，继发性者仅有 61 例。Kurland 在 1958 年报道，美国每年新患三叉神经痛患者 7000 人。Wepsic 在 1973 年统计资料中美国每年有 15000 名新发三叉神经痛患者。Selby 在 1975 年报道为 155/100 万。王忠诚等在 1984 年报道北京市西长安街地区患病率为 18.2/10 万，其中男性 15.17/10 万，女性为 21.18/10 万。

1985 年我国 21 省自治区农村及少数民族地区三叉神经痛流行病学调查结果：患病率 21.87/10 万，占神经系统疾病的 0.7%，年发病率 3.64/10 万，死亡率为零。患者中女多于男，$P<0.05$，其发病年龄 45 ~ 69 岁最多，与职业无明显关系，而汉族的发病率显著高于少数民族。地区分布，以黄河流域发病居多。

吴升平在 1987 年报道，调查我国六个城市居民中，发病率为 52.2/10 万，国内及国际调整率，分别为 47.8/10 万、62.6/10 万。

据近年来国外资料统计发病率为 11.82/100 万，而国内资料统计调查 7 万人，有 7 例三叉神经痛，其发病率为 0.01%。

2001 年意大利 Mathews 及 Scrivani 报道为 5/10 万。传统观念认为女性发病率高于男性，甚至有资料报道男女之比为 1∶2。但最近的资料统计女性发病率约为患者的 60%。White 报道 8124 例中女性 4684 例（58%），男性 3440（42%）。但也有显示男性发病率高于女性的统计资料，国内曾有一组统计 1000 例中，女性占 434 例（43%），男性 566 例（57%），从而似乎说明发病率可随年龄而增长。

三叉神经痛在美国的平均年中发病率为 4.3/10 万。女性稍占多数（男女性别比为 1∶1.74），且多见于右侧面部（1.5∶1）。始发年龄在 40 岁之前，但发作高峰在 60 ~ 70 岁之间，最常见的为多发性硬化症，占 1% ~ 2%。在英国每 100000 人中 27 人被全科医师诊断为三叉神经痛，然而经过严格的评估标准评估，每 100000 中有 3 ~ 14 人发病。女性的发病率是男性的两倍，随着年龄的增长而逐渐增加，40 岁以下少见。

第二节　原发性三叉神经痛的病因学
（etiology of primary trigeminal neuralgia）

原发性三叉神经痛的病因至今仍欠明确，尚无统一认识但不少学者对此工作亦进行启迪性的研究和探讨。从祖国医学根据中医理论基础，考虑三叉神经痛是三阳经筋受邪所致。《黄帝内经·灵枢》经脉第十篇中有“头痛、颌痛、目锐眦痛、缺盆中肿痛…”的记载。又《素问·缪刺论》中“缪传引上齿，齿唇寒痛”的记载。又国外早在1672年Johannes Bausch，对该病即有书面描述，1733年Fothergill进行了详细描述。1756年Andre曾先提出“痛性痉挛”一词。现代医学则根据三叉神经痛时外周神经和中枢神经都参与疼痛的产生与传递，通过临床实践和动物试验而提出“周围病原学说”、“中枢病原学说”等诸种学说。

一、祖国医学对原发性三叉神经痛的认识
（acknowledgement of primary trigeminal neuralgia from traditional medicine）

原发性三叉神经痛在祖国医学中划为面痛的一种，与祖国医学的“面游风”、“偏头风”、“齿槽风”、“阙头痛”等病名颇有相似之处。《名医别录》曰，“面上游风来去，目泪出、多涕唾忽忽如醉…”。《张氏医通》记载：“许学士治鼻頞间痛、或麻痹不仁，如是数年、忽一日连唇、颊车、发际皆痛、不能开口言语，饮食皆妨，在頞与颊上常如糊，手触则痛，此足阳明经络手风毒，传入经络血凝滞而不行，故有此症”。《难经》中记载，“手三阳之脉受风寒，伏留而去者，则名厥头痛”。以上描述相似为三叉神经痛发作时的临床特点。从现代解剖学上看，亦恰似三叉神经所分布区。“齿槽风”的诊断更与解剖学三叉神经的分支即上齿槽神经（上颌神经）、下齿槽神经（下颌神经）的分布是不谋而合的。

根据中医理论似乎三叉神经痛是三阳经筋受邪。古云：“巅顶之上，惟风可到”。据本病疼痛发作的特点，与风者，善行而数变的特性相似。手三阳经筋结合于“角”（侧头部），足三阳经筋结合于頄（面颊部），其经脉在三叉神经的具体循行部位，如《灵枢》所述：手太阳小肠经（图5-1）：一条分支从锁骨窝沿着颈部上向面颊，到目外眦与足少阳经交会于瞳子，又退回来经过手少阳经的和听宫穴进入耳中。它的另一条支脉从面颊部分出，斜向眼眶下缘到达鼻根部的目内眦，与足太阳经交会于睛明穴，同时横斜分布于颧部。这个循行部位相当于三叉神经第二支的分布区域。

手阳明大肠经（图5-2）：它的分支从锁骨窝向上到颈部，通过面颊，进入下

牙床中，再回转来挟着嘴唇，经过足阳明经的地仓穴，然后交叉相会于人中沟中央的人中穴。这样左边的经脉行到右边，右边的经脉行到左边，分别向上挟着鼻孔旁边，这个循行部位相当于三叉神经第三支分布区域。

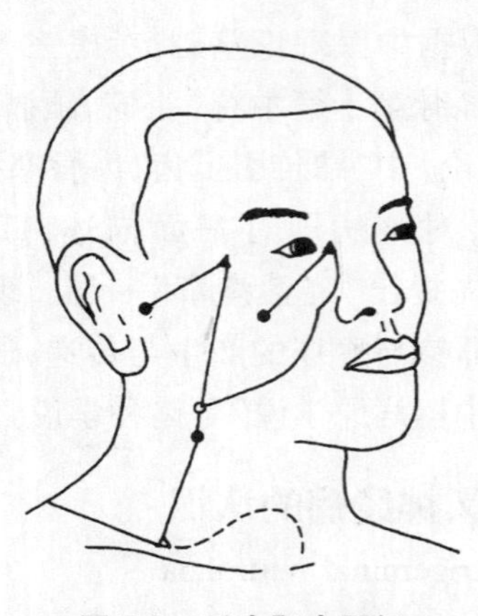

图 5-1　手太阳小肠经头部循行部位

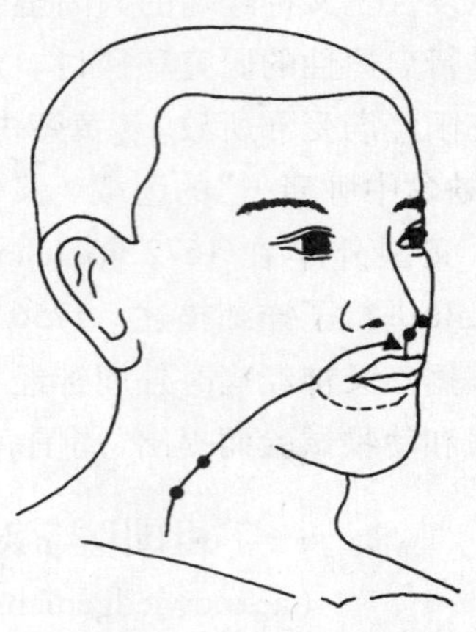

图 5-2　手阳明大肠经头部循行部位

手少阳三焦经(图 5-3)：它的分支从膻中部位分出，向上浅出于锁骨窝中，再上达项部，并分布到耳后，一直向上走出于耳上角，与足少阳经交会于悬厘，颔厌，再弯曲下行走向面颊，一直到眼睛下面和手太阳经交会于颧髎穴。它的另一分支，从耳朵后进入耳中，再走出来行于耳朵前面，交会手太阳经于听宫穴，经过足少阳经的上关穴前面，交接于面颊部抵达眼睛外眦角部位。这个循行相当于三叉神经第二支的分布区域。

从上述手三阳经脉在头面部的循行部位来看，手三阳经脉中任何一个经脉受邪都不会影响三叉神经第一支分布区的疼痛。为此，手三阳受邪，若引起三叉神经痛只能是第二、第三支发病。

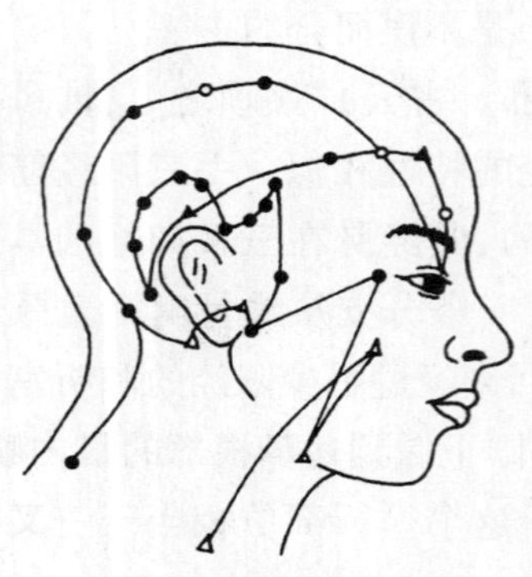

图 5-3　手少阳三焦经头部循行部位

足太阳膀胱经(图 5-4)：足太阳膀胱经起始眼睛内眦角，向上分布到额部分别同督脉与足少阳胆经交会于神庭穴及头临泣再上至头顶与督脉交会于百会穴。其分支从头顶部分出，走向耳上角部，与足少阳交会于曲鬓、率谷、浮白、头窍阴等穴。另一直行的分支，从头顶向里通入于脑与督脉交会在脑户穴……从这个循行部位相当

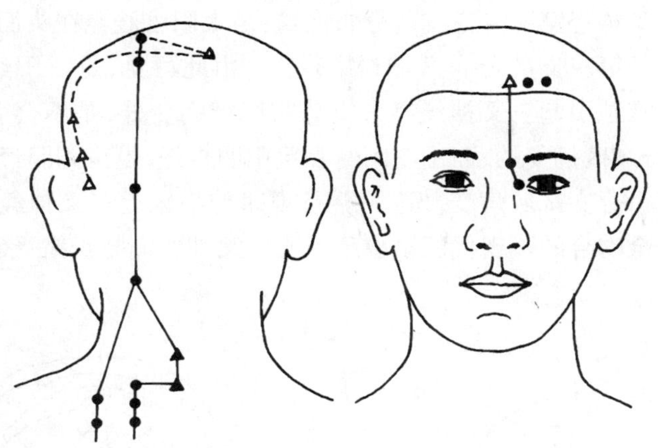

图 5-4　足太阳膀胱经头部循行部位

于三叉神经第一支的分布区域。

足阳明胃经(图 5-5):开始于鼻的两旁,上行而左右交会于鼻根頞部,向旁边交会足太阳经于睛明穴,向下沿着鼻外方进入到上齿中,回转过来挟着口角环绕口唇,向上交会于督脉的人中穴,向下交会于唇沟处任脉的承浆穴,退转来沿着下颌的后下方,浅出于本经的大迎穴,沿着下颌角前下方的颊车穴向上散布到耳前,经过耳前颧弓上缘,与足少阳经的客主人(上关)穴交会,沿着鬓发边缘交会于少阳经于悬厘、颔厌,到前额交会督脉于神庭穴。此循行部位亦相交于三叉神经的第一～三支分布区域。

足少阳胆经(图 5-6):起始于眼睛外眦角,向上经过手少阳经的和听宫穴,到头角部位与足阳明交会于头维穴,再向下到耳后,与手少阳经交会于角孙穴,……。其分支从后经过少阳经的风穴进入耳中,又浅出于耳前经手太阳经的听宫穴,足阳明胃经的下关穴,到眼外眦角的后面。它的另一分支,从眼睛外眦角分开,向下到达大迎穴部位,在会合手少阳三焦经后到达眼睛下面,向下经过颊车穴位到达颈部…,此循行部位亦相当于三叉神经的第一～三支分布区域。

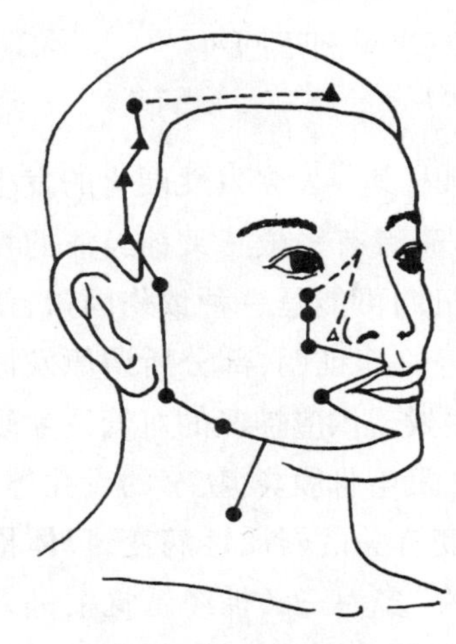

图 5-5　足阳明胃经头部循行部位

从足三阳经脉循行特点和规律来看,足阳明胃经在头面部循行部位,相当于三叉神经第一～三支的分布区域;足少阳胆经在头面部的循行部位亦相当于三叉神经第一～三支的分布区域；足太阳膀胱经在头面部循行部位，相当于三叉神经第一支的分布区域（图 5-7）。由此可见，足三阳经脉中除足太阳膀胱经受邪唯独引起三叉神经第一支分布区域病变外，是不会引起三叉神经第二、第三支分布区病变的；而手三阳经和足阳明胃经、足少阳胆经受邪，则可引起三叉神经三个分支区域病变。这一循行规律与临床上三叉神经痛的第二、第三支多发是完全吻合的。现代医学也已证明三叉神经痛与经络受邪的论点是基本一致的。

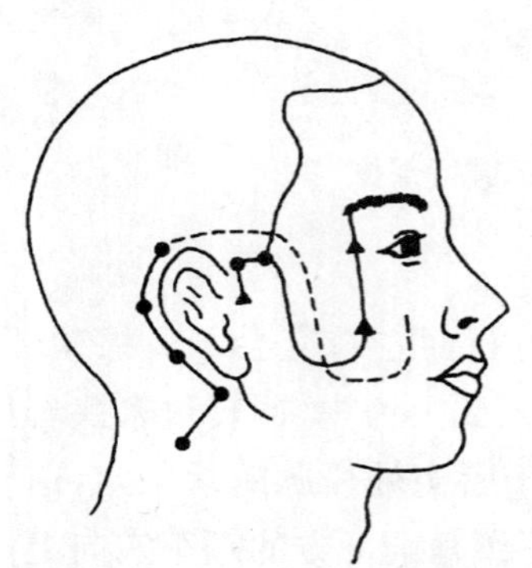

图 5-6　足少阳胆经头部循行部位

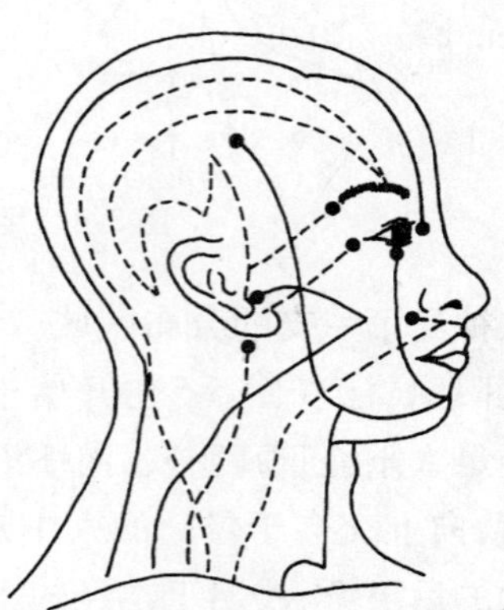

图 5-7　三阳经头部循行部位和三叉神经在头部分布区的关系

二、现代医学对原发性三叉神经痛的认识

(the modern acknowledgement of trigeminal neuralgia from traditional medicine)

原发性三叉神经痛的病因不明确，尚无统一认识，其伴发多发性硬化的发生率在 1%～2% 之间。是它最常伴发的疾病，高血压患者有轻微三叉神经痛的发生率比一般人群要高。而从现代医学来看其发病机制可能是一种致伤因素，使感觉根半月节和邻近的运动支发生脱髓鞘改变。经临床证明，部分所谓原发性三叉神经痛，实际上还是可找到原因的，如在手术中发现供应神经的血管发生硬化、异位血管的压迫、增厚的蛛网膜和神经通过的孔发生骨膜炎，狭窄的骨孔等，而致神经根的压迫。一般检查不能发现明显与病变有关的器质性病变，尸体检查解剖和手术探查，证实原发性三叉神经痛的“元凶”多为三叉神经感觉根进入脑干处周围的微小血管。本病好发于老年人，是由于脑干随年龄的增长而下移，加之动脉粥样硬化使动脉相应移位或延长与三叉神经进入脑干处接触，产生搏

动性压迫。在三叉神经痛时,外周神经和中枢神经都参与疼痛的产生与传递,因此根据现代临床实践及动物试验结果,对原发性三叉神经痛的病因有以下几种学说。

(一) 周围病原学说(peripheral pathogeny theory)

三叉神经末梢到脑干核团的任何部位发生病变都可刺激三叉神经,使中枢神经系统发生生理功能紊乱和器质性改变,从而发生三叉神经分布区范围内的阵发性剧痛性的学说。

1. 局部刺激学说(reginal stimulation theory)　在三叉神经所支配的组织器官发生了炎性病灶(如鼻窦炎、牙源性炎症等)或外伤性病灶的长期慢性刺激,致使神经发炎、纤维化,半月神经节中毒等的综合作用,使分布在三叉神经根上的滋养血管发生功能障碍、痉挛,最后发生继发性缺血,导致感觉根脱髓鞘病变,而引起三叉神经痛。早在 1926 年 Harris 就提出:此病主要由于牙源性病灶所致,1940 年又进一步发现了因拔牙和牙齿脓毒病之后而发生三叉神经痛的例证。此后 1952 年 Sagonaolaite 曾经调查发现 90% 的三叉神经痛患者均伴有口腔感染病灶。国内刘学宽等也统计了 292 例,其中 99% 的患者有口腔感染灶存在。近几年来如 1976 年 Rether、1979 年 Alexander、1980 年 Shaber 及 1981 年、1982 年四川医学院均先后在原发性三叉神经痛患者的上、下颌骨内发现了病变骨腔(jaw bone cavity),当他们行颌骨病变性骨腔清除术后,患者的症状得以消除。根据这一事实,1989 年刘学宽等就提出颌骨病变性骨腔与原发性三叉神经痛的发病有明显关系,认为局限性颌骨病变是发病的主要因素。为证明在口腔局部病变的刺激可沿神经纤维向中枢发展而导致中枢功能紊乱和器质性改变而发病,1974 年 Black 制作了三叉神经痛的实验模型。在实验中拔除猫的一侧全部上下颌牙髓,术后 26 周内,几乎所有(20 只)受试的猫都表现出三叉神经痛的症状反应。拔除牙髓后 7 ~ 21 天,所作的组织学检查证实,从三叉神经末梢至脑内核团发生了变性。并用记录神经放电生理方法测到三叉神经脊髓束核内有癫痫样的放电活动。1975 年 Furstman 报道,为证明病灶内的炎性病变可沿神经纤维向中枢发展,将辣根过氧化物酶(horseradish peroxidase)(下简称 HP)注入猫的牙髓内,在 1 ~ 2 天内,在同侧三叉神经半月节内发现 HP,而对侧则无。他提出了神经逆行轴突输送机制学说,并提出 HP 作为一种蛋白质能通过牙髓沿着三叉神经传导路向中枢输送,同理,这种机制可以带走三叉神经沿途的任何有毒物质传给中枢而引起病变后发病。临床上本病患者多数为中、老年人,且罹患以第 2、3 支为多,这可能与三叉神经广泛分布在上、下颌骨牙齿牙周组织这一特征有关,而牙病常又随年龄的增长而增多。另外,在临床上对三叉神经痛患者作病灶消炎和病灶刮除手术等治疗，疼痛明显缓解。从而更进一步提示了本病与牙源性感染的客观关系。刘学宽等对手术前诊断为原发性三叉神经痛300例患者中，有明显口腔感染史者（牙源性）占80%以上，此组患者术前行鼻窦X线片检查，发现90%表现有一侧或双侧上颌窦和（或）筛窦慢性炎症。此组病例经耳后小切口入路，无选择地对63例行感觉根部分切断（Dandy手术），并取感觉根组织行病理（光镜及电镜）观察，发现除均有脱髓鞘改变外，23例发现神经纤维内有大量中性粒细胞和少数中性粒细胞浸润，有的间质内有淋巴细胞，另外还有一部分病例的神经纤维似退化变性坏死样复合物。

关于病毒所致三叉神经痛的问题，Knight（1954年）观察到60%的三叉神经痛患者，术前伴有肉眼可见的单纯疱疹，患者先产生三叉神经痛，随之在相同三叉神经分支上出现疱疹。他认为在出现疱疹前病毒可能已进入三叉神经，引起过敏反应，在他观察的患者中对单纯疱疹的抗体滴度都较高，但无对照组对照，以后多年也未能进一步证实。有些学者通过大量动物试验资料证明病毒主要是通过嗅神经与三叉神经侵入，并潜伏在三叉神经与脊神经节内。Baringer（1973年）在尸解患者的半月神经节中，发现有单纯疱疹病毒。但Rothman（1973年）在526例患者的流行病调查中未发现口唇单纯疱疹感染和三叉神经痛之间存在联系，所以他认为单纯疱疹不是本病的病因。

早在1951年Dott曾用力学因素的方法刺激一个未被覆髓鞘的三叉神经周围支，而引起突然疼痛发作的试验可作为刺激学说的理论根据。

另外，关于单纯疱疹和单纯疱疹病毒引起的疱疹，笔者认为从两病的发病机制和临床表现是两个不同的疾病，前者是因在行三叉神经痛感觉后根部分切断（Dandy手术）、微血管减压术或行感觉根区肿瘤切除等手术时，损伤了三叉神经第一神经元，神经节细胞的染色质溶解，出现角质层下浆液渗出。此种情况一般是在术后2～4天，在手术侧嘴角或上、下唇处出现无痛性、簇状丘疹或水疱。经局部涂地塞米松软膏，或仅保持局部清洁，3～4天后疱疹开始干燥，结痂脱落而痊愈。后者是疱疹病毒感染侵及三叉神经半月节或感觉根，而发生三叉神经分布区域的条状剧痛性疱疹，因该疱疹沿神经分布，又称带状疱疹。文献报道此疱疹累及三叉神经者为26.3%，其中累及眼部者为其中的50%。

2. 局部压迫学说（reginal compression theory） 三叉神经感觉根任何一段受到各种原因的压迫和（或）牵拉都可导致三叉神经痛。

（1） 血管性压迫（vessel compression）：继Cushing在20世纪初提出机械性压迫三叉神经可以引起疼痛的假说后，Dandy在1934年进一步报道了60%的三叉神经痛患者是由于各种压迫引起的，并认为主要是血管性压迫，报道了其在三叉神经痛患者的小脑脑桥角部位的解剖和病理方面的异常所见,发现动脉袢压迫感觉根占 30.7%,静脉压迫占 14%,肿瘤压迫占 5.6%。Gardner 和 Miklos (1959 年)提出脑底动脉和小脑上动脉的异常分支或颈骨岩角压迫神经根,是引起三叉神经疼痛的一个重要原因。Kerr(1963 年)又提出一个柔和的永久跳动的动脉对三叉神经腹侧部的压迫,可能是引起三叉神经痛的原因。他发现颈内动脉管的骨顶部缺陷常为筋膜组织代替,在老年人其密度降低,故半月节腹面根及其分支与下面的颈内动脉紧密接触,颈内动脉的搏动起一定的损伤因素,从而使半月节及其后根髓鞘崩解而引起疼痛,此种情况在老年人中较多。或神经本来已有原发退化,颈动脉搏动起促进作用。因第一支在海绵窦壁内,此处颈动脉为静脉包围,两者接触不明显可能解释为何第一支痛发生少,而第二、第三支痛发生多。Jennetta 用微血管减压术治疗三叉神经痛,即在三叉神经根与造成神经压迫的血管之间放置一块海绵结果使疼痛得以缓解。并且,指出这类压迫三叉神经根而引起神经痛的血管多是扭曲、硬化的小动脉,并由于动脉硬化症的进展,有可能增加三叉神经痛发作的频率。他又指出在三叉神经根脑桥入口处(root entry zone,REZ)90%以上均有异常扭曲的血管压迫三叉神经的后根,使得神经根局部产生脱髓鞘变化。脑桥入口处压迫血管 85% 为动脉,如小脑上动脉、小脑下动脉等,少数为静脉或动静脉共同压迫。1976 年 Jennetta 又在原有的理论基础上将手术方式进行了改良,而开展了显微外科技术,进行显微血管减压术,并相继报道了该术式对治疗三叉神经痛有较好的效果。1978 年 Hardy 和 Rhoton 经尸检 50 例三叉神经痛患者,发现 29 例三叉神经根与动脉袢接触占多数为 58%,这些动脉以小脑上动脉占多数为 87%。洛树栋、徐慧君等对正常脑标本脑底面的观察结果,发现三叉神经与脑底部动脉,特别是小脑上动脉或小脑前下动脉的接触率为 35.5% ~45%。特别是洛树栋对小脑动脉与三叉神经根的位置关系的观察作了详细的记载。

几年来,国内外学者从基础和临床医学的观察研究结果发现,血管压迫三叉神经根是引发三叉神经痛的主要原因之一。

(2) 硬脑膜、软脑膜或骨性压迫学说(dura mater or bone-induced oppression theory):此类压迫分先天性和后天性两类。其压迫的主要原因是因岩骨抬高,骨孔狭窄和岩上窦变异等原因而致三叉神经痛。岩骨角的抬高多为先天性,一般右侧多于左侧。1937 年 Lee 发现岩骨角可随年龄增长而增高,并发现右侧明显高于左侧。半月节及后根受包裹它的硬膜鞘及岩上窦的压迫,于通过硬膜孔或在翘起的岩骨嵴处成角扭曲,使后根受压引起三叉神经痛。Malis(1976 年)描述前床突至岩骨尖有跨于三叉神经根上的纤维,岩骨上升时,可影响三叉神经根。

但难以解释为何95%的病例第一支不受累。骨孔狭窄亦多为先天性，而后天性引起的骨孔狭窄多为颅脑损伤颅底骨折所致。其三叉神经痛的范围与狭窄的骨孔是一致的，如卵圆孔狭窄疼痛发生在下颌支分布区域内。骨质增生及骨膜炎症引起的增生，均可使骨孔狭窄，此种情况多为后天性，且多为老年患者。有人提出颅底凹陷症可致三叉神经痛。Garder 对 130 例三叉神经痛患者和 200 个正常人的颅底测量，发现患者组中齿状突的位置，比同龄的对照组为高，颅底宽度亦比同龄对照组狭窄。检查了 130 例三叉神经痛患者的两侧岩骨嵴高度，在岩骨嵴稍高的一侧，发病率高 3 倍。学者们对神经受压者做了大量研究工作，发现三叉神经无论干、节或根部受压，在受压的局部神经纤维均发生脱髓鞘改变。上述硬脑膜压迫半月节及感觉后根的意见成为 Taornhj 进行三叉神经根减压术的动机，并且得到满意的效果，但是减压术后复发率仍很高（Gardner 报道复发率高达 43%），而 Shelden 则认为这种手术成功的原因并非减压作用，实为对神经损伤的结果，故他提出三叉神经加压术来治疗本病。

（3）殆系统紊乱学说（occlusal system disorder theory）：殆系统功能紊乱可导致三叉神经痛，Gosten（1936 年）首先提出这种理论，他在临床上发现三叉神经痛多发于上颌支和下颌支，这些患者常常伴有殆功能紊乱。如牙尖早接触、严重锁殆、深覆殆、多数后牙缺失以及颊面过度磨耗所致垂直距离过低等。以上这些殆关系的紊乱，可使关节周围的肌群痉挛，肌功能障碍，此种情况形成一种小量的异常冲动并不断向中枢传递，使中枢失去了动态平衡，而发生功能紊乱。尤其再加上并发有其他疾病的情况下，中枢神经系统对刺激极度敏感，通过扳机点机制而引发三叉神经痛。1967 年 Henderson 发现殆关系不正常的三叉神经痛患者的咀嚼肌群内存有扳机点。关于殆关系紊乱发生的原因，如不适合的假牙，后牙缺失过多，用切牙磨研食物等不正常的殆关系造成下颌前突，并偏向健侧，引起对三叉神经上颌支和下颌支发生过度牵拉，导致三叉神经痛的发生。1967 年 Carney 对 10 例上述患者施行手法整复，结果患者突然感到疼痛消失，并刺激扳机点也不再引起疼痛发作，效果良好。

（4）缺血学说（ischemia theory）：Woff（1948 年）曾试用血管扩张药烟酸 200mg，每天 5 次治疗 10 例，60% 有明显效果。说明因血管扩张，可使三叉神经根缺血部分解除，解除了对三叉神经的缺血性刺激，终止了疼痛的发病。三叉神经周围结构的反射性血管收缩也可能是引起发作性疼痛的原因。Karl（1945 年）等对有扳机点的 7 例患者给予组胺亚硝酸戊酯，10% CO_2 以及烟酸刺激扳机点时疼痛可减轻或不发作。安慰剂则无效。Doering（1951 年）及 Schaltem brand（1953 年）等经调查发现患高血压、动脉硬化等血管闭塞性疾病患者的三叉神经痛发病率高。有人发现,三叉神经痛的发病与年龄呈正比,多见于40岁以上者,且正因为年龄越大,越容易患高血压和动脉硬化之故。刘学宽等手术治疗280例原发性三叉神经痛的患者组中,年龄在50岁以上者占70.2%,其中多数伴有高血压或(和)动脉硬化。临床上使用七叶莲山莨菪碱等扩血管中药治疗轻症的三叉神经痛也有较好的治疗效果。但多数学者认为缺血只是诱发三叉神经痛的辅助因素,而不能单独作为发病的主要原因。当三叉神经系统缺血,特别是半月节局灶性供血不足,可使该系统局部营养不良,从而降低了神经活力和局部的抵抗力,再在其他因素的作用下而导致三叉神经痛的发病。对此学说亦有持相反意见者。

Wolff(1938年)证实用扩张中枢神经血管作用的药物治疗三叉神经痛患者无效。当颈内动脉栓塞或结扎后不产生三叉神经痛其发病率与脑、心及周围动脉不相关。Korr(1963年)在本病患者的活检及尸检材料中,均未见双侧半月节缺血性改变。同时也难以想象中枢性缺血时却无脑干其他症状。还有些学者认为在半月神经节操作时,如结扎供应三叉神经的血管,反而使疼痛消失。

(二) 中枢病因学说(central pathogeny theory)

三叉神经系统中枢部的脑内核团,三叉神经脊束核丘脑及大脑皮层均可因周围病变刺激及中枢本身的伤害性刺激,而导致三叉神经痛。有人从三叉神经痛的疼痛特殊性质,骤发骤停、持续时间短暂、有触发点等特点而提出癫痫学说。Bergouignan(1942年)首先报道用苯妥英钠治疗该病有效,以及大家又用卡马西平亦取得明显效果,而此二药均为抗癫痫的良药。Nashold(1966年)还发现在疼痛发作时,在中脑处记录到局灶性癫痫放电。笔者所在医院李立医师(1990年)曾对133例原发性三叉神经痛者行EEG检查,异常者66例占45.1%,表现为:①散发性中至高电位尖波;②弥漫性中至高电位慢活动;③基本节律变慢。且在当时射频治疗使疼痛消失后,原来异常的EEG的转阴率高达73.5%。从资料均显示患者脑皮层的病理性质与癫痫样放电类似。为此,认为三叉神经痛属感觉性癫痫发作的一种特殊类型。有的学者通过神经电生理的研究,证实三叉神经脊束核,特别是尾侧亚核,确存在着对伤害性刺激起反应的“痛觉细胞”。三叉神经周围部的病理性冲动,在不停地、长期地传入三叉神经脊束核内的某一部内,尤其是痛觉细胞聚集的尾侧亚核,形成惰性病理性兴奋灶。这种惰性病理灶,也就是三叉神经的癫痫样放电兴奋灶,它可以在适宜的条件下突然发作,发作后又可在病灶周围产生抑制终止发作。据此,学者们认为三叉神经痛是一种以三叉神经脊束核存在病理惰性的一种中枢性疾病,也就是三叉神经脊束核失控所致的癫痫样发作,并用电生理的方法记录到这些痛觉细胞,确有癫痫样的放电活动。

1939 年 Walker 研究证明，三叉神经半月节到脑干核团的感觉纤维分粗、细两种，并且各止于不同的核团。粗纤维主要止于三叉神经感觉核，传导触压觉；细纤维组成三叉神经脊束，主要止于三叉神经脊束核，传导痛、温觉。1939 年 Sjövist 切断动物的三叉神经脊束后，发现三叉神经支配区的痛觉消失，从而证明了三叉神经脊束核是三叉神经痛、温觉的一级神经元。1955 年 King 和 Meagher 根据上述试验结果，将铝凝胶注射到猫的三叉神经脊束核内，使猫的三叉神经支配区感觉过敏，以致轻微的触觉就可引起剧烈的疼痛，这就证明三叉神经脊束核是三叉神经的低级痛觉中枢。Sjöqvist 根据以上原理，创造了"三叉神经束切断术"在临床上取得了良好的效果。

虽然通过学者们的一系列实验研究证明，三叉神经脊束核是三叉神经的低级中枢，但三叉神经脊束核并非是三叉神经痛的唯一控制中枢。如有人在实验中切断猴子和猫的三叉神经脊束，证明并不能使猴子和猫的牙髓刺激完全无疼痛感，从而证明除三叉神经脊束核外，还有别的核团在起作用。推测很可能痛觉纤维的侧支通达到了像三叉神经感觉主核这样的低级中枢核团。

经学者们研究认为，丘脑是感觉纤维汇集的中心，是全身感觉的皮层下中枢。在这方面 Nauta 进一步做了研究，并证实三叉神经脊束核的纤维为双侧投射，有的组成丘系，有的进入弥散的被盖束，投射于脑干和丘脑的一些结构。Melzack 等曾采用损害猫的双侧中央被盖后，可引起动物对伤害性刺激的反应增强，甚至在无外界刺激时，也可发生自发性疼痛。这种疼痛并非是伤害性刺激，如在触觉、压觉、光、声和温度觉等刺激，均可诱发或强化疼痛。为此，证明丘脑在三叉神经痛发病因素中，也具有一定的关系。

大脑皮层是周身感觉的最高中枢，早有定论，对三叉神经系统任何部位的病灶所致的疼痛，均是通过大脑皮层反映表现出来。

根据各学者们的临床资料和实验室研究，多数学者对中枢发病学说作出了科学性的评价，认为三叉神经脊束核、丘脑、大脑皮层等低、高级中枢，都可因周围的病损刺激及中枢本身的损害性刺激，细胞集聚的地方形成惰性病理兴奋灶，产生癫痫样三叉神经痛的发作。

（三）变态反应学说（allergil theory）

1967 年 Hanes 根据三叉神经痛突然发作和可逆性，曾提出三叉神经痛可能是一种与变态反应有关的疾病。他经过 16 年的研究，曾先后观察了 183 例三叉神经痛患者，89% 的病例胃液分析无游离盐酸或少酸。此类患者采用口服盐酸，抗组胺脱敏疗法，使 57% 的患者疼痛完全消失，11.4% 大部分消失。这种变态反应的原理尚未搞清，可能是因为过敏性体质的患者，由于胃酸缺乏而导致蛋白消化异常，组胺（histamine）和组胺样物质大量吸入血，随血循环达三叉神经而引起疼痛发作。

（四）病毒感染学说（virus infection theory）

大脑皮层是周身感觉的最高中枢，早有定论，对三叉神经系统任何部位的病灶所致的疼痛，均是通过大脑皮层反映出来的。如疱疹和单纯疱疹的病毒感染，可沿三叉神经系统的通路而侵入三叉神经分布相应的大脑皮层，使三叉神经疼痛发作。Knight（1954 年）观察到 60% 的三叉神经痛患者，术前伴有肉眼可见的单纯疱疹，患者先产生三叉神经痛，随之在相应三叉神经分支上出现疱疹。他认为在出现疱疹前病毒可能已进入中枢神经，引起过敏反应，在他观察的患者中对单纯疱疹的抗体滴度都较高，但无对照组对照，以后多年也未能进一步证实。Bariager（1973 年）在尸解患者的半月神经节中，发现有单纯疱疹病毒。但 Rothman（1973 年）在 526 例患者的流行病调整中未发现口唇单纯疱疹感染和三叉神经痛之间存在联系，所以他认为单纯疱疹不是本病的病因。刘国伟等（2001 年）报道，带状疱疹后三叉神经痛临床病理分析结论为，本病病因是带状疱疹病毒侵入三叉神经感觉根引起脱髓鞘所致。

（五）家族遗传学说（family-hereditary theory）

在临床上曾有人报道，一个家庭兄弟姊妹 7 人其中 6 人患有三叉神经痛，其中 2 人患双侧性疼痛。另有一个家庭中，母亲及 6 个孩子中的 3 个孩子患有三叉神经痛，其中 2 人为双侧性疼痛。从而认为三叉神经痛可能与家族遗传有关。但多数学者认为本病与遗传因素关系不大与人类种族无关。

（六）综合病因学说（multiple pathogeny theory）

上述种种学说均不能满意解释三叉神经痛的病因，以致 Dott（1951 年）认为三叉神经痛的起因在脑干内，动作或触动扳机点可引起短的冲动（short circuit）在脑干内迅速叠加，从而引起剧烈疼痛发作。他设想在老年人，病变为血管性的，在青年人常为神经退化或病毒感染性引起疼痛。Kerr（1967 年）也认为中枢性及周围性两种因素同时存在，即病变部位于周围，而发病机制在中枢部。Fromn（1981 年）认为三叉神经痛多发生在中枢神经系统易感的个体，当外周原因的疾病或刺激增加神经的兴奋，触发三叉神经发作性放射时就产生三叉神经痛。

实际上在三叉神经痛时，外周神经和中枢神经都参与疼痛的产生与传递，三叉神经的任何部分长期受某种慢性病灶刺激后，可使其发出过度兴奋的病理性冲动，并不断地向上传至各级中枢，使这些中枢（三叉神经脊束核，丘脑和大脑皮层感觉区等)均处于过度兴奋状态。一旦不断传入低于痛阈的刺激和不断的累积,即可引起三叉神经中枢的兴奋性增强,而致疼痛发作。当某些非特异性刺激发出兴奋时,也可被这些过度兴奋性所吸引,而诱发出疼痛。也有人认为极度的兴奋后迅速自行转为暂时性抑制状态,而使疼痛暂时中断,这种现象与癫痫发作相类似。三叉神经痛的兴奋性增强,主要限于皮质以下,因此,从不会引起发作后大脑皮质的广泛抑制现象。此外,倘若发作时再给予新的刺激,有时可能加速兴奋转为暂时抑制状态。故有些患者在疼痛发作时揉搓面部,以求疼痛的缓解。

第三节　继发性三叉神经痛的病因学

(etiology of secondary trigeminal neuralgia)

近几年来通过临床实践和研究,特别是神经显微外科手术的应用和手术方式的不断改进,对继发性三叉神经痛的病因、发病率的认识有了更深入了解和认识,发现三叉神经系统的所属部位或邻近部位的各种病灶均可引起三叉神经痛。最常见的病因有颅内和颅底骨的肿瘤(主要是桥小脑角、三叉神经根或半月节附近的肿瘤)、血管畸形(动脉瘤)、蛛网膜粘连增厚、多发性硬化等。

1. 三叉神经感觉后根和半月节的病变(lesions of posterior root and semilunar ganglion of trigeminal nerve)　经颅后窝入路(Dandy)手术和颞下入路(Frazier)手术发现的继发性病因有:

(1) 三叉神经感觉后根的病变(颅后窝):指小脑脑桥角区和半月神经节后根部分而言,如胆脂瘤表皮样囊肿、脑膜瘤、三叉神经纤维瘤、神经鞘瘤、蛛网膜囊肿、蛛网膜炎粘连增厚;其次有骨瘤、骨软骨瘤及胶质细胞瘤、动静脉血管畸形、血管细胞瘤、动脉瘤等。

(2) 三叉神经半月节的病变(颅中窝):凡是颅中窝底部的病变,均可侵犯半月神经节,如颅底部的各类肿瘤,颞叶下部脑膜瘤、血管瘤、颅底的转移瘤(如鼻咽癌颅内转移)、颅骨肿瘤(如纤维结构不良),或颅底的炎症粘连等。以上部位的病变除引发三叉神经痛症状外,对邻近组织结构多有侵犯,为此,可出现相应的症状和体征。如三叉神经分布区域的感觉和运动障碍,或同时出现带状疱疹,这一特征性体征的出现,有人认为是诊断三叉神经半月节病变的重要依据。

2. 脑干病变(pathological changes of brain stem)　常见的有延髓空洞症、脑干部的血管病变、炎症、脑干肿瘤、梅毒、多发性硬化等。

3. 三叉神经半月节前根(周围支)病变(anterior root of the semilunar ganglion of trigeminal nerve)　最常见的有眶内肿瘤、蝶骨小翼区的肿瘤、眶上裂综合征

(炎症、肿瘤)、海绵窦的病变、鼻窦的病变(炎症、肿瘤)及牙源性的病灶等,均可侵犯三叉神经根或周围支而发生三叉神经痛。牙源性和鼻窦的病变引发的继发性三叉神经痛为持续性钝痛,而原发性三叉神经痛多为短暂的阵发性闪电样剧痛,两者可以鉴别。

第四节　原发性三叉神经痛的病理、生理学
(pathophysiology of primary trigeminal neuralgia)

一、病理生理
(pathophysiology)

1. 短路学说(Doff theory)　此学说设想髓鞘崩解可能引起相邻两纤维间发生短路,轻微的触觉刺激即可通过短路传入中枢,而中枢传出冲动也可再通过短路成为传入冲动,这样很快达到痛觉神经元的阈值而引起一阵疼痛发作。也可能是脱髓鞘的轴突与邻近的无髓鞘纤维发生短路(又称为突触形成),从而激发了半月节内的神经元而产生疼痛。当脱髓鞘纤维完全退化后,则短路停止,可以解释疼痛的自发缓解。

2. Darian-Smith(1970 年)提出大的有髓鞘纤维的消失,可能比髓鞘的消失更为重要。这些大纤维的传入冲动,在正常情况下对尾状核的最早传导有抑制作用。在大纤维部分消失时,可能对受损害的前外侧神经束的抑制消失或减弱(Melzack 及 Wall,1965 年)称之为“传入阈”(gating of the input),使脊三叉神经核头侧的联络及二神经元处于激惹状态,增加了三叉神经根反射的自我激发及重复发放,因而受损的神经束变得敏感,以致正常仅引起触觉的传入冲动,即可产生疼痛。

3. Galrin(1977 年)等认为颅后窝三叉神经根受压,或原发性脱髓鞘疾病致使大的神经纤维脱髓鞘是产生三叉神经痛的原因。Burchiel(1980 年)用手术造成 12 只猫、2 只猴的三叉神经后根局部脱髓鞘,发现该处可产生重复的动作电位,有时持续几分钟,与脑干无关,于过度换气时动作电位增加,给苯妥英钠后消失,与上述假说一致。

4. 目前国内外学者们公认,三叉神经的脱髓鞘改变是引起三叉神经痛的主要原因,而引起三叉神经脱髓鞘的原因,刘学宽等从临床结合病理观察结果来看,似乎说明脱髓鞘的原因是由于三叉神经纤维某一节段有局限性、急、慢性炎症或(和)某种原因压迫,致使三叉神经感觉纤维严重变性坏死,到髓鞘再修复后增生、增厚、粘连,致压迫正常供给三叉神经的营养血管,使感觉根的供血减

少,而导致髓鞘代谢及营养紊乱。因而,导致传出纤维与痛觉传入纤维发生短路,或者使大的有髓纤维消失,对尾核及前侧神经束传导的抑制消失,使脊髓三叉神经根反射自我激发及重复发放受损的神经束变得敏感,致使正常仅引起触觉的传入冲动而引起疼痛发作。因此,认为炎症或(和)某种压迫刺激三叉神经感觉根是引起感觉根脱髓鞘的主要因素。根据天津医学院的临床实践及对三叉神经的病理(电镜及光镜)观察亦认为三叉神经的脱髓鞘是三叉神经痛的主要原因,推测机械性压迫缺血、髓鞘营养代谢紊乱等可能是髓鞘脱失的诱发因素。神经纤维的退行性变可能为神经功能改变的基础,但引起神经纤维退行性变的确切原因仍有待进一步探讨和深入研究。不少学者认为三叉神经痛为一综合征,并非单一独立的疾病,而由多种原因所致。可以设想半月节及后根的退行性变是发病基础,半月节及后根邻近组织的结构变化是发病的附加条件,三叉神经痛发作时,三叉神经的中枢部亦参与这一病理过程。

二、病理解剖
(pathoanatomy)

有关三叉神经痛的病理变化,意见分歧很大。大体所见,无明显改变,以往一般认为,原发性三叉神经痛在三叉神经半月节及神经根上均无明显的病理改变。另有人认为变化很大,神经节内可见节细胞的消失、炎性浸润、动脉粥样硬化改变及脱髓鞘。近来的研究多数支持后一种意见。这些病理变化用光学显微镜已足可见到,若采用电子显微镜观察则更为明显。Keer 及 Beacer(1967 年)各报道了 19 例及 11 例三叉神经痛患者的半月神经节病理观察。在光镜下可见髓鞘显著增厚及瓦解,轴突不规则,很多纤维有节段性脱髓鞘,轴突常形成为遗留物或完全消失。电镜下同样有明显的退行性变,主要为神经节细胞,细胞质中出现空泡;神经纤维髓鞘呈现退行性过度髓化,节段性脱髓鞘伴轴索裸露、增生、肥厚及扭曲、折叠、缠结形成“丛状微小神经瘤”,未找到病毒包涵体或炎症浸润的证据。天津医学院方都等(1984 年)也观察了 6 例原发性三叉神经痛,患者的病理标本取自半月节后根各 1 例,眶上神经 4 例。光镜检查所见半月节神经纤维普遍肿胀,脱髓鞘、轴突大部分消失。半月节、后根可见到明显退行性增生改变,表现为髓鞘的正常纹理组织不清,髓鞘松解,断裂为多层,有的地方形成大的空隙或呈空泡状。有的向内呈圆形或卵圆形突入或向髓鞘外突出,并伴有髓鞘增生,严重者轴浆部位均几乎为增生髓鞘所占据。髓鞘有的呈断裂状,有的似一团乱麻状,较重病例轴浆内结构也有退变,原纤维结构不清,局部区域形成大空泡,髓鞘明显肿胀、退变,线粒体模糊不清。无髓鞘纤维也有退行性改变。刘国伟等

(2001年)报道34例带状疱疹后三叉神经痛临床病理分析中,7例行Dandy手术,在三叉神经感觉根出脑桥0.5cm处行部分切断,并同时自此段取材做病理检查。术后疼痛消失而痊愈。病理光镜及电镜下观察7例患者中共同的特点是三叉神经感觉根髓鞘显著肿胀、增厚、变粗、轴突不规则,有节段性脱髓鞘退行性变。其中4例(疱疹破溃发生混合感染)在退行性变的间质中有淋巴细胞,神经纤维中有大量弥漫性中性粒细胞,血管壁增厚,组织结构模糊不清,似退化坏死样炎性复合物。

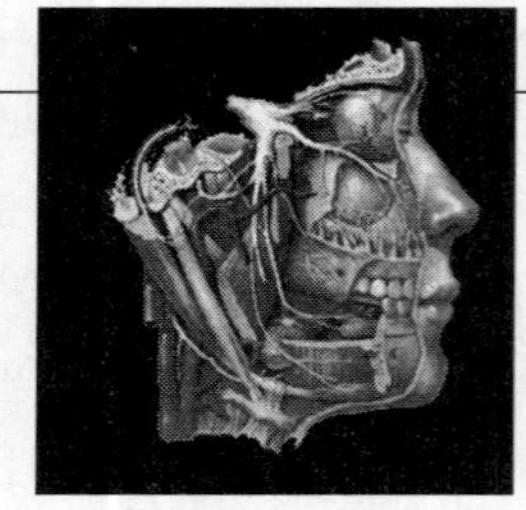

第六章　三叉神经痛的临床表现

(clinical manifestation of trigeminal neuralgia)

第一节　三叉神经痛的临床分类

(clinical classify of trigeminal neuralgia)

三叉神经痛是位于三叉神经分布区域内的一种剧烈阵发性疼痛疾病。临床上根据其病因或发生部位进行分类。

一、按病因分类

(classify on the basis of pathogeny)

根据病因是否明确,分为原发性三叉神经痛与继发性三叉神经痛两类。

(一) 原发性三叉神经痛(特发性三叉神经痛)(primary trigeminal neuralgia)

临床上将找不到确切病因的三叉神经痛称为原发性三叉神经痛。以往认为占临床的大多数,是三叉神经分布区域内的发作短暂性剧烈疼痛,是无器质性损害可寻到的一种疾病。多见于40岁以上的中老年人,达70%~80%,最小年龄只有十几岁,最高年龄92岁。男女发病比数各家报道有所不同,据一份国内15家医院1454例统计,男多于女,其中男788例,女666例。国内另一组6356例三叉神经痛发病情况,女性多于男性,为3:2。国内男女比数之差略有上下,见表6-1。

表6-1　国内6316例三叉神经痛发病情况

报道者	病例数	性别		发病年龄	
		男	女	39岁以下	40岁以上
孟广远等	712	330	382	69(10%)	643(90%)
卢芳	352	154	198	81(23%)	271(77%)
冯兰馨等	3030	1304	1726	788(26%)	2242(74%)
刘学宽等	292	145	147	40(14%)	252(86%)
耿温琦等	640	332	308	86(13.43%)	554(86.57%)
上铁医院	1290	650	640	137(10.62%)	1153(89.38%)
合计	6316	2915	3401	1201(19.02%)	5115(80.98%)

（二）继发性三叉神经痛（症状性三叉神经痛）（secondary trigeminal neuralgia）

指由颅内外各种器质性病变引起的三叉神经继发性损害而致的三叉神经痛，多见于40岁以下的患者。与原发性三叉神经痛的不同点是：疼痛发作时间通常较长，或为持续性、发作性疼痛，而无扳机点。体格检查可查出三叉神经受累的客观表现及原发性疾病的体征，但亦可完全为阴性者。经CT、MRI检查一般可明确诊断。

二、按发生部位分类

（classify on the basis of position）

分为双侧性及单侧性三叉神经痛。又可进一步分为：第一支痛；第二支痛；第三支痛；第一、第二支痛；第二、第三支痛；第一～三支痛。发病部位右侧多于左侧。疼痛受累分别以第二、第三支同时受累最多见，单支受累较多者为第二支。国内一组资料报道三叉神经痛发作的分布情况见表6-2。

表6-2　三叉神经痛疼痛部位

部　　位	病例数	发病比例（%）
第一支	28	2.8
第二支	226	22.6
第三支	157	15.7
第一、第二支	94	9.4
第一、第三支	4	0.4
第二、第三支	403	40.3
第一～三支	88	8.8

第二节　原发性三叉神经痛

（the symptom of Primary trigeminal neuralgia）

一、发作性疼痛

（fits of pain）

在一侧面部三叉神经分布区域突然发生一个支或多支的剧烈疼痛，患者常描述为电灼、针刺、刀割样或撕裂样短暂而剧烈无法忍受的疼痛。发作前常无预兆，少数患者可先表现为突然紧张，双目凝视。正在与人谈话者会突然终止，用手掌或毛巾紧按压痛侧面部，或用力揉擦局部以期减轻疼痛。有的不断作吮口唇、咀嚼动作，严重者伴有面部肌肉呈反射性抽搐，口角牵向一侧，又称痛性抽搐（图 6-1）。有些患者甚至在床上翻滚，极度痛苦。早期时发作次数较少，间歇期较长。以后疼痛持续时间渐延长，而间歇时间缩短，甚至数分钟一次，以致终日不止。夜间发作或端坐位时可减轻，导致通宵难眠。症状严重发作频繁的患者常居而不安，食而不欲、面无人色、痛不欲生。首次发病至就诊病程短者一个月，最长者 40 年。病程呈周期性发作，每次发作期可持续数周至数月。缓解期可由数天或数年不定，但很少有自愈者。疼痛发作过后，常有一短暂的反拗期，在此期间即使加以诱发，也不致引起疼痛，患者常被迫利用反拗期，迅速勉强吞食流质或只能将食物慢慢放进口中，不敢大嚼。严重的患者甚至无反拗期，因而引起消瘦和脱水。但此病无直接危及生命之虞，而有自杀轻生之例。

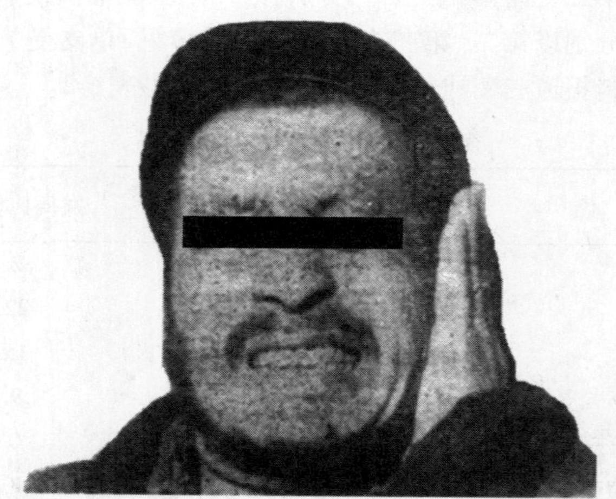

图 6-1　三叉神经痛患者面部表情图

二、疼痛的部位（侧别和支别）

(location of pain)

三叉神经痛多为一侧性，右侧多于左侧，据国内 1453 例统计，右侧 893 例（61.4%），左侧 539 例（37.1%），左右之比为 1∶1.7。少数双侧疼痛者（2% ~ 5%），亦往往先在一侧发生或一侧疼痛，发作较对侧严重，经治疗一侧疼痛消失后，对侧发作随之加重，疼痛严格限于三叉神经分布区域内。

疼痛多由一侧上颌或下颌支开始（由眼支引起者极少见），后逐渐扩散到两支，甚至三支均受累，累及三支者较少见。临床上以第二支和第三支同时痛者最多见(占80%)。其次为第二支或第三支痛。单独第一支痛者少见(1.5% ~3%)。第一支和第三支同时痛者更少见。单独第一支痛少见的原因,有人认为在胚胎发育时,第一支与第二支、第三支是分别由两个神经节发育而来。第三支疼痛者大多由下颌犬齿部开始,放射至眼眶内缘或外缘处,有时亦可扩散至第一支区而产生眼部疼痛。疼痛发作多沿神经走行分布,第一支的疼痛部位在眼部的表浅或深部、上睑及前额部,第三支的疼痛部位主要在颊部、上唇和齿龈等处。

三、扳机点和诱发因素

(trigger point and induced factors)

三叉神经痛有各种诱因,这些诱因又因人而异。40% ~50%的患者面部在侵犯支的分布区域内,有一个或多个特别敏感的触发点或称扳机点,此外,稍加触动就可引起疼痛发作,且疼痛从此点开始,立即放射至其他部位。触发点大小不一,其范围大者直径约指甲大小(1cm),小者为一个点或一根胡须。触发点多发生在上、下唇、鼻翼、鼻唇沟、牙龈、颊部、口角、胡须、舌、眉等处。亦有少数触发点在下颌部或三叉神经分布区域范围以外者,如乳突部、颈部。甚至报道在十分罕见的同侧踇趾处。

三叉神经第三支(下颌支)疼痛的发作多因下颌动作(咀嚼、呵欠、说话等)及冷热水刺激下犬齿而诱发。而直接刺激皮肤触发点诱发疼痛发作者较少。诱发第二支(上颌支)疼痛发作则多因刺激皮肤触发点(上唇外1/3,鼻腔,上门齿、颊部及眼球内侧等处)所致。饮冷、热水、擤鼻涕、刷牙、洗脸、剃须等亦可诱发,严重者移动身体带动头部时亦可诱发。因此,严重影响患者生活,即使在间歇期,患者也不敢大声说话、洗脸及进食,唯恐引起发作。在发作终止时,诱发区兴奋性也减低或丧失,患者常利用此时机而进食、说话、洗脸等。有的患者长期不敢在患侧洗脸、刮脸、刷牙等,以致病侧积满灰尘、油腻或食物残渣存于齿龈或腮部。此外,梳头、咳嗽、喷嚏、微风拂面也可引起疼痛,有时没有任何外因亦可引起发作,导致患者惶惶不可终日、精神萎靡不振、行动谨小慎微。疼痛发作次数少,间歇期亦长。间歇期间无任何不适,一如常人,(唯重症患者在间歇期中仍可有持续性轻微钝痛),经过一段时间又可突然再次发作。间歇期为数分钟、数小时或10余小时不等,随着病情的发展,发作逐渐频繁,间歇期逐渐缩短,疼痛亦渐加重而剧烈。重者可每分钟发作数次,一般仅在白天发病,夜间发作较轻或停止,重症患者亦可在夜间发作,以致终日不止。因疼痛发作而致通宵不能入眠或入眠后痛醒,从而日夜不得安宁。

四、疼痛发作时限与周期

(The duration and periodicity)

病程可呈周期性发作,每次疼痛发作时间由开始数秒钟到1~2分钟即骤然停止。每次发作周期可持续数周至数月,以后症状常可逐渐减轻而消失或明显缓解(数天至数年)。在此缓解期间患者往往期望不再发作,但过一段时间后,剧痛又重发作,自行痊愈的机会很少,而是越发越频,疼痛程度亦随之加重,但此病无直接危及生命之虞。据学者们观察,似与天气有关,一般在春冬季容易发病,且与情绪有很大关系,如精神紧张、情绪不稳急燥时易发病。

五、颜面部变化

(alternation of the cheek)

疼痛发作时患者受累的半侧面部可呈现痉挛性歪扭,发作终止后有时出现交感神经症状,表现为患侧面部血管运动紊乱症状,如面部先发白,然后潮红、结膜充血,并伴有流泪、流涕、唾液分泌增加等,有时出现所谓三叉神经、面神经和交感神经三联症,即疼痛、面肌痉挛性痛性抽搐、自主神经官能症。疼痛发作过后,上述症状也随之消失,下次疼痛发作,上述症状又复出现。若病程较长而发作频繁者,可出现面部营养障碍性改变,如局部皮肤粗糙、眉毛脱落、角膜充血、水肿、混浊、麻痹性角膜炎、虹膜脱出、白内障,甚至咀嚼肌萎缩等。

皮肤疱疹:个别三叉神经痛患者,尤其在使用无水乙醇封闭治疗后,在其口角、鼻部可出现皮肤疱疹。患者自觉疱疹处有瘙痒及轻度灼痛感,一般于5天后可以自行愈合,或涂以氢化可的松软膏,促进愈合。此疱疹应与病毒性疱疹不同。

六、神经系统检查

(the nervous system exam)

有时因局部皮肤粗糙局部触痛、痛觉可有轻度减退,作过阻滞治疗者亦可有面部感觉减退。应详细检查有无神经系统阳性体征,以与继发性三叉神经痛相鉴别。

七、双侧三叉神经痛

(bilateral trigeminal neuralgia)

双侧性三叉神经痛较少见,据大组病例统计约占3%,刘学宽等报道为

2.7%，但常是一侧首先发病，也各有其发作周期，并非同时发作。疼痛多为一侧先发作，或一侧疼痛较重，一侧较轻，后经手术治疗疼痛停止后，随之而再次唤起患者注意到对侧的疼痛。疼痛多从一侧的上颌支或下颌支开始，随着病情的发展，疼痛范围可逐渐由一支扩散到另一支，甚至三支全部累及。个别两侧者，疼痛的发作也多呈各自发作。两侧同时发病者极为罕见。双侧三叉神经痛患者疼痛的性质、发作时限与周期、触发点与诱发因素，基本上同单侧三叉神经痛。刘学宽等经耳后小切口入路手术治疗三叉神经痛 292 例，其中双侧性三叉神经痛 8 例，此 8 例术中证实为蛛网膜粘连 3 例，无任何原因者 5 例，因此，认为可能是神经根本身炎症所致。

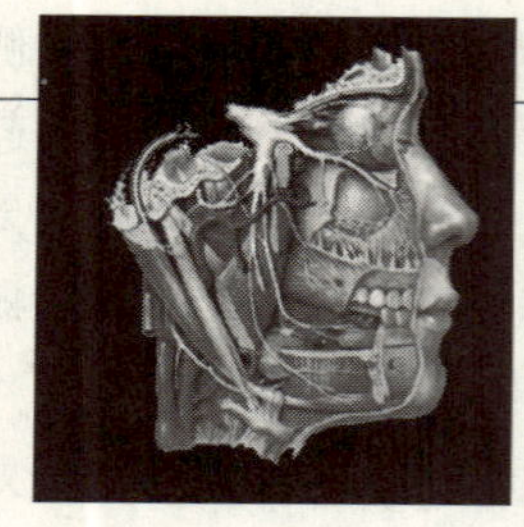

第七章　三叉神经痛的诊断与鉴别诊断

(the diagnosis and differential diagnosis of trigeminal neuralgia)

第一节　原发性三叉神经痛的诊断

（the diagnosis of primary trigeminal neuralgia）

1. 性别与年龄　年龄多在40岁以上，中、老年人为多。男性和女性无明显差别，而有资料显示女性多于男性，为3∶2。

2. 疼痛部位　右侧多于左侧，由面部、口腔或下颌的某一点开始扩散到三叉神经某一支，随着病情进展，范围逐渐扩大波及其他分支，以第二支、第三支最易受累。第一支少见，占2%～5%，其原因有人认为，在胚胎发育时第一支与第二、第三支分别由两个神经节发育而来。但其疼痛范围绝对不越过中线，亦不超过三叉神经分布区域。偶有双侧三叉神经痛者占3%。

3. 疼痛性质　如刀割、针刺、撕裂、烧灼或电击样剧烈难忍的疼痛，甚至痛不欲生。

4. 疼痛规律　三叉神经痛的发作常无预兆，而疼痛发作一般有规律。每次疼痛发作时间由仅持续数秒钟到1～2分钟骤然停止。初期起病时发作次数较少，间歇期亦长，数分钟、数小时不等，随病情发展，发作逐渐频繁，间歇期逐渐缩短，疼痛亦渐加重而剧烈。夜深人静疼痛发作减少。间歇期无任何不适。

5. 诱发因素　说话、吃饭、洗脸、刮胡须、刷牙以及风吹等均可诱发疼痛发作，以致患者惶惶不可终日、精神萎靡不振、行动谨小慎微，甚至不敢洗脸、刷牙、进食，说话也小心唯恐引起发作。

6. 扳机点　扳机点亦称触发点，常位于上下唇、鼻翼、齿龈、口角、舌、眉等处。轻触或刺激扳机点可激发疼痛发作。

7. 表情和颜面部变化　发作时常突然停止说话、进食等活动，受累的半侧面部可呈现痉挛性不正，面肌和咀嚼肌阵发性痉挛，即“痛性抽搐”，皱眉咬牙、张口掩目，或用手掌用力揉擦颜面以致局部皮肤粗糙、增厚、眉毛脱落，结膜充血、流泪及流涎。表情呈精神紧张、焦虑状态。

8. 神经系统检查　无异常体征,少数有面部感觉减退。此类患者应进一步询问病史,尤其询问既往是否有高血压病史。及时进行全面神经系统检查,必要时包括腰椎穿刺、颅底和内听道摄片,颅脑 CT、MRI 等检查,以助与继发性三叉神经痛鉴别。

第二节　继发性三叉神经痛的诊断 (the diagnosis of secondary trigeminal neuralgia)

继发性三叉神经痛又称症状性三叉神经痛。随着影像学现代仪器的问世、检查手段的先进,继发性三叉神经痛在临床上并非少见,是由于颅内、外各种器质性疾病引起的三叉神经痛,分布区域内出现类似于原发性三叉神经痛在颜面部疼痛发作的表现。但其疼痛程度较轻,疼痛发作的持续时间较长,或者呈持续性痛,阵发性加剧,多见于 40 岁以下。中、青年人通常没有扳机点,诱发因素不明显,少数可发现有三叉神经损害区域和原发疾病表现的特点。脑脊液、X 线颅底摄片、CT 或 MRI 检查、鼻咽部活组织检查等有助于诊断。有时继发性三叉神经痛的发作情况,与原发性三叉神经痛极为相似,若不注意继发病变早期的细微表现,易被误诊。

第三节　三叉神经痛的鉴别诊断 (the differential diagnosis of trigeminal neuralgia)

一、小脑脑桥角区肿瘤 (cerebellopontine tumor)

小脑脑桥角肿瘤多为原发性良性肿瘤,以胆脂瘤最多见。其次为听神经瘤、脑膜瘤等,肿瘤较大时,均可继发三叉神经损害出现三叉神经痛,产生典型的小脑脑桥角综合征。

(一) 胆脂瘤(表皮样囊肿、珍珠瘤)(cerebellopontine cholesteatoma)

胆脂瘤是由外胚层皮肤异位细胞发展而成。任何年龄均可发病,以 20 ~ 40 岁多见。该肿瘤常沿桥池方向发展,故多为扁平形或分叶状。病程进展缓慢,有很长的潜伏期,多因首发三叉神经痛症状而就医,CT 或 MRI 检查可确诊,或于手术中才被发现。其发生率占小脑脑桥角肿瘤的 5% 左右。刘学宽等经耳后小切口入路手术治疗的 292 例三叉神经病例中,胆脂瘤 32 例占 11% 。

该肿瘤临床表现可分为 3 种类型:三叉神经痛型(占 68%);小脑脑桥角肿瘤型(占 24%);颅内压增高型(占 8%)。三叉神经痛型,以三叉神经痛症状发作起病,其临床特点主要表现为患侧颜面部典型三叉神经分布区域内闪电样剧烈性疼痛发作,但每次疼痛发作持续时间较长。因肿瘤进展缓慢,肿瘤本身又较软,因此,小脑脑桥角占位病变症状、体征多不明显或出现体征较晚,早期极易与原发性三叉神经痛相混淆(表 7-1)。如仔细检查,部分患者可发现三叉神经分布区域的感觉变化体征,如颌面部感觉减退和麻木。小脑脑桥角占位型及颅内压增高型因常好发于小脑脑桥角中部,往往随着肿瘤增大,才累及三叉神经,而引起三叉神经痛。因而,在疼痛发生之前已有小脑脑桥角部症状出现或颅内压增高表现,故误诊机会较少。

表 7-1　单纯三叉神经痛型胆脂瘤与原发性三叉神经痛的鉴别诊断

鉴别点	三叉神经痛型胆脂瘤	原发性三叉神经痛
发病年龄	多见于 40 岁以下	多见于 40 岁以上
疼痛特点	疼痛多不典型,发作频繁,呈烧灼痛	疼痛发作典型或闪电或电击样痛
疼痛持续时间	较长、多 8 分钟以上,甚至数十分钟,且随病程延长	较短、数秒至 1 ~ 2 分钟
扳机点	常没有	常见
面部感觉	多有障碍	多无障碍
角膜反射	迟钝	正常
X 线平片	岩骨尖骨质稀疏	无
CT 扫描	小脑脑桥角低密度区	无
MRI 扫描	T_1 加权图像呈低信号,在 T_2 加权图像呈高信号,信号强度不均匀,占位效应轻微,常常没有周围水肿,MRI 显示较好,不发生异常对比增强	无

(二) 听神经瘤(acoustic neurioma)

听神经瘤在小脑脑桥角肿瘤中占 75% ~ 95%,居首位。早期多由听神经前庭神经和耳蜗神经损害症状开始,肿瘤逐渐长大向前发展,首先波及三叉神经根,将三叉神经根挤压在肿瘤的上极与脑桥、中脑之间,若肿瘤直径在 2cm 以上,即可压迫三叉神经和面神经。当头痛发生后,其他症状始渐出现。主要表现为以听神经、面神经、三叉神经障碍为主,若肿瘤较大,亦可致小脑损害、脑干受压和移位症状及体征,晚期出现颅内压增高等的小脑脑桥角综合征。早期约有 90% 的患者出现病侧角膜感觉迟钝或消失;约 50% 有颜面部麻木或感觉异常;有时感觉减退区较为局限;仅见于鼻孔周围及口角。个别患者表现为三叉神经痛。听神经瘤致三叉神经痛症状常不典型,持续时间较长,以第一、第二支为主,没有扳机点。少数病例以三叉神经痛为首发症状者,需注意与原发性三叉神经痛鉴别(表 7-2)。刘学宽对术前诊断为三叉神经痛行耳后小切口开颅三叉神经根部分切断术 292 例中,发现两例为听神经瘤。

表 7-2　听神经瘤与原发性三叉神经痛的鉴别诊断

鉴别点	听神经瘤	原发性三叉神经痛
首发症状	多数以听神经损害为首发症状	以典型的三叉神经痛为主要症状
三叉神经痛	持续时间较长可伴有三叉神经运动支和小脑半球症状	闪电样短暂而剧烈难忍的痛
扳机点	无	常有
角膜反射	减弱或消失	正常
面部感觉	多数有面部麻木或减退	少数面部感觉减退
耳聋、耳鸣	进行性加重	无
脑脊液蛋白定量	高	正常
电测听	神经性耳聋	正常
脑干听觉诱发电位	异常	正常
内听道 X 线平片	内听道扩大	正常
CT 扫描	平扫小脑脑桥角区出现类圆形等或低密度灶,病灶中心位于内耳门平面,周围有时可见轻、中度水肿,增强多有扫描边缘强化、边界清楚锐利	正常

(三) 脑膜瘤(meningioma)

小脑脑桥角部位脑膜瘤并不少见,仅次于听神经瘤及胆脂瘤,居于第 3 位。此部位脑膜瘤多起源于上、下岩窦或乙状窦部位的硬脑膜(表 7-3)。肿瘤亦可起源于小脑幕切迹附近和颈静脉孔区,向小脑脑桥角区发展。

二、三叉神经瘤

(trigeminal tumor)

三叉神经瘤多为神经鞘瘤,生长缓慢,病程较长,是颅内的一种良性肿瘤,占颅内肿瘤的 0.2% ~1%。肿瘤可分别起源于颅中窝或颅后窝,有的呈哑铃形,骑跨岩锥长于颅中窝、颅后窝。颅后窝型的肿瘤起源三叉神经根,向同侧小脑脑桥角区生长。

表 7-3 小脑脑桥角脑膜瘤与原发性三叉神经痛的鉴别诊断

鉴别点	小脑脑桥角脑膜瘤	原发性三叉神经痛
疼痛	60%以头痛为首发症状,疼痛部位多位于患侧头后部,亦可放射到患侧额部	以患侧三叉神经分布区,闪电样短暂而剧烈,难忍的疼痛为主
听神经、面神经症状	可有耳鸣、耳聋及眩晕或(和)周围性面瘫,少数出现面肌痉挛	无
三叉神经损害	较常见,不少病例以此为并发症状,以面部麻木,咀嚼肌萎缩为主,三叉神经痛较少	一般无异常体征,少数有面部感觉减退
后组脑神经症状	晚期可有呛咳,声音嘶哑	无
其他神经症状	可有对侧肢体轻瘫,或同侧共济失调,颅内压增高征	无
颅骨 X 线平片	常见岩骨尖骨质破坏或稀疏,内听道口部钙化	无异常
CT 扫描	平扫可见略低密度区,一部分呈等密度,增强扫描时可明显强化,并常见肿瘤贴于岩骨内侧,骨窗位扫描可见岩骨破坏	无异常
MRI	T_1 加权像呈稍低或等信号,T_2 加权呈稍高信号,显示肿瘤影	无异常

1. 三叉神经症状　常为首发症状,以感觉或(和)运动功能障碍多见,少数患者出现三叉神经痛。疼痛往往为持续性烧灼样,常位于三叉神经第一、第二支分布区域。少数为阵发性剧痛,但持续时间较长,扳机点多不明显。发生于三叉神经根的肿瘤很少有疼痛,主要为面部麻木或蚁行感,客观检查感觉减退。发生于三叉神经半月节的肿瘤疼痛较多见,而且面部感觉减退与疼痛同时存在。

2. 邻近结构受累和颅内压增高症状　一般出现较晚。

3. 脑脊液检查　后颅窝型的蛋白定量常升高。

4. X 线平片　可见岩骨尖破坏或吸收,卵圆孔、圆孔扩大破坏,而破坏之轮廓清楚。

5. CT 扫描　平扫时为等密度或低密度病灶,或为囊性灶。位于颅中窝或后颅窝者呈圆形或卵圆形,混合型则呈哑铃形。

6. MRI 扫描　T_1 加权呈低信号,T_2 加权呈高信号,常常跨越中、后颅窝。颞骨岩尖部在 T_1 加权图像中呈现的高信号消失,随着肿瘤的生长,侧脑室颞角变形扩大，幕上发生脑积水。肿瘤通常居小脑脑桥角的前方，向梅克尔(Meckel)腔生长，肿瘤侧颞骨岩尖有骨破坏或中颅窝骨缺损。

三、脑神经痛

(craniales neuralgia)

1. 三叉神经炎(trigeminal inflammation)　三叉神经炎较少见，而且多在感冒、鼻窦炎或牙科疾病之后起病，以及伤寒、糖尿病、乙醇中毒、铅中毒、痛风等症所引起。疼痛部位虽与原发性三叉神经痛相同，但疼痛呈持续性或阵发性加剧，疼痛区域内有感觉过敏或减退。有时伴有咀嚼无力，眶上孔、眶下孔、颏孔等处明显压痛。有时炎症局限于三叉神经的某一支，如眶上神经、眶下神经等，此时疼痛部位、感觉障碍、压痛等亦仅局限于受累神经的分支区域时，疼痛加剧。本病病程短，使用神经营养药、激素、消炎药、抗生素可促进恢复。

2. 舌咽神经痛(glossopharyngeal neuralgia)　舌咽神经痛是一种出现于舌咽神经分布区域的阵发性剧痛。疼痛性质与三叉神经下颌痛很相似(表7-4)。偶亦有舌咽神经痛与下颌支痛同时合并存在者。

表7-4　舌咽神经痛与原发性三叉神经痛的鉴别诊断

鉴别点	舌咽神经痛	原发性三叉神经痛
发病率	少见	多见
疼痛部位与侧别	在舌咽神经分布区域，左侧多于右侧	在三叉神经分布区域，右侧多于左侧
疼痛深度	深在	表浅
扳机点	多在咽后壁、舌根	多在唇、鼻翼
诱发因素	咀嚼、吞咽	说话，洗脸，刮胡须
进食情况	食物入口或吞咽均可直接引起疼痛发作	食物入口或吞咽容易，无痛
发作频数	较少	频繁
试验治疗	阻滞三叉神经无效，咽部涂可卡因有效	三叉神经阻滞有效，咽部涂可卡因无效

3. 蝶腭神经痛(sphenopalatine neuralgia)　由于蝶腭神经节分支分布于鼻腔、蝶窦、筛窦、硬腭、软腭、齿龈及眼眶等较广泛的部位，并呈一侧性面颌部皮肤发作性烧灼样或针刺样疼痛，故需与三叉神经痛加以鉴别。

蝶腭神经痛好发于40～60岁的女性，原因不明，可能由鼻窦炎侵及蝶腭神经所致。疼痛部位常始发于鼻根、眼眶、眼球，继而扩展至齿龈、颧骨、耳、乳突部，甚至向同侧颈部、肩部放射，有时可放射到臂部及手。一般持续数分钟到几小时，或呈持续性，或阵发性加剧，周期性反复发作。发作时患侧鼻黏膜肿胀出现鼻塞，鼻腔分泌物增加，多为浆液性或黏液性，可伴有耳鸣、耳聋、畏光、流泪。以蝶腭神经阻滞或用2% ~4% 丁卡因经鼻腔对蝶腭神经节施行表面麻醉可使疼痛缓解而可明确诊断，不难与原发性三叉神经痛鉴别(表7-5)。

表7-5　蝶腭神经痛与原发性三叉神经痛的鉴别诊断

鉴别点	蝶腭神经痛	三叉神经痛
发病率	少见	多见
性别	女性多见	女稍多于男
年龄	40~60岁	多数40岁以上
疼痛部位	鼻根、眼眶、眼球、上牙牙龈、颧骨、耳、乳突，甚至同侧颈、肩部，有时放射到臂部及手	在三叉神经分布区域右侧多于左侧
疼痛深度	深在	表浅
持续时间	数分钟到几小时，阵发性加剧，周期发作	数秒钟到数分钟
扳机点	无	有
发病原因	不明	不明
试验治疗	蝶腭神经阻滞麻醉或用2% ~4% 丁卡因中鼻甲表面麻醉	三叉神经阻滞有效，咽部丁卡因无效

4. 鼻源性头面部痛(rhinogenous head and facial pain)　头面部包括鼻腔、鼻窦的感觉，主要是受三叉神经支配的。因此，鼻部病变可直接刺激鼻黏膜三叉神经末梢而引起疼痛，并可沿三叉神经分支扩散出现头面部痛，临床上称之为鼻源性头痛。引起鼻源性头痛的原因很多，如鼻窦炎、鼻中隔阻塞、鼻部肿瘤、鼻外伤等。这类疼痛的共同特点是：①多为深在性钝痛和隐痛，通常无搏动感；②白天较重，平卧或休息时减轻；③任何使头部静脉压增高或使鼻腔鼻窦黏膜充血的因素均可使疼痛加重，如咳嗽、用力、低头、弯腰、压迫颈静脉、情绪激动及月经来潮等；④常伴有鼻部症状，如鼻塞、流鼻涕、嗅觉减退等；⑤鼻腔黏膜用收缩剂或表面麻醉剂后疼痛减轻。

(1) 急性鼻窦炎：多有上呼吸道感染史，常有发热、疼痛较为剧烈，但绝非骤发骤停。各种鼻窦炎疼痛的特点见表7-6。

表 7-6　各种鼻窦炎的疼痛特点

鉴别点	急性上颌窦炎	急性额窦炎	急性筛窦炎	急性蝶窦炎
疼痛部位	眶下、面颊部及上颌牙齿，并放射到额颞部	眶上和额部	前组筛窦炎疼痛常在鼻根和同侧内眦部。后组疼痛在眼眶或眼球	疼痛部位深在难定
疼痛特点	呈持续胀痛，有时呈发作性	疼痛剧烈，有突出的周期性（晨起始痛，中午最剧，午后减轻，晚上消失），低头时加重	疼痛可在眼球运动时加重，并可反射到颞顶部	感整个头部深处跳痛，有时枕和颈部痛
体征	常有患侧颌面部软组织肥厚和胀痛，上颌窦区皮肤稍浮肿有压痛	额窦前壁和下壁明显压痛	同侧内眦处稍有压痛，有时轻触顶部头发亦可有明显痛感	鼻窦区无红肿、叩压痛

（2）鼻咽部恶性肿瘤：常可有三叉神经痛等脑神经症状。疼痛部位多位于额、颞及三叉神经第二、第三支分布区域，最初常为阵发性，逐渐加重，以后可变为持续性。疼痛性质多种多样，有时很剧烈，夜间尤为显著，服止痛药无效，常伴有面部感觉减退，咀嚼肌功能障碍。肿瘤除常侵入颅底的圆孔、卵圆孔外，尚可侵入岩尖、斜坡、翼突及棘孔等处，出现多数脑神经损害及交感神经麻痹。颅底X线片可见骨质破坏。据此均可与原发性三叉神经痛加以鉴别。鼻、咽部肿块或颈部肿大淋巴结活组织检查，更可予以确诊。

5. 牙源性头面部痛（odontogenous head and facial pain）　急性牙髓炎、牙周炎、根尖炎、龋齿等牙齿及牙周病变常可刺激、压迫三叉神经末梢，引起三叉神经第二、第三支痛，甚至波及第一支区域，可为一类继发性三叉神经痛，称之牙源性三叉神经痛。与原发性三叉神经痛鉴别见表 7-7。

6. 眼源性头面痛（ophthalmogenous head and facial pain）　诸多眼部疾病如青光眼、虹膜睫状体炎、眶蜂窝织炎、屈光不正及眼肌平衡失调等，也可引起头面部痛类似三叉神经痛，有时较为剧烈。虹膜睫状体炎常有眼痛，并可放射至眉弓和额部，有时也可误诊为三叉神经痛。但此类患者眼球多有压痛、视力减退、睫状充血、角膜后沉着物、虹膜纹理不清或结节及瞳孔缩小，一般不难确诊。这类疾病常伴有视觉功能障碍等表现，比较容易诊断。急性青光眼与原发性三叉神经痛的鉴别诊断见表 7-8。

表 7-7　牙痛与原发性三叉神经痛的鉴别

鉴别点	牙　痛	原发性三叉神经痛
年龄和性别	任何年龄和性别均可发病	40 岁以上女性多见
病史	多有牙周炎、龋齿病史	常无
疼痛性质和持续时间	跳痛，较长	电击样痛，短暂
疼痛加重时间	夜间加重	夜间较轻
诱发因素	冷风吹常诱发疼痛发作，对冷热刺激敏感	说话、洗脸、剃须时易发作、温度刺激不敏感
扳机点	无	常有
咬合痛或叩痛	常有	无

表 7-8　急性青光眼与原发性三叉神经痛的鉴别诊断

鉴别点	急性青光眼	原发性三叉神经痛
先兆症状	虹视，视朦	无
诱发因素	情绪激动	说话、洗脸、剃须
扳机点	无	有
疼痛性质	眼球胀痛	电击样痛
眼部症状及伴发症状	视力下降，角膜水肿，眼压增高，恶心、呕吐	无
治疗反应	降眼压药物有效	三叉神经阻滞有效

7. 颞颌关节疼痛疾病（temporo-mandibular-dental articulation）　Costen 综合征又称颞下颌关节紊乱综合征（disturbances syndrome of temporo-mandibular joint），是由多种因素如多数后牙缺失、先天发育及精神紧张等致咬合紊乱和髁突后移，压迫邻近的神经和咽鼓管，出现颞下颌关节疼痛、弹响、耳闷、耳鸣、传导性耳聋等症状。鉴别诊断见表 7-9。

8. 先天性发育和变性性疾病（congenital developmental anomaly）

（1）症状性茎突过长（Eagle 综合征）：茎突过长症并非少见，有 4% ~28% 的茎突长度超过长为 25 ㎜的平均长度，或茎突舌骨韧带钙化。几乎都是双侧受累。然而，过长的茎突很少导致三叉神经痛，而有些正常长度的茎突可以有症状。临床体征十分明确，但缺乏满意的病理生理解释。Eagle 认为，过长的茎突是造成疼痛的原因。很多文献对此征作了全面的论述，常被忽略，常被误诊为三叉神经痛或舌咽神经痛。临床上表现咽喉部疼痛，疼痛常是一侧咽部，不剧烈，在吞咽时加重，可放射至耳或颈部。有些可在颈动脉区疼痛，从一侧下颌角向上放射。颈内动脉受刺激时疼痛常放射至头顶部，颈外动脉受刺激时多放射至面部。触诊时颈动脉区有压痛，并向头顶及眼动脉区放射，或吞咽时有异物感及产生吞咽困难，这可能是神经或血管穿行于过长的茎突尖端时而产生的生理性刺激所致。用手指在扁桃体窝可触到一条束状坚硬的纵行隆起，同时伴有疼痛，即可确立诊断。

表 7-9　颞下颌关节紊乱综合征（Costen 综合征）与原发性三叉神经痛鉴别诊断

鉴别点	Costen 综合征	原发性三叉神经痛
疼痛部位及侧别	单侧或双侧的颞颌关节及周围肌群区域	单侧的三叉神经分布区域
疼痛性质	锐痛	电击样
诱发因素	每在咀嚼功能增强或开口时疼痛发作	说话、洗脸、刮胡须时诱发。有间歇期，开口、咬物均不诱发疼痛
自发性痛或扳机点	无	有
压痛点	颞颌关节区可有压痛点	无
热敷或用肌肉松弛剂	疼痛感轻	无改变
关节阻滞	有效	三叉神经痛阻滞无效

（2）三叉神经痛与多发性硬化（trigeminal neuralgia and multiple sclerosis）：多发性硬化是中枢神经系统脱髓鞘疾病，临床表现多样多变，有典型三叉神经痛症状者占 1%～8%。以第二、第三支痛多见。右侧多于左侧，常有双侧疼痛者周围支分布常不对称。以病灶多发、播散、症状缓解与复发交替进行为特点，病因未明。与原发性三叉神经痛的主要鉴别点：①好发于 20～40 岁；②双侧多见；③无扳机点；④常伴有脑干症状；⑤三叉神经痛常始于其他神经系统症状之后。

9. 延髓空洞症（cavity of medulla oblongata）　本症为一种缓慢进展的进行性病变，较少见。多由脊髓空洞向上发展而成，可单独出现，空洞常不对称，其病理特征是脊髓灰质内的空洞形成及胶质增生。确切病因常不清楚，临床表现男多于女，症状可自儿童期或青少年期，但多数于 20～30 岁发病。起病及进展缓慢，一般多为单侧性，极少有两侧对称者。随受侵的脑神经核不同，出现相应的症状和体征。三叉神经脊束核受侵的临床表现主要为面部节段性、向心性痛、温觉障碍，呈"洋葱皮样"。部分病例可有同侧三叉神经区域与对侧肢体痛，伴有或不伴有感觉缺失。也因常侵及延髓疑核、舌下神经核和三叉神经脊束核而出现吞咽困难、发音不佳、舌肌萎缩及震颤,甚至伸舌不能,面部痛温觉减退,但触觉存在。如空洞波及前庭小脑通路时可引起眼球震颤、眩晕、步态不稳。当损害脑桥面神经核时,可出现周围性面瘫。延髓空洞症之面部疼痛开始常为阵发性,数月后可能为持续性,或开始即为持续性。一般几个月疼痛逐渐减轻或消失,但并有长达十几年之久者。有个别病例以面痛为首发症状,很易误诊为原发性三叉神经痛。Ajuriaguerra 和 Thomas 曾报道1例面部疼痛长达两年无客观异常,误诊为三叉神经痛,直到两年之后出现延髓空洞症状后才确诊。CT 及 MRI 可发现延髓内呈棒状扩张的脑脊液密度或信号影可明确诊断。

10. 枕大孔区畸形(atlanto-occipital area deformity)　颈枕畸形、颈颅底凹陷等颅骨畸形所致的三叉神经痛,多呈针刺或刀割样放射性痛,主要位于一侧的枕下及乳突后,并向枕上、耳及顶部放射,甚至可波及前额与眼眶区。疼痛常呈发作性出现,或因旋转头部,尤其向对侧旋转而诱发,其他的头颈部活动或咳嗽、打喷嚏等亦可诱发或加剧疼痛。多数患者在疼痛间歇期仍感到患区钝痛。此外,在疼痛发作时常见颈肌紧张乃至强迫头位,如头微后仰并向患侧倾斜。体格检查可有颈肌紧张外,枕大神经出口处(颈、棘突与乳突连线中点,相当于风池穴)枕小神经(胸锁乳突肌上端后缘相当于翳明穴)以及顶结节、上颈椎棘突或椎旁等部位有压痛,其中尤以枕大神经的压痛较常见而显著,并可向头顶部以及前额部放射。枕区皮肤也多有感觉过敏或减退,少数病程较长者甚至可显示脱发。在临床症状并结合 X 线、CT、MRI 确诊并不困难。

四、带状疱疹后三叉神经痛

(the trigeminal neuralgia following herpes zoster)

1. 病因与发病机制　带状疱疹后三叉神经痛,是带状疱疹病毒侵及三叉神经半月节及三叉神经分支而引起。其发病机制同三叉神经痛,现有多种学说。

2. 病理　此病的病理所见资料国内未见报道。刘国伟等(2001 年)报道带状疱疹后三叉神经痛 34 例,其中 7 例在三叉神经根出脑桥 0.5～1cm 处行部分切断(Dandy 手术),并同时在此段取材做病理组织检查,在光镜和电镜下观察所见,7 例共同的特点是,三叉神经感觉根髓鞘显著肿胀、增厚、变粗、轴突不规则,有节段性脱髓鞘退行性变。其中 4 例(带状疱疹溃破发生混合性感染)在髓鞘退行性变的间质中有淋巴细胞,在神经纤维中有大量弥漫性中性粒细胞。血管壁增厚,组织结构模糊不清,似退化坏死样炎性复合物。

3. 临床表现

(1) 病史:本病从出现带状疱疹至发生三叉神经痛的病史不定,有文献报道,带状疱疹后神经痛可达19年。刘国伟等报道的34例中10例首发症状为神经痛,在2~5天后才逐渐出现疱疹,而多数是带状疱疹消退后出现神经痛。

(2) 发病年龄及性别:本病多发生于50岁以上中、老年人,性别未有多大差异。

(3) 发病部位:均为一侧,双侧者未有报道。文献报道带状疱疹累及三叉神经者为26.3%,其中眼部(第一支)受累者最多,占其中的50%,刘国伟等报道占71%。

(4) 疼痛发作及局部皮肤病变:带状疱疹后三叉神经痛,典型的症状如刀割、针刺、电灼样持续性剧痛发作外,疼痛范围多为第一支分布区、无扳机点。因带状疱疹病毒多侵犯第一支,为此,多患有同侧角膜炎、角膜溃疡、眼球炎或角膜溃疡,角膜溃疡痊愈后遗有角膜白斑(斑翳)。有报道因误诊或延误治疗者,导致眼球摘除之例。在三叉神经痛支区皮肤遗有粉红色呈带状或片状色素沉着,有的遗有浅状瘢痕(疱疹溃破混合感染)。

4. 辅助检查　X线片检查、CT扫描和MRI检查未有异常发现。

5. 诊断　本病根据病史、发病部位、患部皮肤等临床表现特点,诊断不困难。

五、三叉神经痛合并高血压
(the trigeminal neuralgia with hypertension)

三叉神经痛是一种顽固性疾病,而高血压又是一种常见多发病,其共同的特点是多发生在中、老年人,两者发病均与动脉硬化有关。为此,在发病机制上互为因果。按三叉神经痛的临床分类,本病应归为原发性三叉神经痛。

1. 高血压的诊断标准　按WHO高血压的诊断标准,即收缩压≥160mmHg和(或)舒张压≥93mmHg,并排除继发性高血压;经心血管内科系统用降压药等治疗无效者。

2. 病因与发病机制　三叉神经痛合并高血压者,称神经源性高血压。其病因和机制尚无定论,而至今根据各学者从基础和临床研究观察来看,认为此类高血压可能是由于颅底动脉压迫延髓左侧及第Ⅸ、第Ⅹ对脑神经所致,微血管减压术可使高血压缓解。另外,亦有人认为,因三叉神经剧烈的疼痛刺激,精神十分紧张和痛苦,使交感神经长期处于兴奋状态,而心血管系统又有广泛的交感神经支配,交感神经兴奋不但作用于β受体,使心率加快,心收缩力增加,同时也作用于外周血管α受体,使小动脉收缩,外周阻力增加,导致血压升高。为此,用三叉神经半月节阻滞、Meckel腔气囊压迫、感觉根切断(Dandy手术)、微血管减压术

(microvascular decompression, MVD)后神经痛消失，而患者情绪稳定，血压亦逐渐下降，而未分左右侧。当然，真正的病因和机制还待进一步研究。

3. 遗传史　三叉神经痛和原发性高血压均有遗传性。孟广远曾报道三叉神经痛伴有高血压一家族6例，在6例中左右侧各3例，其中左侧1例采用射频热凝术；1例右侧者采用周围支切断撕脱术，术后神经痛消失，血压亦下降。

4. 临床表现　本病临床表现如同原发性三叉神经痛，除表现间断阵发性、刀割、针刺、闪电样剧痛发作外，在说话、洗脸、刷牙、吃饭和情绪激动时而诱发疼痛，本病的特点与单纯三叉神经痛不同的是，除三叉神经痛发作性剧痛外还有头胀痛、头晕、头沉、恶心等高血压症状。

5. 诊断与鉴别诊断　除表现有原发性三叉神经痛的典型症状外，还有标准的高血压和高血压症状，故诊断较易。CT、MRI 检查可排除继发性三叉神经痛。

六、脑寄生虫病与三叉神经痛

(cerebral parasitosis and trigeminal neuralgia)

脑寄生虫病在中枢神经系统疾病中比较少见，是周身疾病的一部分。它侵犯中枢神经系统后可引起临床诸多症状，三叉神经痛是其中之一。我国常见的脑寄生虫病有脑囊虫病、脑型血吸虫病、脑型肺吸虫病等，其中脑囊虫病最常见，发病率约占囊虫病的80%，流行于我国东北、西北、华东、山东一带，当该虫进入脑实质内形成囊肿引起病损，头痛是本病常见症状，有时头痛十分严重，值得重视。

1. 临床表现　患者常有癫痫样发作，可高达80%，有时会出现定时和定向力丧失，精神错乱，也可引起脑膜炎。由于囊虫自溃，出现囊液的化学刺激症状，颅内压增高。根据脑内囊虫数量的多少，可发生轻重不同的头痛、恶心、呕吐和视物模糊。由于脑部局限病灶不同部位，可发生轻度偏瘫、偏盲、小脑损害等体征。第Ⅱ、第Ⅴ～Ⅺ对脑神经受累，出现三叉神经痛症状。检查全身皮下，特别是四肢皮下，可能触及黄豆大小结节。

2. 辅助检查

（1）血液检查：血清猪囊虫补体结合试验80%为阳性。

（2）大便检查：可见成虫脱落节片或涤虫卵。

（3）脑电图检查：55%～70%可出现不同程度的改变，但无特异性诊断价值。

（4）脑脊液检查：绝大多数化验正常，部分病例可有蛋白增高、糖减少、细胞数增多,有时嗜酸性粒细胞增多。

(5) CT 扫描:是诊断脑囊虫病的首选影像学方法,它不但可以确定是否囊虫,还可以了解囊虫所在部位、数目与周围组织的关系,又是判断治疗效果及估计预后的有效方法。

(6) MR 扫描:对本病的病程分期有独特的长处,对治疗方案选择有重要的指导意义。

3. 诊断与鉴别诊断　必须根据临床表现、流行病学特点、囊虫免疫学特征、CT 及 MR 扫描进行全面综合性判断,应与癫痫、脑肿瘤、脑膜炎、脑脓肿、精神病疾病及其他脑型寄生虫病相鉴别。

4. 防治　①首先做好预防;②常用治疗药物有吡喹酮或阿苯达唑;③必要可行手术治疗;④对症治疗。

七、小脑脑桥角蛛网膜粘连(蛛网膜炎)

[arachnoidea Adhesion of the pontocerebellar angle(arachnitis)]

脑蛛网膜炎,亦称浆液性脑膜炎,是一类由不同病因引起的蛛网膜非特异性炎症,好发于颅后窝小脑脑桥角区、大脑半球凸面及视交叉等部位。头面部疼痛是较常见的症状。其疼痛应该与原发性三叉神经痛相鉴别。特别是小脑脑桥角蛛网膜炎,刘学宽等报道手术治疗三叉神经痛 1220 例中,蛛网膜囊肿和粘连(蛛网膜炎)23 例,占 1.9%,该病在临床上极易与原发性三叉神经痛相混淆。唯有在手术时才能确诊。

八、偏　头　痛

本病是一古老疾患,早在 3000 年前就有人对此进行过描述,2500 年前由 Hippocrates 命名为偏头痛,沿用至今。由于发作性血管收缩功能不稳定,以及某些体液物质暂时性改变所致的一种有或不伴有脑及自主神经系统功能暂时性障碍的头痛,是一类有家族性发病倾向的周期性发作疾病。临床表现为阵发性发作的偏侧搏动性头痛,伴有恶心、呕吐,经一段间歇期后可发病,在黑暗、安静的环境内休息或睡觉后会得到缓解。而头痛发生前或发作时可伴有神经、精神功能障碍。

(一) 病因

病因尚不清楚。

1. 遗传有关　约 50% 患者有家族史,其遗传方式为隐性遗传、显性遗传及多基因遗传等。

2. 内分泌因素有关　约60%女性患者在月经来潮前发病，或青春期女性发病率较高（即月经初潮时可开始发病），而60%～80%在怀孕后发作减少或停止，口服避孕药加重，但在分娩后又重新发作，在绝经期中加重，也有认为发作与雌激素、黄体酮及催乳素等水平过高有关。

3. 生化改变因素　与5-HT、去甲肾上腺素（NE）、缓激肽、前列腺素E及内源性阿片样物质（OLS）有关，其中以5-HT和OLS最引人注目。

4. 血管功能因素　头痛前期是脑血管收缩，头痛期为脑血管扩张，也有人认为头痛期是颅外动脉扩张之故，麦角胺、普萘洛尔等药物有效，脑血流量改变等许多临床和实验室资料证实，但引起血流确切因素尚不清楚。

5. 其他　精神紧张、过度疲劳、气候骤变、强光刺激、烈日照晒、低血糖、应用扩血管药、食用高酪胺食物（如巧克力、奶酪），及乙醇类饮料均可诱发。

（二）临床症状和口腔颌面部表现

根据1988年国际头痛学会制定的国际头痛分类及诊断标准，结合我国临床实践分别概述如下：

1. 无先兆性偏头痛（普通型或单纯型偏头痛）　最为常见，约占偏头痛发病率的80%以上，发作性中度到重度搏动性头痛，伴恶心、呕吐、畏光或怕声，体力活动使头痛加剧。发作开始时仅为轻到中度的钝痛或不适感，几分钟到几小时可达到严重的搏动性跳痛。约2/3为一侧头痛，也有双侧头痛。有时放射到颈部及肩部，并持续4～12小时，睡眠后缓解，该症状反复发作至少5次，方可确立本病之诊断。有些女性偏头痛发作往往和月经有关，谓之“月经型偏头痛”。通常为经期前两天到经期第3天发病。

2. 有先兆性偏头痛（典型偏头痛）　可分先兆和头痛两期。

（1）先兆期：视觉症状最为常见，如畏光、眼前散光、火花或复杂视幻觉，继而出现视野缺损、暗点、偏盲或短暂失明。少数患者可发生偏身麻木、轻度偏瘫或语言障碍，先兆大多持续5～20分钟。

（2）头痛期：常在先兆开始消退时出现。先兆多始于一侧眶上、眶后部或颞额区，逐渐加重，而扩展至半侧头部，甚至整个头部及颈部，头痛为搏动性，呈跳痛或转凿样，程度逐渐加重发展为持续性剧烈疼痛，并伴有恶心、呕吐、畏声、畏光。有些患者面色潮红，大量出汗，眼结膜充血；有些患者面色苍白，精神萎靡，不思饮食，一次发作持续1～3天，通常睡觉后头痛明显缓解，发作过后持续数日倦怠乏力，发作间歇期一切正常，以上典型偏头痛可分为几个类型：①伴有典型先兆的偏头痛：包括眼型偏头痛、偏瘫型偏头痛、失语型偏头痛等，至少出现过两次上述典型发作，排除器质性疾患诊断方可成立。②伴有延长先兆的偏头痛（复杂型偏头痛）：症状与上同，先兆在头痛发作过程仍持久存在。延续时间超过1小时而不到1周，神经影像学检查发现颅内有器质性病变。③基底型偏头痛（原称基底动脉偏头痛）：有明确起源于脑干或双侧枕叶的先兆病症，如失明，双眼颞侧和鼻侧视野均有视觉症状，眩晕，听力减退，耳鸣，复视，构音障碍，共济失调，双侧性感觉异常，双侧轻瘫或精神错乱等，多数在几分钟至1小时内消失，继而出现两侧枕区搏动性头痛。间歇期一切正常。④不伴头痛的偏头痛先兆（偏头痛等位发作）：出现偏头痛发作的各种先兆症状，但有时并不立即出现头痛，随患者年龄渐老，头痛可完全消失而依次有发作性的先兆症状，但完全表现为先兆症状而无头痛者则较少。40岁后首次发病者需做深入检查，除外血栓栓塞性短暂性缺血性发作（TIA）。⑤眼肌麻痹型偏头痛：极少见，常有家族史，起病大多在30岁以下，有多年固定于一侧的偏头痛发作史，但很少有"闪光"、"暗点"等先兆症状。在一个眼眶或眶后的剧烈头痛发作后，出现同侧的眼肌麻痹，也有在头痛发作时出现，个别在头痛发作前发生，眼麻痹主要累及动眼神经支配的肌肉（约占90%），尤其是以上眼睑下垂最多见，也可影响第Ⅸ、Ⅴ、Ⅶ等神经。眼麻痹持续数天或数周后恢复，开始几次发病麻痹可完全恢复，但多次发作后可遗留部分眼肌麻痹而不能恢复，发作可持续十几年，甚至数十年。神经影像学检查排除颅内器质性病变。其发病机制尚不明。有"一过性一侧脑胀学说"、"颅内大血管扩张学说"等，但都没能得到证实。有眼动脉瘤者不属于本病范畴。

3. 儿童期偏头痛　儿童偏头痛多见于5～10岁，发病率3%～5%，患儿难正确叙述症状，致诊断较为困难，不过儿童发病时，表现全身无力，如虚脱状、嗜睡，偶有感到肚子不适，伴恶心、呕吐。这些情况易造成诊断的困难。可出现一种偏头痛的等位发作，即儿童期良性发作性眩晕。儿童期良性发作性眩晕，有偏头痛家族史。但儿童本人无头痛，表现为多次、短暂的眩晕发作，也可出现发作性平衡失调、焦虑，伴有眼球震颤或呕吐。神经系统及脑电图检查正常。间歇期一切正常，部分儿童成年后转为偏头痛。

4. 偏头痛持续症状　发作持续时间在72小时以上（有可能短于4小时的缓解期）的诊断为头痛持续状态。

（三）诊断和鉴别诊断

没有特异的实验室检查支持偏头痛诊断的确立。临床上对本病的诊断主要是依据详细的病史，头痛反复发作，病程迁延，符合偏头痛疼痛的特征。有家族史者有助于本症的诊断。脑电图排除癫痫的存在。疑有占位性病变时，可行CT

或 MRI 检查。枕叶或颞叶肿瘤初期,可出现视野缺损或其他视觉症状。随着病情进展,最终可出现颅内压增高症状。老年人颞枕部疼痛,需排除巨细胞性动脉炎。其他疾病如脑膜炎、蛛网膜下腔出血、青光眼等,通过病史与体检容易鉴别。

(四)治疗

1. 一般治疗　首先在生活上要有规律,尽量保持稳定的心理状态,适当进行体育锻炼,对偏头痛发作与饮食有关的患者,则需停止有关饮食。

2. 偏头痛发作时,部分患者在避光、清净的室内休息或睡眠后头痛有缓解,不需要特殊治疗。如轻至中度头痛患者,用阿司匹林或对乙酰氨基酚等药物即可。如加用咖啡因及布巴比妥效果更佳,能使症状减轻或消失。头痛伴呕吐者可合并应用甲氧氯普胺或多潘立酮。对中到重度头痛患者,急性发作时较有效的为麦角胺制剂舒马普坦。麦角胺制剂部分人有效。它是 5-HT 受体的激动剂,也有直接收缩血管的作用。常用麦角胺咖啡因(每片含咖啡因 100mg,麦角胺 1mg),在出现先兆时或开始隐痛时立即服用 1～2 片,避免麦角中毒,单次发作用量不超过 4 片,每日总量不得超过 8 片,甲磺双氢麦角胺皮下或肌内注射能很快吸收,急性发作时即注射 1mg,若有必要,在 0.5～1 小时后再给 1mg,一天内最高剂量 3mg。麦角过量会出现恶心、呕吐、腹痛及周围血管痉挛、缺血等不良反应,有严重心血管、肝肾疾病患者及孕妇禁用。对偏瘫型、眼肌麻痹及基底型偏头痛也不适用。

舒马普坦为 $5\text{-}HT_{1D}$ 受体激动剂,对脑血管有高度选择性作用,皮下注射 6mg 或口服 100mg 能使 71% 患者头痛消失。成人口服 100mg,30 分钟后头痛缓解,4 小时后达最佳效果。皮下注射 6mg(成人量)起效快,必要时 24 小时内可再注射 1 次,不良反应较轻,有一过性发热、口干、头部压迫感和关节酸痛,偶有胸闷、胸痛或心悸等情况。

偏头痛持续状态或严重偏头痛发作可口服或肌内注射氯丙嗪(1mg/kg)或静脉滴注 ACTH 50u(置于 500ml 葡萄糖液内)或口服泼尼松 10mg,3 次/天。对发作持续时间长者应注意全身情况,适当补液,纠正水及电解质紊乱。

3. 预防治疗　常用药物有:①普萘洛尔 10～40mg,3 次/天;逐渐减量可减少恶心、共济失调及肢体痛性痉挛等不良反应;②苯噻啶 0.5mg,1 次/天,缓慢增加到 3 次/天,持续 4～6 个月,80% 患者的头痛得到改善或停止发作,不良反应有嗜睡、疲劳,能增加食欲,长期服用会发胖;③美西麦角 0.5～1mg,1 次/天开始服,1 周内逐渐加到 1～2mg,2 次/天,可引起恶心、呕吐、眩晕、嗜睡等不良反应;长期服用可出现腹膜内组织和肺胸膜纤维化,连续口服 6 个月后必须停用 1 个月；④尼莫地平和盐酸氟桂利嗪：尼莫地平常用量为20～40mg，3次/天，该药不良反应小，可出现头昏、头胀、呕吐、失眠、皮肤过敏；⑤西戊酸钠100～400mg，3次/天；⑥阿米替林75～150mg，1次/天；⑦可乐定0.075～0.15mg，2～3次/天。

4. 月经期偏头痛　可用：①甲芬那酸500mg，3次/天，在月经来潮前三天起口服，到月经第4天停用（共6天）；②吡咯烷酮羧酸镁，从月经周期第15天起服用，每天360mg，直到来潮时停用。至少作两个周期治疗，才能定有无疗效。

九、丛集性头痛

也称偏头痛性神经痛、组胺性头痛等，是一种表现为眶部和头部疼痛的神经血管功能障碍，以反复的密集性发作为特征。由于头痛部位多较固定，疼痛性质有的病例极似三叉神经痛，病因和发病机制尚未完全明白。近来有人通过颞部皮肤组织超微结构检查发现了有肥大细胞数目增多和明显的脱粒现象，为与潜在病毒感染或免疫异常有关的一种颅神经病变，推测丛集发作的剧烈性头痛是由于肥大细胞颗粒内释放作用于血管，并引起疼痛物质（激肽原）沿三叉神经感觉轴索逆向活动所引起。用皮质类固醇和碳酸锂治疗效果良好，亦符合这点。这个学说得到了一些学者的支持。本症与内分泌系统无明显关系，更年期后发作不见减少。发作时血浆组胺升高，可能脑部血管对组胺起超敏反应。

十、偏头痛性神经痛

（migraine neuragmia）

偏头痛性神经痛一词是Harris等（1926年）首先提出的，以后有组胺性偏头痛（horton头痛）、丛集性头痛（cluster headache）、岩部神经痛。这种疼痛的性质有的病例很像三叉神经痛，因此，需与原发性三叉神经痛加以鉴别（表7-10）。

表7-10　偏头痛性神经痛与原发性三叉神经痛的鉴别诊断

鉴别点	偏头痛性神经痛	原发性三叉神经痛
发病年龄	30～50岁	多在40岁以上
性别	男性明显多于女性	女性略多于男性
发作时间	多在夜间或午睡后，每天发作十分规律定时，有0.5～2小时	多在白天，数秒至2分钟
疼痛部位	单侧面部（眼周较多）	三叉神经分布区域，单侧性，不超越中线

续表

鉴别点	偏头痛性神经痛	原发性三叉神经痛
发作频数	发作周期中每日1～2次	不一
疼痛性质	灼痛、钻痛、锐痛	闪电样、刀割样
伴随症状	流涕、鼻塞、流泪、面潮红等	面肌抽搐、流泪
发作时习惯	情绪激动，踱步不止	停止下颌运动，以手掩面
诱发因素与扳机点	组胺试验(+)，无	说话、洗脸，有
家族史	较少见	很少见
治疗反应	麦角胺有效，抗组胺药物显效	卡马西平、苯妥英钠有效

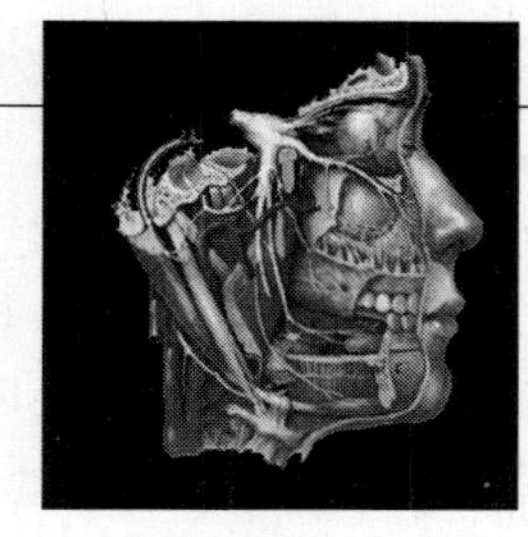

第八章 三叉神经痛的治疗

(treatment of trigeminal neuralgia)

鉴于目前对原发性三叉神经痛的病因尚不十分清楚,迄今为止尚无十分理想的治疗方法。三叉神经痛患者通常到口腔科、五官科、神经科来就诊,因而各科室往往选择自己最为熟悉的方法来治疗此类患者,造成治疗方法上的随意性和不规则性,同一治疗方法文献报道的疗效也常不一致。针对此种状况,有必要对三叉神经痛特别是原发性患者的治疗有步骤有计划地进行。作为一名医师在治疗患者前应自问"假如我自己是这样一个患者,我将怎样做","应采取怎样的最佳方法"。为更好地有针对性、计划性、合理性治疗三叉神经痛患者,将现今所有的治疗方法归为二大类,即保守性治疗和破坏性治疗二大类。作为一种尝试,这一种分类是否合理或不妥之处有待于进一步的探索和改进。

第一节 三叉神经痛治疗的疗效评价

(therapeutic evaluation of trigeminal neuralgia)

无论采用何种治疗方法,应对其疗效的评判,有较为统一的标准,为此试图采用较为简单、明了、直观的方式来进行治疗效果的评价。

1. 疼痛完全缓解 即患者疼痛症状完全消失,能进行正常生活和工作,且无需任何其他治疗。

2. 疼痛大部分缓解 即患者重、中度疼痛消失但仍存在轻度的疼痛,对日常生活和工作影响大,而需依靠药物维持。

3. 疼痛部分缓解 患者重度疼痛消失,但仍存在中、轻度的疼痛症状,偶有重度症状激发,对日常生活和工作有明显的影响,如咀嚼、面部表情、语言、社会活动等方面有明显影响,导致上述各种活动功能下降,有时甚至被迫中断。除需依靠药物治疗外,还必须配合其他治疗方法。

4. 疼痛症状无缓解甚至加重 即患者疼痛症状与治疗前相比无缓解甚至加重,无法进行日常生活和工作,而仍需继续进行治疗。

治疗有效率或疼痛缓解率:以前两项为统计标准。

治疗无效率或疼痛复发率:以后两项为统计标准。

上述各条评价标准在目前国内外文献报道中尚无统一,在此笔者依据多年临床工作经验和国内外文献所列出评价标准进行了总结和归纳,希望不断进行修改和完善。

另外,还需要必须说明的是,随访时间一般以两年内为短期有效率,三年以上为长期有效率。

第二节　保守性治疗
(conservative treatment)

保守性治疗主要是采用危险性低、副作用小,且方法简便的治疗手段。其主要优点是安全、副作用小、简单、可反复治疗、患者易于接受。有些方法患者还能自行掌握和控制,且费用相对较低等。其缺点是复发率高、有效率低、治疗时间长,对疼痛剧烈、发作频繁的患者,即顽固性三叉神经痛常无能为力等。保守性治疗主要适用于以初发患者为主,以往采用保守性治疗较为有效的患者亦可继续采用。通常保守性治疗更适合于中老年患者。而其总体长期有效率 50% ~ 60% 。现将各种保守性治疗方法介绍如下。

一、药物治疗
(dictatic therapy)

三叉神经痛的药物治疗,是最常用的基本疗法,亦是治疗本病的首选方法。其适应证主要是初发患者,对年迈或伴有其他严重脏器系统性疾病而不适于手术,或不能耐受手术的患者亦可作为其他治疗方法后的辅助治疗。

(一) 卡马西平(carbamazepine)

此药又称为酰胺咪嗪、卡马咪嗪,或称痛痉宁(tegretol)或得理多。1962 年由 Blom 开始用于治疗三叉神经痛,获得了满意的疗效。目前仍认为是治疗三叉神经痛最有效的药物。

1. 药理作用　本药作用于网状结构丘脑系统,可抑制三叉神经脊束——丘脑的病理性多神经元反射,并具有稳定细胞膜的作用,从而起到治疗疼痛的目的。此药 70% 缓慢吸收,半衰期较长,为 10 ~ 12 小时,因而每天用药 2 ~ 3 次。而有些患者用药一段时间后,药物代谢加快,半衰期缩短,需每 8 小时或 6 小时用药 1 次。药物的血浆浓度同临床疗效不完全一致。一般用药 24 小时后可显示疗效。本品还可用于舌咽神经痛及其他与神经病学有关的严重疼痛综合征,如脊髓痨及多发性硬化症。此外,尚有抗心律失常作用,能对抗地高辛中毒引起的心律失常，对室性或室上性期前收缩有效，可消除症状，还具有抗利尿作用。

2. 用法　常规剂量从每日2～3次，每次100mg开始，常用维持剂量为根据疼痛缓解程度可适当增加或减少剂量，其增或减目前尚无规律可循，完全按照患者的自觉症状来逐步摸索，也可按个性化治疗，但原则上总剂量每天最多不超过1200mg。

3. 副作用　其常见副作用是嗜睡、头晕、乏力、走路不稳和震颤，上述症状在初期十分明显，在1～2周后可逐渐自行消失。对服药过敏者应立即停药。曾有报道因过敏导致严重全身性药疹。偶可出现头痛、精神错乱、复视、肌痉挛、口干、恶心、呕吐、厌食、腹泻或便秘及水中毒等症状表现。其次对肝脏损害，常见的有谷丙转氨酶（SGPT）升高，约10%为服药损害。笔者认为对使用常规剂量患者2～3个月检查1次肝功能，对每天剂量在600mg以上者应1个月检查1次。

本药最严重的副作用是对血液系统的毒性，但较为少见，可产生持续性白细胞减少、单纯血小板减少及再生障碍性贫血。5%～10%的患者在用药后，第1个月内出现可逆性白细胞减少，其减少程度与服用药物的剂量大小无明显的直接关系。为此，服药前应行血常规检查以了解患者的基本情况，用药后2个月内应2周检查血常规1次。如无异常情况，以后每3个月查1次血常规。如果出现白细胞减少，在2周内未恢复正常或出现感染症状，或白细胞持续低于$3\times 10^9/L$，应立即停药并进行治疗，待白细胞恢复正常后再酌情考虑是否继续用本药物。还有报道本药可对生殖系统有损害，可抑制生殖细胞的有丝分裂。因此，对未生育者用本药应慎用。此外，本药可导致甲状腺功能减退，大剂量时可引起房室传导阻滞等。故有心脏房室传导阻滞，血常规及血清铁严重异常、骨髓抑制等病史者禁用。乙醇中毒、心脏损害、冠状动脉病、糖尿病、肝病、肾病、尿潴留、青光眼，对其他药物有血液方面不良反应史的患者慎用。

4. 疗效评价　1962年Blom首次报道本药治疗三叉神经痛，其近期症状缓解率可达70%～80%。但远期缓解率明显下降。Taylor曾对143例患者服用本药作了长达16年的观察，是至今文献中观察时间最长、资料最全的一组，其报道在初期（4年内）总有效率69%，16年间总有效率56%，统计国内外文献报道本药的总有效率为50%～60%。

5. 展望　当前本药仍是治疗三叉神经痛最有效的药物，经过40余年发展，本药疗效已十分肯定。然本药有较多的副作用，致使众多医师和患者对使用本药具有一定顾虑。

（二）苯妥英钠（sodium phenytoin；Dilantin）

本药于1942年开始用于治疗三叉神经痛。

1. 药理作用　对大脑皮层运动区有高度选择性的抑制作用，防止异常放电的传播，能增加酶中抑制性神经递质 γ-氨基丁酸（GABA）的含量，有人认为尚具有稳定细胞膜作用。本药在酶组织中有效浓度积聚较慢，故出现疗效较慢，常需连服数日后才开始出现疗效。对三叉神经痛的治疗主要是因为三叉神经痛为癫痫样放电所致，而本药物可减少高频放电的扩散。

2. 用法　常规用量为每次 100mg，每天 3 次，餐后服用，最大剂量一般不宜超过每天 600 ~ 800mg，疼痛缓解后可逐渐减量。本药亦可肌内或静脉注射，每次以 125 ~ 250mg 为宜，每天用量不超过 500mg，注射宜用等渗盐水溶解后应用。

3. 副作用　短期服用较小，但长期服用者有眩晕、嗜睡、头痛、恶心、呕吐、厌食、失眠、便秘等，亦可有过敏反应。此外，少见的并发症有共济失调、白细胞减少、巨细胞贫血、神经性震颤；严重并发症可有视力障碍、精神错乱、紫癜等。长期服用可引起骨质疏松，孕妇服用有可能致胎儿畸形。与口腔科较为密切的并发症是牙龈增生。如同时补充维生素 B_{12} 和叶酸有利于减少并发症。对乙内酰脲类药物有过敏史及阿斯综合征、二 ~ 三度房室阻滞、窦房结阻滞、心率过缓等心功能损害者禁用。孕妇、哺乳期妇女以及乙醇中毒、贫血、心血管病、糖尿病、甲状腺功能异常及肝、肾功能损害者慎用。

4. 疗效评价　本药疗效较卡马西平差，目前主要用作对卡马西平有过敏者的替代药物，长期应用有效率 40% 左右，多数报道在 10% ~ 30%，用药缓解时间仅在 1 ~ 2 年，长期应用可产生耐药性。因此，目前该药在临床应用治疗三叉神经痛日趋减少。

以上两类药物为治疗三叉神经痛的一线药物，两者可联合使用，可提高治疗有效率，而需注意副作用的叠加。亦可与下述二线药物联合应用。

（三）奥卡西平（oxcarbazepine）

亦称确乐多（trileptal），1996 年开始生产，为卡马西平的 10-酮基衍生物，具有与卡马西平相似作用，不诱导肝药物代谢酶，因而较少影响其他药物代谢和不良的药物相互作用。奥卡西平及其单羟基代谢物，能通过胎盘屏障，也可进入乳汁。

1. 作用及疗效　能在胃肠道良好吸收，广泛分布，约 40% 与血浆蛋白结合，并在肝脏快速广泛代谢，其主要代谢物形成从尿中排出，临床用于治疗全身性强直阵挛性发作和局部性发作，用于治疗三叉神经痛有很好的效果，当患者对卡马西平有难以忍受的不良反应，或明显的药物相互作用反应时，可用奥卡西平代替。1999 年分别在阿根廷及法国召开了这一新产品的学术会议，根据会议文献报道，此药的主要特点是对三叉神经痛治疗效果明显优于卡马西平，特别对某些顽固性三叉神经痛患者，具有极好的缓解效果，且副作用远远少于卡马西平。

2. 不良反应与注意事项　常见有嗜睡、乏力、头晕、头痛、运动失调等；偶见胃肠功能障碍，如恶心、呕吐、腹痛、厌食等。其活性代谢物的血药浓度可致低钠血症。皮疹时有发生，但较卡马西平为少，大部分使用卡马西平发生过敏的患者，而能耐受奥卡西平，如与口服避孕药炔雌醇同用，可降低雌激素的血浓度，并可引起大出血及降低避孕药效果，与孕激素左炔诺孕酮合用，明显降低左炔诺孕酮的生物利用度，应特别注意。

3. 用法与剂量　常用剂量200mg，3次/天。

（四）其他药物（other medicines）

常为治疗三叉神经痛的二线药物。而这些药物通常需要与卡马西平或苯妥英钠联系应用，才有缓解疼痛疗效，单独使用疗效极差。

1. 巴氯芬（baclofen）　本药于1984年Fromm首先作为卡马西平替补药物用于治疗三叉神经痛，与卡马西平或苯妥英钠联合应用，有显著的协同作用。该药是抑制性神经介质的类似物质，抑制脊髓三叉神经兴奋的传递。其常用剂量为每次10mg，每日3次，最大剂量可达每日60～80mg。常见副作用有嗜睡、恶心、乏力及呕吐，偶可见头痛、失眠、低血压、腹泻、便秘、尿频、皮疹等。突然停药可出现幻觉，故停药须逐渐减量为宜。一般推荐为卡马西平或苯妥英钠无效或耐药时加用此药。

2. 氯硝西泮（clonazepam）　又名克罗安定（clonopin），本药具有抗焦虑、抗惊厥等作用。对三叉神经痛也有一定的疗效，其效果次于卡马西平和苯妥英钠。应由小剂量开始，常用剂量为每天1mg，1次服用，此后每3个月调整1次，维持剂量为每天3～12mg，最大量可达每天20mg，总有效率在65%。常见副作用为嗜睡、共济失调、易激动、不安或攻击行为，有时可见忧郁、焦虑、语言不清、肌张力低下，少数患者引起唾液增加。对孕妇及闭角型青光眼患者禁用。对肝肾功能有一定的损害，故对肝肾功能不全者应慎用或禁用。须注意突然停用本药可导致抽搐，故应逐渐停药。

3. 丙戊酸钠（sodium valproate）　本药亦具有抗惊厥作用，常用剂量为每次200～400mg，每日2～3次，本药可增加卡马西平活性代谢产物环氧化物的血浆水平，故应与卡马西平合用，以提高疗效，其副作用较轻微。极少见的是可出现致命性肝炎。故应定期检查血常规及每3个月查1次肝功能。

4. 托吡酯（topiramate）　亦称妥泰（topamax），此药可增强γ-氨基丁酸（GABA）诱导氯离子内流的能力和增强抑制性神经递质的作用。故是突触后抑制递质，可使突触后膜发生超极化，也是突触前抑制的递质。当GABA作用于轴突末梢时可引起末梢去极化,使末梢冲动抵达时,递质释放量减少,从而产生抑制效应。故可选择性阻断钠离子通道,也作用于 GABA,A 受体增强,由 GABA 介导的神经抑制作用,抑制了中枢兴奋性递质谷氨酸,缓解了疼痛。也适用于单纯和复杂部分性发作及全身强直-痉挛性发作,以及婴儿痉挛症患者,尤其对 Lennox-Gastaut 综合征的临床疗效较好,有效血药浓度为 9mg/L,孕妇慎用。

(1) 用法与用量:口服应从低剂量开始,逐渐增加剂量到有效剂量,25mg,2 次/天,口服一周无效者,可增加剂量为 50mg,2 次/天,如疼痛明显减轻或基本停止,亦应逐渐停药。

(2) 不良反应:最常见的不良反应主要与中枢神经系统有关的偶有共济失调、注意力受损、思维异常、食欲不振、头晕、嗜睡、注意力下降、焦虑、遗忘、失语、忧郁、感觉异常、体重减轻、眼球震颤、复视、视觉异常,以及语言表达障碍等。

(3) 注意事项:①药物相互作用,加用或停用卡马西平或苯妥英钠时,应根据临床疗效适当调整剂量;②停药时应逐渐减量,勿将片剂研碎。孕妇慎用,某些患者可能增加肾结石形成。

5. 氢溴酸山莨菪碱(anisodamine hydrobromide) 本药为我国特产茄科植物,唐古特山莨菪中分离的一种生物碱,人工合成,亦称为 654-2。药理作用与阿托品相似,特点是解除血管痉挛,可使平滑肌松弛,对坐骨神经痛等各种神经痛有良好的止痛作用。

(1) 用法与用量:口服:每次 5 ~ 10mg,3 次/天;或每次 20 ~ 30mg,1 次/天;肌内注射:10mg,2 ~ 3 次/天,10 次为 1 个疗程。

(2) 治疗效果:据天津医学院报道近期效果满意有效率为 76.1% ~ 78.4%,止痛时间一般 2 ~ 6 个月,个别达 5 年之久。

(3) 不良反应与注意事项:基本同阿托品,如口干、面潮红、轻度扩瞳、视力模糊、排尿困难及心率加快等反应,而不良反应较轻,一般在 1 ~ 3 小时后消失,长期用药,无蓄积中毒发生。对青光眼、前列腺肥大、颅内压增高和脑内出血急性期禁用。

6. 美芬新(Mephenesin) 本药原系中枢肌肉松弛剂,可能是选择性通过脊髓前角细胞而起作用,对中枢的作用可能在基底神经节和皮层下的传出通道,在意识状态下产生可逆性肌肉松弛作用,并有局部麻醉作用,能降低对感觉刺激的反应,抑制浅表反射。早在 1958 年就有学者试用于三叉神经痛的治疗,取得一定疗效。经动物实验证明,在改变了三叉神经脊髓束核兴奋状态的猫,机械性刺激其颜面时,可诱发出过度反应的电位,此电位可因注射本药所阻断而不再出现,为此,有学者应用本药来治疗三叉神经痛。

（1）用法与用量：口服：开始每次1g，3次/天，饭后服药，逐渐增加药量每次3g，3～5次/天，饭后服药，维持到痛消失。静脉滴注时将本药4g溶于5%葡萄糖溶液500ml中，于12小时内滴完，滴注2～3天后，疼痛缓解后，改为口服。一般用药3天后开始生效，至3周后疼痛程度明显减轻，有效率据有关报道为60%，多数病程短的病例疗效较好，病程愈长疗效较差。

（2）不良反应与注意事项：胃肠道刺激症状，如恶心、呕吐、厌食，眼球震颤、复视、倦怠、软弱、轻度共济失调、嗜睡、眩晕，不良反应多不严重，停药或减药量后即能改善或消失。如用大剂量可降低血压和心律失常，严重者可致晕厥或呼吸麻痹。2%以上浓度静脉注射，可引起局部静脉血栓、溶血及血尿，甚至可引起无尿症。

7. 激素疗法（Hormone therapy）　因三叉神经痛的病理中，在光镜和电镜下都发现三叉神经后根有脱髓鞘的病理改变。另有约1%多发性硬化症患者中并发有三叉神经痛，而亦是由脱髓鞘斑累及了三叉神经后根而引起三叉神经痛的学说。当某些三叉神经痛患者应用卡马西平及苯妥英钠等治疗无效时，而用地塞米松、泼尼松等激素类药物治疗有效，据刘学宽教授报道两例三叉神经痛用卡马西平无效，改用泼尼松治疗后疼痛消失。这种疗效的原理与脱髓鞘疼痛相同，是利用激素的免疫抑制作用。

（1）用法与用量：①泼尼松（prednisone）：内服，5mg，3次/天；②地塞米松（dexamethasone）：内服，0.75mg，3次/天；5mg肌内注射，1～2次/天。

（2）不良反应与注意事项：长期应用则易产生不良反应，当停药易出现反应，故停药该逐步减量；对溃疡病、糖尿病、高血压、充血性心功能不全、病毒感染、精神病、妊娠早期，以及骨折创伤修复期等禁用。

8. 神经妥乐平（analgecine）　是人用牛痘疫苗（vaccinia virus）接种到健康家兔的皮肤组织内经过炎症和免疫反应，所产生的非蛋白性生理活性物质。其具有神经免疫调节作用，可以缓解神经损伤引起的疼痛和改善异常知觉等效果。其机制有：①神经修复、神经营养作用：神经妥乐平可恢复神经突触传导功能，复活 Na^+-K^+-ATP 酶活性，保护缺氧状态下神经元，促进神经轴突的形式，改善病损神经传导速度，促进施万细胞的增殖；②镇痛作用：神经妥乐平在中枢通过调节5-羟色胺能系统（5-HT）及去甲肾上腺素系统（a_2 受体）的功能，激活下行性抑制疼痛系统。研究证明，神经妥乐平是通过调节延髓中缝核递质的释放量，使后角神经元发生超极化，从而抑制疼痛脉冲向中枢的传导；神经妥乐平也可在外周通过抑制激肽释放活性物，而减少缓激肽的释放达到镇痛的效果。本提取物注射液早在1953年起即在日本开展并广泛应用于颈肩腰腿痛、神经痛、亚急性视神经脊髓末梢神经炎等疾病。该药品对各种神经痛以及麻木感、冷感、酸胀感、蚁行感等神经症状有独特疗效而且安全性好，得到医学界的广泛认可。已有实验研究表明神经妥乐平本身就具有对三叉神经痛动物模型明显的镇痛作用，并有一系列临床报道其对多种术后神经遗留症状，如患肢放射痛、麻木感、冷感、乏力均有显著治疗及康复作用。因此，近年来应用对三叉神经痛射频热凝术后残余神经痛或麻木明显等症状有着很好疗效，且不良反应少。治疗方法：应用由日本脏器制药株式会社生产的神经妥乐平，每支3ml，每支含牛痘疫苗致炎兔皮提取物3.6个AGC单位，采用神经妥乐平18个AGC单位+生理盐水250ml，静脉注射，每天1次，术后连续7天常规脱水抗感染治疗，禁止联合使用其他对三叉神经痛射频温控热凝术后残余症状的药物。

9. 替扎尼定（tizanidine，TZD） 是一种a_2肾上腺素受体激动剂，目前作为中枢性骨骼肌松弛药在临床上使用。一方面在脑干和脊髓水平抑制去甲肾上腺素，调整存在于突触间隙的交感神经递质数量，抑制多突触反射是一个中枢性骨骼肌松弛药能打破“疼痛-痉挛-疼痛”环路，有效缓解疼痛；另一方面抑制脊髓后角伤害性刺激的传导，明显减弱伤害性神经元放电，产生抗伤害性作用。同时，替扎尼定的镇静作用也有助于改善疼痛。动物实验发现替扎尼定能抑制猫的三叉神经核神经兴奋传导并增强节段性抑制，提示替扎尼定治疗三叉神经痛的作用机制可能不仅能抑制三叉神经脊束核神经元兴奋的传导，易化神经元的抑制作用，而且还具有抗伤害感受效应。

有关研究发现替扎尼定治疗三叉神经痛时患者VAS疼痛分值明显下降，表明替扎尼定对三叉神经痛治疗有效。治疗后4周和8周时，它与卡马西平（CBZ）患者VAS评分无差异，TZD和卡马西平和生活质量改善率均为82.5%（$P<0.05$），TZD出现副作用主要表现为嗜睡（15%）、口干（5%）、乏力（5%）；CBZ主要表现为嗜睡（10%）、恶心呕吐（10%）、皮疹（7.5%），中枢神经系统及其他副作用（10%）。但替扎尼定在治疗后第4周就有显著疗效，而卡马西平在治疗后第8周才有显著疗效，提示替扎尼定对三叉神经痛起效更快。服用替扎尼定和卡马西平至8周后患者日常生活能力、个人生理状况等都有所改善，表明替扎尼定不仅能治疗三叉神经痛，还能改善患者的生活质量，现实TZD副作用发生率低于CBZ，患者对治疗耐受性高于CBZ。尽管TZD嗜睡的副作用（15%），但是由于三叉神经痛患者睡眠差，适度嗜睡对患者可能有益，而卡马西平的过敏反应常见（10%），而且存在潜在的肝损伤（5%），总之，TZD是一种安全有效的三叉神经痛治疗的药物疗效与CBZ相当，但是安全性、耐受性优于CBZ，值得临床推广。应用治疗方法：口服盐酸替扎尼定（四川科瑞德制药有限

公司 4mg/片)，剂量从每次 2mg 睡前服用，逐步调整为 4mg 每日 3 次。

10. 普瑞巴林(pregabalin，PGB)　是由 Warner-amgen 公司开发的新型 γ-氨基丁酸(GABA)受体激动剂。2003 年 8 月辉瑞(Pfizer)公司在美国提出注册申请，2004 年 12 月美国 FDA 批准，主要用于治疗糖尿病性外周神经痛和带状疱疹后遗神经痛，是治疗这 2 种疾病的首个药物。目前普瑞巴林，已在欧洲美洲等许多国家获准用于治疗神经痛，其具有脂溶性能通过血脑屏障，能与中枢神经系统电压依赖性钙通道的Ⅰ型 a_2-δ 亚基相结合，减少钙离子内流，从而减少谷氨酸盐、去甲肾上腺素、P 物质等兴奋性神经递质的释放，进而有效控制神经性疼痛，并有效治疗神经损伤后的自发性痛、痛觉过敏和痛觉超敏。用法和用量：普瑞巴林为口服给药，按照两种方式给药，一种是为小剂量开始逐渐增加剂量，一种是开始即将剂量固定，在 600mg 一日，目前常用药剂量为 150～600mg，分 2 次或 3 次口服，在空腹状态下给药后迅速吸收，饭后服药可能延迟吸收，服药后有效缓解疼痛，尤其对慢性神经痛，改善睡眠，提高生活质量。不良反应主要有头晕(5.8%)、嗜睡(2.9%)和共济失调(2.5%)。此外，还有周围水肿、体重增加、头痛和口干。总的讲，慢性疼痛尤其是慢性神经性疼痛，程度重、持续时间长，且普通镇痛药物疗效差，耗费了大量的卫生资源且严重影响患者生活质量。普瑞巴林作为第二代抗癫痫痛药物，可应用于多种慢性神经性疼痛，缓解疼痛、改善睡眠、提高生活质量，且相对来说严重不良反应较少，实为临床用药多提供了一种选择。

11. A 型肉毒毒素(botulinum toxin type A，BTX-A)　是一种用于神经肌肉接头处运动神经末梢的锌肽内切酶。其通过特异性切割位于突触前膜上的 SNAP-25(一种介导囊泡与突触前膜的定位融合的必需蛋白)，抑制神经末梢乙酰胆碱(ACh)的释放。BTX-A 在治疗局限性肌力障碍等疾病方面已经得到了广泛应用。1989 年 12 月，美国 FDA 批准 A 型肉毒毒素(BOTOX)用以治疗痉挛性斜视，就此欧美国家应用肉毒毒素-A 局部注射成为治疗面肌痉挛的对症治疗手段。近年来国内外许多医师应用 BTX-A 在疼痛方面的治疗作用，因此也就引起了人们的注意。在三叉神经痛的治疗同样取得了显著的止痛效果。治疗方法：在当今世界范围内，临床可获得的 A 型肉毒毒素主要有 BOTOX(美国)、Dsport(英国)、BTX-A(中国)以及 CS-Bot(日本)，上述各产品均使用 u 为单位，1u＝1 个小白鼠的 LD_{50}。尽管测定效力的方法基本相同，但各制品临床效力存在差异。因此，无论哪家产品都应有与临床效果相关的药物纯度及稳定性的描述。我国是采用兰州生物制品研究所生产的 A 型肉毒毒素冻干结晶(商品名：衡力，100u/支)，用 0.9% 氯化钠注射液稀释至 5.0u/0.1ml(应注意在稀释时避免将生理盐水猛力注入小瓶内,而应该准确慢慢地溶解药物以免起泡,因为用力摇动会降低肉毒毒素的活性,药物溶解后要在 4 小时内使用。环境温度要低于 20℃以保证肉毒毒素的稳定性。A 型肉毒毒素冻干粉状剂需置于-20 ~ -5℃低温冰箱保存备用。用 1ml 注射器根据受累分支及疼痛程度在疼痛部位及扳机点,行单次疼痛部位多点皮内注射,进针深度约为 0. 1cm,每个皮丘注入 0. 05 ~ 0. 1ml 使之直径为 1. 5 ~ 2cm,苍白橘皮样皮丘每个皮丘间隔 1. 0cm,每次注射总量 40 ~ 150u。注射后留观 2 小时。1 ~ 2 周后根据患者情况适量追加 10 ~ 70u。总剂量 45 ~ 170u。治疗后患者仍用卡马西平或其他药物,剂量及用法按治疗前以减少误差。一般 3 ~ 10 天起效。治疗后患者疼痛如果复发,可以重复注射。

12. 当前国外较为新型的药物(newly-developed medicine abroad)　主要有 Gabapentin(Neurontin,1993)加巴喷丁,Lamotrigine(Lamictal,1994)拉莫三嗪,Levetiracetam(Keppra 等)左乙拉西坦。上述药物目前国内临床上多用于癫痫病患者,对三叉神经痛的应用,尚未见报道。

(五) 营养神经药物(neurotrophic medicine)

主要包括维生素 B_1、维生素 B_{12}、甲钴胺、谷维素、鼠神经生长因子(目前国内商品有恩经复、苏肽生、金路捷等)。须注意维生素 B_{12} 应避免长期服用或注射,以免造成中毒。

1. 维生素 B_1(Vitamin B_1)　又称盐酸硫胺(thiamine hydrochloride),本品为白色结晶或结晶性粉末。有微弱的特殊臭味,味苦,干燥品在空气中立即吸收约 4% 的水分。在水中易溶,乙醇中略溶,为糖类代谢中重要辅酶的组成部分。缺乏时代谢发生障碍,热能供应减少,神经和肌肉组织正常功能较易受到影响,出现乏力、感觉异常、肌肉酸痛、食欲不振、消化不良、心动过速等症状,严重时可致水肿及心力衰竭。主要用于防治其缺乏症,还广泛用于缺乏症无关的神经类疾病,如缺乏所致之脚气病或者 Wernicke 脑病、周围神经炎等,口服吸收有一定限度,每日 8 ~ 15mg,体内贮存有限,过量部分迅速以原型由尿排出,每日需 1 ~ 2mg,本品在肾功能正常时几乎不产生毒性,偶见有皮疹、瘙痒或喘息等不良反应,口服给药毒性甚低,但注射给药时偶见过敏反应,个别甚至有过敏性休克,不宜静脉注射。口服剂量 10 ~ 30mg/次,3 次/天,肌内注射 50 ~ 100mg/d。

2. 呋喃硫胺(fursultiamine)　又称 TTFD,本品为白色或微黄色结晶性粉末,有类似蒜臭,在甲醇、乙醇或氯仿中易溶,在水或丙酮中微溶,在乙醚或苯中几乎不溶,为目前维生素 B_1 新衍生物中疗效较好、毒性较低的一种长效化合物,在体内能迅速转变成活性型硫胺,不为体内硫胺分解酶所分解,对组织亲和力强,脏器内浓度高,血中浓度增加快,存留时间长,特别对神经系统的疾病有较显著的疗效，如各种神经痛、神经炎、小儿麻痹后遗症、小儿夜尿等疾病。亦可用于过剧运动后的疲劳消除、手术后的麻痹或感觉障碍，此外可用于药物所引起的副反应，如应用抗血吸虫病药引起的头昏、头痛、乏力、食欲不振等。对于链霉素所引起的听觉障碍也有一定作用。个别病例有头昏、乏力和呕吐感，停药后即能消除。用法每次 25 ~ 50mg，3 次/天。

3. 谷维素（oryzanol）　又称谷维醇。本品系自米糠油中提取出来的以三萜酮为主体的阿魏酸酯的混合物，为白色或类白色粉末，无臭、难溶于水，可溶于乙醇、氯仿等。主要作用可能是调节间脑功能，激活与自主神经系统有关的下丘脑及大脑边缘系统，还能促进生长使体重增加，又能刺激性腺，促使生殖器官增大与充血，促进基础代谢以及肝功能的恢复。故用于自主神经功能失调（包括胃肠、心血管、神经症）、周期性精神病、脑震荡后遗症、精神分裂症、更年期综合征、月经期紧张症等。但效果不够明显。不良反应较轻，但有胃不适、恶心呕吐、口干、皮疹、瘙痒、脱发、乳房肿胀、油脂分泌过多、体重迅速增加等反应，但停药后均可消失。常用剂量为 10mg/次，3 次/天。口服一般要服药 3 ~ 4 个月。

4. 维生素 B_{12}（Vitamin B_{12}）　又称氰钴胺（cyanocobalamin），本品为暗红色结晶性粉末，无味、无臭、有吸湿性、可溶于水（1 ∶ 80）及 90% 醇（1 ∶ 180），不溶于丙酮、氯仿、乙醚中。在中性水溶液中稳定，应避光。本品经肌内注射后迅速吸收，1 小时后血浆浓度可达高峰。被吸收的维生素 B_{12} 与血浆蛋白结合后转运到肝脏和全身其他组织，并可通过胎盘达到胎儿。注射的维生素 B_{12} 主要自尿排出，其中大多数在最初 8 小时内排出，排出量随注射量增加而增加，并随机体对维生素 B_{12} 的需要量而异。在体内参与核酸合成，参与蛋白质和脂肪的代谢，包括形成神经纤维外的一层髓鞘髓磷脂蛋白。它通过使用 N_5-甲基四氢叶酸转换成四氢叶酸，而增加四氢叶酸在体内的利用，同时同型半胱氨酸转化成蛋氨酸。它促进甲基丙二酸转变琥珀酸而参与三羧酸循环，也能维持中枢及周围脊髓神经纤维功能的完整和消化道上皮细胞的功能，缺乏时出现恶性贫血。它是核酸、核蛋白生物合成过程中的辅酶，对神经组织的蛋白合成过程起加速作用，它与胆碱代谢有关，对神经系统功能有一定作用。即维持中枢及周围有髓鞘神经的正常代谢，保持其功能的完整性。基于三叉神经痛的缺血及神经营养缺乏学说，故用于三叉神经痛。临床主要用于治疗恶性贫血、巨幼细胞性贫血和急性骨髓变性。此外，由于维生素 B_{12} 参与多种物质代谢，常用于辅助治疗多种疾病，如神经系统疾病、神经炎、神经痛、神经萎缩。造血系统疾病：白细胞减少症、血小板减少症。肝脏疾病：肝炎、肝硬化等。还有日光性皮炎、银屑病等的辅助治疗。

（1）不良反应：①肌内注射偶可引起皮疹、瘙痒、腹泻、过敏性哮喘，极个别有过敏性休克；②可引起低血钾症及高尿酸血症。

（2）注意事项：①利伯症（Liber's disease）即家族遗传性球后神经炎及抽烟性弱视症，血性维生素 B_{12} 量异常升高者如使用本品可使视神经萎缩迅速加剧，但采用羟钴胺则有所裨益；②痛风患者使用本品，由于加速核酸降解，血尿酸升高，可诱发痛风发作，应加注意；③神经系统损害患者在诊断未明确之前不宜应用，以免掩盖住亚急性联合变性的临床表现；④心脏病患者注射维生素 B_{12} 时可能增加血容量，导致肺水肿或充血性心力衰竭的发生；⑤维生素 B_{12} 缺乏同时伴有叶酸缺乏以维生素 B_{12} 治疗时血常规能改善，但可掩盖叶酸缺乏的临床表现，对该类患者宜同时补充叶酸；⑥在用维生素 B_{12} 治疗巨幼细胞性贫血时，起始 48 小时应查血钾以便及时发现可能出现的严重低血钾。

（3）用法：恶性贫血：肌内注射剂量为 250μg/次，隔天 1 次，1～2 周后改为 1 次/周，维持量 1000μg/次，1 次/月，终身用药。片剂口服：一日 0.1～1mg，分次服用。三叉神经痛用法：肌内注射维生素 B_{12} 1000μg/次，每日 1 次，连用 10 天，改为每周 2～3 次，持续 3 周，常与卡马西平或苯妥英钠合用。

5. 弥可保（Methycobal）　又称甲钴胺（mecobalamin）钴宾酰胺及泛敏补。本品为暗红色的结晶或结晶粉末，无臭，几乎无味，难溶于水、甲醇、乙醇，几乎不溶于丙酮、乙醚和氯仿。具有吸湿性，遇光发生变化，故为了确保储存质量稳定，采用避光保护袋保存（若安瓿外露会见光分解，含量降低）。与其他维生素 B_{12} 相比，向神经组织中的传递性好；生物化学上，通过甲基化反应可促进核酸蛋白、脂质代谢；药理学上，可修复被损伤的神经组织。对于血液系统，可促进经血细胞的成熟分裂和血红蛋白的合成，改善贫血的血常规。临床上，不只对巨红细胞性贫血改善有效，同时对治疗糖尿病性神经障碍、多发性神经炎等周围神经病，尤其是临床上对麻木、疼痛、麻痹经双盲法试验验证为有效的药物。

（1）组成：①针剂即甲钴胺 500μg 与 D-甘露醇 50mg 混合为红色澄明注射液；②片剂即甲钴胺 500μg 外包白色糖衣。

（2）药理药效作用：①向神经细胞内细胞器转运良好，促进核酸及蛋白的合成。与氰钴胺相比，向神经细胞中的细胞器转移性良好（大鼠），在同型半胱氨酸生成蛋氨酸过程中起着辅酶作用，在脑细胞、脊髓神经细胞的实验中，尤其是参与有脱氢尿嘧啶核苷生成胸腺嘧啶核苷，促进核酸、蛋白质的合成（小鼠）。②促进轴索内轴流和轴索再生，在由链脲霉素所致糖尿病大鼠的生育神经细胞实验中，使轴索的骨架蛋白输送正常化，对由阿霉素、丙烯酰胺、长春新碱导致药物性神经障碍（大鼠、兔）及轴索变性小鼠模型、自然发病糖尿病大鼠的神经障碍实验中，均表现出能抑制神经病理学、电生理学上的变性神经的出现。③促进髓鞘的形成(磷脂质的合成):由于提高蛋氨酸合成酶的活性,从而促进构成髓鞘的主要脂质卵磷脂的合成,使之髓鞘形成(大鼠)。④恢复神经链的传达延迟和神经传达物质的减少。在挤压坐骨神经实验中,由于提高神经纤维的兴奋性,从而使终板电位的诱发早期恢复(大鼠),另外,在缺乏胆碱饲料饲养的大鼠实验证明,使低下的脑内乙酰胆碱含量正常化。⑤促进正红血母细胞的成熟、分裂,改善贫血血常规,本药促进在骨髓中核酸的合成及正红母细胞的成熟、分裂,增加红细胞的产生,可以迅速恢复因维生素 B_{12} 缺乏而降低的大鼠红细胞数、血红蛋白含量、血细胞比容值。

(3) 适应证:周围神经疾病,因缺乏维生素 B_{12} 引起的巨细胞性贫血。

(4) 用法与用量:①周围神经疾病:通常成人一人一次一针肌内注射或静脉注射,一安瓿(含甲钴胺 500μg),可按年龄、症状酌情增减,一周三次。口服片剂:一日三次,每次一片(含甲钴胺 500μg)。②巨红细胞性贫血:通常成人一日一次一针肌内注射或静脉注射,一安瓿(含甲钴胺 500μg),一周三次,用药两个月后,作为维持治疗,1 ~ 3 个月给予 1 次一安瓿,药物连续 12 周,每天口服 1500μg 至停药后四周的血清中维生素 B_{12} 的变化值,给药 4 周后其值为给药前的 2 倍,以后逐渐增加到 12 周后达约 2. 8 倍,及时终止给药 4 周后仍显示为给药前的 1. 8 倍。

(5) 不良反应与注意事项:过敏症:偶具有皮疹,服药片偶有食欲不振、恶心、呕吐、腹泻;其他,有时肌内注射部位痛、硬结。另外,偶有头痛、出汗、发烧等症状。应用时的注意事项:针剂注射时见光药分解,开封后立即使用的同时,应注意避光。肌内注射时为避免对组织神经的影响,应注意以下几点:①避免同一部位反复注射,且对新生儿、婴儿、幼儿要特别小心;②注意避开神经走向的部位;③注射针孔入时如有剧痛、血液逆流的情况,应立即拔出针头,换部位注射。如果服药片 1 个月以上无效,则无需继续服用;从事汞及其化合物的工作人员,不宜长期服用;由于老年人功能减退,建议在医师指导下酌情减少用量。

二、封闭治疗(阻滞疗法)

(seal therapy)

1903 年由 Schloesser 首次报道,目前常用药有维生素 B_{12}、激素、硫酸镁等配合 1% ~2% 利多卡因,对疼痛的神经作封闭可使疼痛缓解。疼痛发作期药物结合阻滞可使疼痛缓解,且极为安全。近年来有报道采用表阿霉素、辣椒素、A 型肉毒毒素等进行封闭治疗,近期疗效较为满意,但长期的疗效有待进一步的观察。阻滞疗法的疗程以 5 ~ 10 次为一疗程,每次间隔 2 天 ~ 1 周。可重复 2 ~ 3

个疗程。鉴于该疗法较安全、经济、简单,是目前治疗三叉神经痛最为常用的手段。常用的三叉神经阻滞方法:

(一) 眶上神经阻滞法(block anesthesia of ophthalmic nerve)

治疗三叉神经第一支痛,因三叉神经第一支是从眶上孔出颅,眶上孔的定位是:眶上孔多位于眶上缘中、内1/3交界或中点附近,其形态及位置的个体差异较大,多表现为单切迹,其宽度多为5~6mm,一般可自体表皮肤摸到,骨孔常位于眶上缘1~4mm处。在封闭过程中,因该孔有变异,有时不易刺中眶上神经,而效果欠佳。

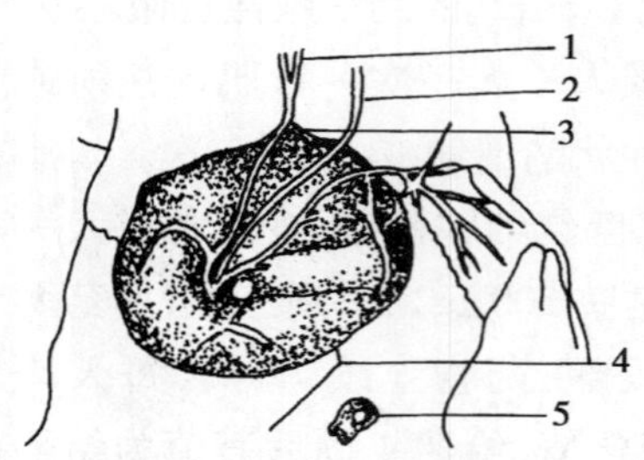

图8-1-1 眶上切迹(孔)和眶下孔的解剖

1. 眶上神经;2. 额支;3. 眶上切迹(孔);4. 颧颌缝;5. 眶下孔和眶下神经

阻滞方法:患者取仰卧位或端坐位,术者以示指尖在眶上缘中间偏内侧部摸出切迹处(图8-1-1,2),或用手指尖触压眶缘,力求先找到压痛点以助定位。皮肤常规消毒及局部麻醉后,用短细针头自切迹外或压痛点处刺入皮肤直达眶缘骨,当有出现传电感,即表示刺中,位置准确,否则应改变针头的方向在附近寻找,直至出现放射痛为止。如找到有骨孔,可将针头插入少许,回抽无血,先注入2%利多卡因0.5~1ml,待获得麻醉后再缓慢(约1分钟)注射95%的无水乙醇0.5~1ml。在注射同时,应用左手拇指、示指压迫周围软组织,以减少乙醇扩散,而亦可使神经阻滞更加充分。阻滞后通常有上眼睑水肿,但不需作特殊处理,数日后可自行消退。

(二) 上颌神经阻滞法(block anesthesia of maxillary nerve)

上颌神经系从圆孔出颅,其位置较深,操作时应慎重,常用的方法为口外阻滞法。

口外注射法(extraoral injection):是避开下颌骨喙突,在其前方或后方,从颧弓下方进针直达翼腭窝,麻醉上颌神经(图8-2-1,2)。本节着重介绍较为常用的喙突后注射法(posterior coronoid process injection)。选用7.5cm长的25号针头,置一消毒橡皮于距针尖5cm处,作为进针的限制深度。首先标出颧弓与

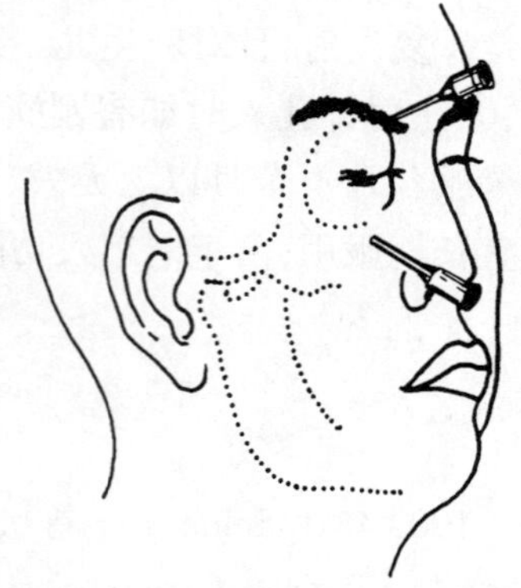

图8-1-2 眶上孔、眶下孔封闭侧面观

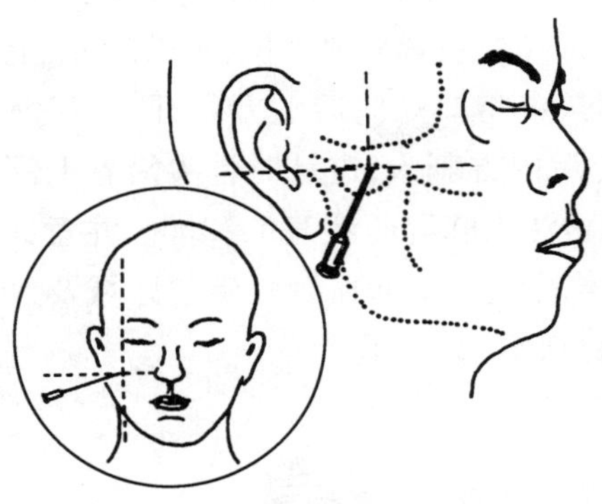

图 8-2-1 上颌神经乙醇封闭方法
穿刺针与颅骨矢状面向上成 115°角；
穿刺针与颅骨水平面向前成 115°角

下颌支下颌切迹之间的中点作为进针点。注入皮下少量麻醉药，再自皮肤垂直进针直抵翼外板。此时，调整橡皮片的位置使之距皮肤约 1cm，即欲进针至翼腭窝的深度，一般总深度不超过 5cm。然后退针到皮下，针尖重新向上 10°、向前 15°进针，直到橡皮片标志处即已到达翼腭窝。由于此处血管丰富，注射药液前必须回吸无血时，才能注药。

应用上颌神经阻滞麻醉时应注意：①口外注射时进针深，应严格掌握注射标志和角度，才能达到准确的部位；②翼腭窝处血管丰富，有时可因损伤血管而造成深部血肿；③未严格消毒，可引起深部感染，后果严重，应予特别注意；④翼腭管阻滞麻醉容易损伤管内的血管组织，有时有断针的危险；⑤上颌神经阻滞方法可产生较重的注射疼痛；⑥鉴于以上问题，临床上采用上颌神经阻滞时应当慎重。

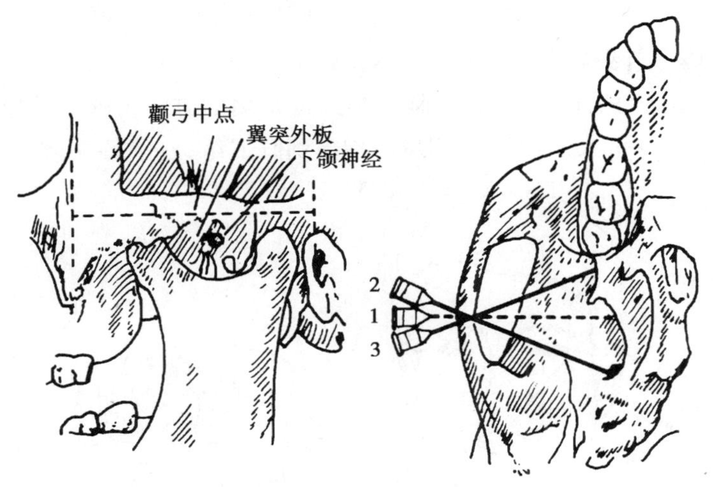

图 8-2-2 右侧卵圆孔穿刺图

（三）上牙槽后神经阻滞法（Block anesthesia of posterior alveolar nerve）

口内注射法（图 8-3，8-4），是上牙槽后神经封闭最常用的方法。一般在上颌第二磨牙远中颊侧根部口腔前庭沟作进针点；在上颌第二磨牙尚未萌出的儿童，则以第一磨牙的远中颊侧根部的前庭沟作为进针点；在上颌磨牙已缺失的患者，则以颧牙槽嵴部的前庭沟为进针点。注射时，患者采取坐位，头微后仰，上颌牙殆平面与地平面呈45°，半张口，术者用口镜将口颊向后上方牵开，以显露针刺点。注射针与上颌牙的长轴呈45°，向上后内方刺入；进针时针尖沿着上颌结节弧形表面滑动，深约2cm。回抽无血，即可注入麻醉药液1.5～2ml。注意针尖刺入不宜过深，以免刺破上颌结节后方的翼静脉丛引起血肿。麻醉区域及效果同口外注射法，定位准确后再注入无水乙醇0.5～1.0ml。

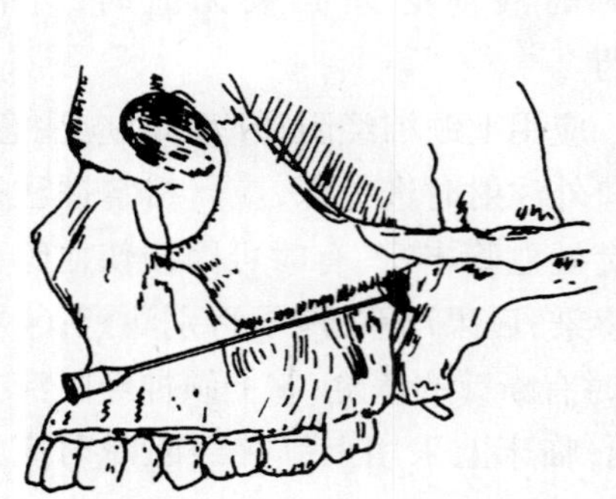

图8-3 上颌神经封闭的前侧刺入法

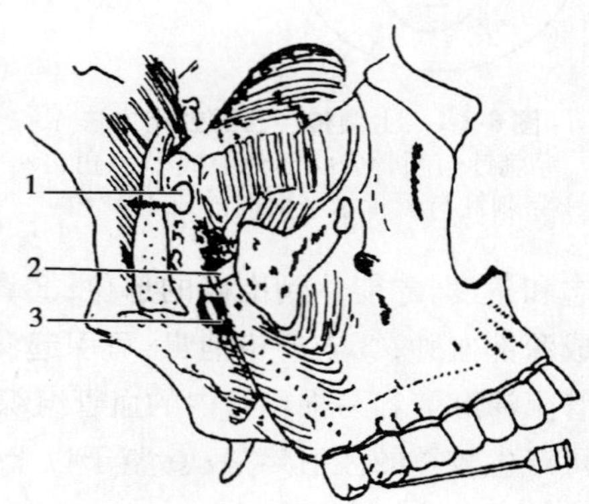

图8-4 上颌神经封闭经口内注射标志图

1. 视神经孔；2. 上颌神经；3. 翼腭孔

（四）眶下神经阻滞法（Block anesthesia of infraorbital nerve）

口外注射法（图8-5），是封闭眶下神经最常用的方法。眶下孔位于眶下缘中点下方0.5～1cm处。注射时用左手指摸到眶下缘，右手持注射器，注射针自

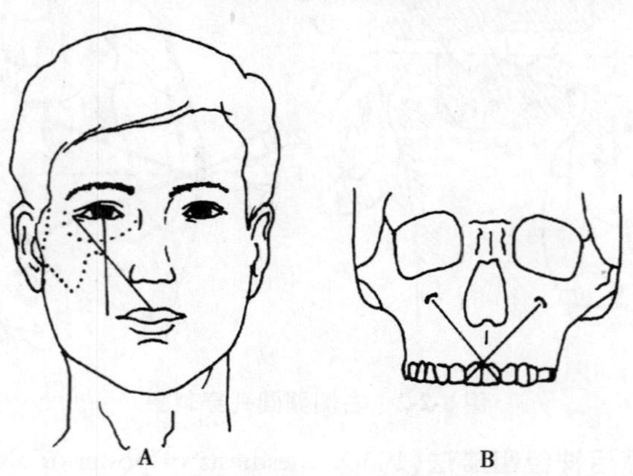

图8-5 眶下神经封闭刺入法

A. 眶下孔的表面定位；B. 穿刺的方向

同侧鼻翼旁约 1cm 处刺入皮肤；使注射针与皮肤呈 45°，向上、后、外进针约 1.5cm，可直接刺入眶下孔，有时针尖抵触骨面不能进入管孔，可注射少量麻药，使局部无痛，然后移动针尖寻探眶下孔，直到感觉阻力消失，表明已经进入孔内。随即注射麻药 1～1.5ml。一般 3～5 分钟后即显麻醉效果。后再注入无水乙醇 0.5～1.0ml。注意注射针进入眶下管不可过深，以防损伤眼球。

（五）下颌神经阻滞法（Block anesthesia of mandibular nerve）

下颌神经系从卵圆孔出颅，为三叉神经第三大分支。

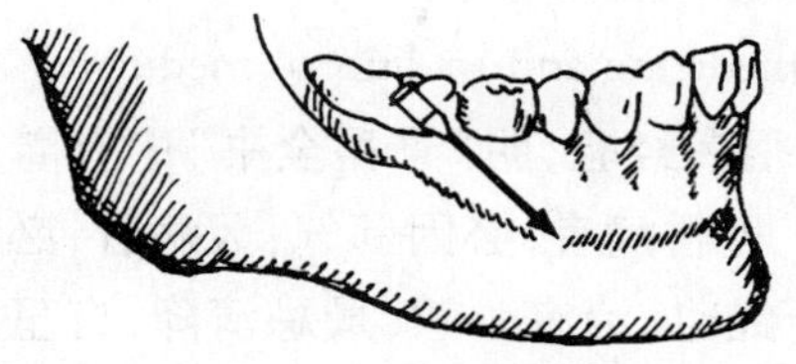

图 8-6-1　颏孔注射示意图

定位方法：本法与上颌神经阻滞法极为相似。用 21 号长注射针套上消毒橡皮片，以颧弓下缘与下颌切迹中点为刺入点，与皮肤垂直进针，直抵翼外板（图 8-6-1）。将橡皮片固定于距皮肤 1cm 处，标记深度。然后退针至皮下，重新使注射针向后、上、内偏斜 15°，推进至标记的深度，针尖即达颞下窝上壁后内份卵圆孔附近。回抽无血，注射麻药 3～4ml 后用无水乙醇。与上颌神经阻滞相同，其位置亦较深，操作时亦应慎重。

（六）下牙槽神经阻滞法（block anesthesia of inferior alveolar nerve）

下牙槽神经系下颌神经的分支，其最常用的方法为口内注射法。

1. 注射标志　患者大张口时，可见磨牙后方、腭咽弓之前，有纵行的黏膜皱襞，名翼下颌皱襞，其深面为翼下颌韧带。另在颊部有一由脂肪组织突起形成的三角形颊脂体，其尖端正居翼下颌韧带中点而稍偏外处。此两者即为注射的重要标志（图 8-6-2）。若遇颊脂体尖不明显或磨牙缺失的患者，可在张大口时，上下颌牙槽嵴相距的中点线与翼下颌皱襞外侧 3～4mm 的交点，作为注射标志。

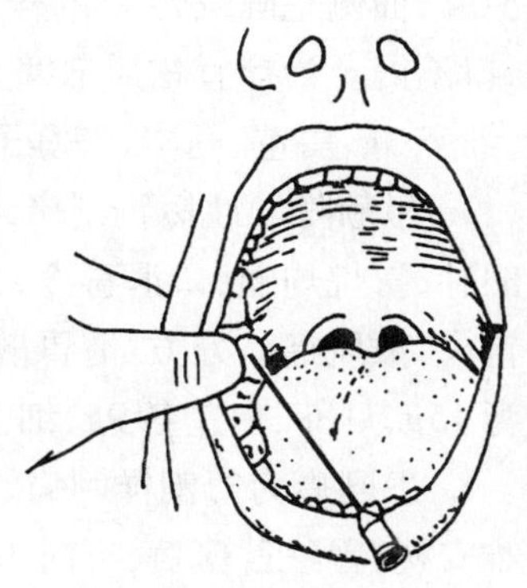

图 8-6-2　下牙槽神经封闭口内进入法

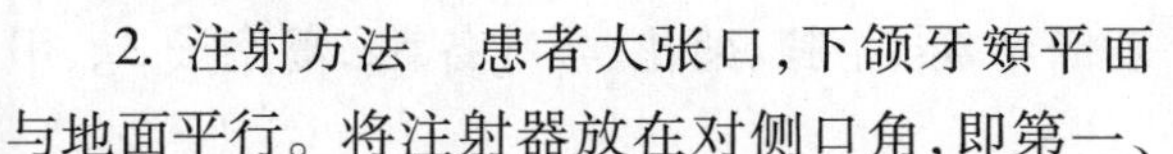

2. 注射方法　患者大张口，下颌牙颌平面与地面平行。将注射器放在对侧口角，即第一、第二前磨牙之间，与中线呈 45°。注射针应高于下颌牙颌牙面 1cm 并与之平行。按上述的注射标志进针，推进 2.5cm 左右，可达下颌骨骨面的下颌神经沟，回抽无血注射药液。

三、传统医药

(traditional medicine)

中医是祖国的传统医学,有着几千年的悠久历史,原始人类发生了损伤和病痛,只有本能地用手来按压和抚摩,以缓解病痛,以及神农尝百草以此治疗疾病。随着人类社会的进步和生产力的发展,那些方法不断升华和提高,逐渐变成为一种与疾病抗争的手段。而对三叉神经痛亦早有认识,《黄帝内经》中即有所记载,它已总结了我国人民长期以来与疾病作斗争的宝贵经验。

(一) 中医中药(practitioner of Chinese medicine and traditional medicine)

祖国医学对三叉神经痛早有认识,有着很多经验,明"景岳全书"中有着一说法:"凡诊头痛者,当先审久暂,次辨表里。盖暂病者,必因邪气;久病者,必兼元气,以暂病言之,有表邪者,此风寒外邪于经也,治宜弥散,最忌清降;有里邪者,此三阳之火炽于内,治宜清降,最忌升散,此治邪之法也。"临床治疗三叉神经痛遵循此原则进行辨证论治,因而,在众多的患者收到了一定治疗效果。

1. 疼痛如灼,遇热更痛,遇冷则减,口干渴欲冷饮,面目红赤,便干溲黄,舌红苔黄,脉浮数或弦滑。治疗宜疏风泄热,佐以活血化瘀。处方:三叉 1 号、川芎、蔓荆子各 30g,大麻、青黛、芦荟、胆星各 9g,山栀、姜黄各 12g,生石膏 15g。

2. 每因天冷或感风寒发作加重。头痛时头冒冷汗,喜热熨,四肢末梢厥冷或凉麻,面侧呈阵发性刀割样剧痛,伴面肌紧缩感,苔薄白或白滑,脉浮紧或沉迟,口不渴。治疗宜祛风散寒止痛。处方:三叉 2 号、川芎 30g、天麻 9g、炙川乌 6g、细辛 3g、白芷、藁本、苍耳子各 9g、白附子 6g。

3. 患颊阵发性短暂剧痛,遇热等刺激而诱发,病如火燎肉裂,牙似欲落。口臭龈肿,胃烧灼痛,口渴喜冷,大便干结,舌红苔黄乏津,脉浮散或洪散。治疗:宜清胃火,散风痛。处方:清胃散加减:生地、当归各 4g,丹皮、黄连、升麻各 6g、生石膏 15g、荆芥、白芷各 9g、细辛 3g、甘草 6g。

4. 患剧痛为刀割样刺痛,面颊红有灼热感,牙龈肿痛,咀嚼困难,口臭流涎、寝难安枕,舌红苔薄黄,有时舌中剥苔,脉沉细数。宜用清胃滋阴。处方:玉女煎加减:石膏 6g、熟地、知母各 9g,麦门冬 6g、牛膝、菊花、桑叶各 5g,蔓荆子 3g、川芎 6g、白芷、防风各 9g、甘草 6g。

5. 患侧呈频繁出现触电样疼痛,痛时面红目赤,烦躁易怒,怒则发作,自感发热,胁肋胀痛,口舌咽干,纳谷不馨,溲赤便干,倘灼伤血,络则咯血,吐血、鼻血,女子月经量多,舌红苔黄燥或舌两边无苔,脉弦劲或弦数。宜清肝泻火。处方:龙胆泻肝汤加减。处方:龙胆草 12g、黄芩 6g、栀子、泽泻各 9g、木通 12g、车前子、当归、柴胡各6g、生地18g、甘草3g。

6. 患侧呈抽搐剧痛，颧红烦热，失眠健忘，腰酸乏力、舌红少苔，脉细弦数。治疗宜育阴潜阳。处方：大补阴丸加减。黄柏、龟板、熟地、当归、知母、防风、白芷各9g，酒芩12g，甘草6g。

7. 患侧面颊部阵发性剧痛，痛时心烦意乱，腹胀纳呆，面黄肌瘦，舌苔薄白淡，脉细沉无力。宜祛风熄痛。处方：胃风汤。川芎、人参、白芍、当归、肉桂、茯苓各6g。

8. 患侧疼痛呈短阵发作，闷胀而灼痛，常在进餐时发作，局部喜冷敷，口干不饮，头晕如裹，胸闷脘胀，时吐痰涎，舌质淡，苔厚微腻，舌边有牙痕，脉弦滑。宜化痰祛风。处方：半夏白术天麻汤。半夏、陈皮、麦芽、神曲各9g，白术、苍术、茯苓、黄芪各15g，干姜、天麻、黄柏各6g，人参3g。

9. 病程较长，痛如锥刺刀割，痛时锁眉咂嘴，以手揉面部，舌边尖，有瘀点，寒热征象不明显，或用上述诸法无效者，脉沉弦或细涩。宜活血化瘀。处方：三叉3号方。川芎30g、天麻6g，炙水蛭9g、蜈蚣2条、地龙1.5g，姜黄12g、葛根30g、半夏、防风各9g、桃仁6g、红花9g。以上均称汤药。

10. 另常有成药如野木瓜片，亦称七叶莲片，用量:4片/次，3次/天。天麻片、安络解痛片等中医中药，对体质较差以及老年人患者较为适宜，同时根据我国国情及广大的农村有着现实意义，它副作用极小，价格低廉，取材方便，尤其对长期服用卡马西平等西药的患者配合中药可减少西药的用量，减少副作用的发生。

（二）针灸治疗（acupuncture and moxibustion treatment）

针灸治疗三叉神经痛具有操作简单，易行，无药物毒副作用，难得发生并发症，价格低，见效快，是患者十分愿意接受的一种治疗方法。根据文献治疗分析，临床治疗三叉神经痛采取局部取穴并透穴效果好，综合疗法由于单用针刺治疗，在具体运用中，治疗效果与取穴的准确与否及针刺手法的运用有很大关系。同时与针刺的深度和方向密切相关。

1. 治疗原则　根据中医基础理论，尤其是经络理论，运用望、闻、问、切四诊配合其他方法，辨证治疗，若胃火上攻，肝胆郁热，阳明经气受阻而剧痛者，用泄法，若寒邪凝滞，脏腑经脉，当留针以矣阳，或用灸法助阳散寒，若气血淤滞，闭阻经络，可用刺络放血，活血祛瘀。总之，针灸治疗应善于把握局部与整体的关系，依照WHO提出的温经散寒，益气清热，活络止痛的治疗原则，“辨证施治”，“急则治其标，缓则治其本”，或“标本兼治”。

2. 针刺选穴　按施治常用的穴位有第一支常用攒竹、下关、太阳、头维、丝竹空、医风等。第二支常用下关、四臼、迎香、颊车、听会、角子、颧骨等。第三支常用下关、医风、内庭、颊车、大迎、地仓等。或对疼痛点、扳机点阿是穴给予得气留针即可,另还可配穴选合谷、内庭等。如因风热引起的,可配风池、外关。若因肝阳头痛,可配太冲、太溪、风池;阴虚火旺的可配复溜、太溪。WHO也公布了治疗三叉神经痛的选穴方案。选取合谷、太冲、太阳、下关、医风穴为主要穴位。合谷为手阳明经的原穴。善于调气止痛,太冲为足厥阴肝经的原穴。善于调气止痛,两者相配有调理气血,疏通经络,止痛止痉的作用。太阳、下关、医风为局部取穴,以和络止痛。

(三) 按摩治疗(Masso therapy)

按摩又称推拿,它是通过各种手法刺激患者体表的某个部位或穴位,进行治疗疾病的一种方法,它可以疏通经络,调和气血,具有镇静、止痛、促进吸收、缓解粘连、兴奋提神、解除疲劳、调整机体功能,使之趋于正常等作用。通过反射途径,影响中枢神经的兴奋或阻抑过程,改善了神经感受装置及传导径路的功能。

三叉神经痛治疗,根据施峰、杨铭等介绍的方法分自我按摩与互相按摩两种,它有着简单、方便、节约、随时随地均可做到的方法:其理论是"疏导经脉,行气止痛"。

1. 自我按摩 ①揉按阳白20分钟;②揉攒竹20次;③按揉四白、承泣各10次;④揉承浆20次;⑤按揉颊车、下关各30次;⑥刮眉弓5次;⑦摩眼眶2分钟;⑧上推面颊10次;⑨拿按合谷10次;⑩点按内庭5次。

2. 互相按摩

(1) 一指禅推:①自攒竹→阳白→太阳,来回反复5遍;②自四白→迎香→地仓→颊车→下关→四白,循环5遍。

(2) 鱼际按揉:四白→迎香→地仓→颊车→下关→四白,循环5遍。

(3) 抹面颊5次。

(4) 指腹分推眉弓5次。

(5) 擦面颊,以温热为宜。

(6) 重按合谷5次。

3. 辨证加减施治

(1) 有口干、发热、咽红肿者,宜祛风清热、疏通经脉。自我按摩:加①按风池20次;②点按大椎10次;③按揉尺泽10次。互相按摩:加①拿风池10次;②拿按外关10次;③点按尺泽5次。

(2) 有面红目赤,口干咽燥,烦躁易怒者,宜疏肝理气。自我按摩:加①点按肝胃俞5次;②按揉章门、期门各30次;③擦胁肋,以温热为宜;④点大冲、内庭各10次。互相按摩:加①一指禅推肝、胃腧各30次;②擦胸肋,以温热为宜;

③点按太冲、内庭10次。

(3) 伴面色潮红,五心烦热、盗汗,腰膝酸软,遗精者,宜滋阴降火。自我按摩:加①按揉风池10次;②按揉三阴交20次;③点按太溪10次;④擦腰骶,以透热为宜。互相按摩:加①拿按风池10次;②横擦腰骶,以透热为宜;③点按肺、肝、脾、胃、肾腧各10次;④按揉太冲10次。

4. 应注意点　①按摩三叉神经痛有很好的止痛作用,每日早、晚一次,或于发作前按摩;②以患侧为主,健侧为辅,手法轻快、柔和、不可损伤皮肤;③应明确诊断为三叉神经痛,对肝病引起禁忌;④注意保暖,避免风寒侵袭,平时应保持情绪稳定,不宜激动;⑤按摩手法有8种,按、摩、揉、拿、拉、叩、挤、摇。

(四) 梳头疗法(Comb head therapy)

清代吴尚先《理瑜骈文》中指出"梳发,疏风散火也"。据传宋代苏东坡常每天早晨用手指梳头二、三百次,借以醒脑提神,保健延年。

其理根据祖国医学理论的说法:"头为诸阳之首","诸阳所会,百脉相通"。前额属阳明,中侧顶部(厥阴肝)属少阳,后枕部为太阳。亦曰头前面部为任脉(属阴),头后部为督脉(属阳)等之经络学说,即谓"痛则不通,通则不痛"。之肝主疏泄,肝喜调达,及阴阳贯通,气血调和之道理。

因此其机制也与按摩法相同。因头部有丰富的血管神经,又有许多经穴,梳头刺激头皮神经末梢和经穴以及与内脏相对应于头皮的全息穴位,把操作时产生的生物信息通过经络与全息的传感关系作用于头部毛孔张开,排泄,邪气外散。并通过神经和经络的传导作用于大脑皮层,振奋阳气,祛瘀充氧,调理脏器。调节经络系统和神经系统的功能,松弛头部神经系统的紧张状态,促进局部血液循环,促进组织细胞的新陈代谢,这种微妙的关系和微妙的作用,贯穿梳头的过程。从而达到防治疾病的目的。梳子《中药大全》记载牛羊角系凉血药物,其他还有玉器。主治时气寒热,头痛,热痛风及化热。李时珍《本草纲目》记载杨木有清热解毒、祛风除湿之功效,同时它们含有丰富的矿物质和微量元素,对人体的健康大有裨益。故梳具最好选用玉质、牛、羊角质或木质的,而不用塑料制品。

操作方法:应用木梳在每天早晨起床后、中午午睡休息结束后及晚上睡眠前这些时间中,用梳子从前额梳向左右两侧颞侧及头顶部到枕后部顺方向梳头,梳子以玉、角、木梳为好,梳齿应疏密适中,若无梳子,可用手指代替梳子也可以,梳头时要耐心、细心。梳时必须用力要均匀适当,作用于头皮,不可刮破头皮为度,头表能产生微热量最好。刚开始每分钟20~30次,以后逐渐加快速度,每次梳5~10分钟,天天如此,坚持月余,可使疼痛大大减轻,连续不断2~3个月,一般可以疼痛消失。本法对三叉神经第一支(即眼支)痛效果较好,另外经常梳头还可以防止脑卒中。

四、组织疗法
(organize therapy)

组织疗法选用自体新鲜皮肤包埋于腹部皮下,或取溶性羊肠线,包埋于局部组织内,通过溶解,释放生物因子而起止痛作用,或因肠线埋藏后组织发生炎症,而抑制痛觉传导。另外,肠线埋藏传导可能系一种经络穴位持久刺激作用,肠线刺激经络穴位后提高肌肉的营养代谢,纠正了局部生化反应的混乱而达到止痛效果。

(一) 肠线埋藏法(catgut burried methed)

用长约1cm的缝合肠线,埋入罹患分支的神经孔附近或穴位处。第一支痛埋眶上孔附近;第二支痛埋眶下孔内,翼腭窝,翼腭管内;第三支痛埋颏孔,下颌孔附近及卵圆孔附近。取3-0或4-0肠线,用尖端磨钝12号注射器针头,并从针尖露出1cm肠线。所用针头需将针尖对刃磨去锐利边缘呈小槽状,使露出的肠线弯曲入槽内,以免进针时肠线被割断,而在退针时肠线也随针而出。眶下孔及颏孔埋线一定要埋孔内0.5~1.0cm,眶上孔部位仅沿眉弓横行埋于骨膜表面,下颌孔附近埋线以口外法为佳。从下颌角前缘1.5cm进针,斜尖贴于升支内侧骨板刺入3.5cm即可。翼腭管内埋线从腭大孔进针2~3cm,由于腭黏膜缺乏弹性,剪断线头后以钝头探针将线压入黏骨膜下,翼腭窝埋线进针点于患侧颧骨穴(眼眶外缘垂直线与颧骨相交处,颧突下凹陷处)边缘,针尖进入皮肤后向上、向内、向后刺入,沿上颌结节骨面弧度直达翼腭窝,深度为4~4.5cm,卵圆孔附近埋线,进针点于下关穴(颧弓下缘乙状切迹中点),使针尖向后、上、内方向偏斜15°,进针4~4.5cm。以上埋线拔针时注意针外线头应随针头的抽出而逐渐变短,否则肠线未埋入而需重埋。所用肠线可预先穿在针头内,浸泡在75%乙醇4小时以上备用。

埋线疗法机制尚不清楚,有人认为埋肠线可以在大脑皮层相应区域建立兴奋灶,这种新建立的兴奋灶可以抑制原来的疼痛灶。

(二) 组织浆注射(injection of tissue fluid)

用冷藏的组织浆2~3ml注射于腹部皮下组织或肌肉内,每周一次,直至疼痛缓解。

上述两种治疗方法长期的治疗有效率较低,几乎90%的患者均复发。而其操作简便、安全性高、近期可有60%的缓解率等优点,比较适合于老年患者。

五、物理疗法
(physical therapy)

应用各种物理因素作用于人体，以防治疾病的方法，称为物理疗法，简称理疗。现应用物理疗法治疗三叉神经痛，是促使改善局部血液循环，减轻局部水肿与炎症的反应，抑制感觉冲动能使痛值升高，也改善了神经营养状况，而达到了一定止痛的作用，根据疼痛情况采用何种理疗。

1. 疼痛发作期

(1) 离子导入疗法(iontopnoresis)：使药物离子在直流电作用下，进入人体组织内产生的药理作用，其方法是半面具正电极放在患侧面部，负电极放在肩胛间，导入药物可用0.3%草乌碱、1%盐酸吗啡、5%普鲁卡因、0.5%延胡索及混合麻醉等。混合麻醉剂配方：5%普鲁卡因2ml，0.5%可卡因1ml，2%丁卡因1ml，1%索夫卡因1ml，0.1%肾上腺素0.5ml，加水至30ml，从正极导入，8～16mA，每次15～25分钟，每日1次，15次为1个疗程。

(2) 间动电流疗法(diadynamic current therapy)：间动电流是一种脉冲电流，其作用是使感觉冲动的传导受抑制，能使痛值升高，以及交感神经的兴奋性降低等。当应用低频电流治疗多次后的镇痛作用也主要与改善局部血液循环有关，电疗可使组织间、神经纤维间的水肿减轻，组织的张力下降。病灶区的缺氧状态改善，使病理性致痛介质尽早清除。故近年来广泛应用于治疗三叉神经痛，效果较好。

(3) 磁力疗法(magneto therapy)：主要是通过抗渗出以及轻度抑制炎症发展过程，加速血液流速，改善血液循环，使某些酶活性增强，降低致炎物质浓度，改善病理过程，提高机体非特异性免疫能力等而起到消散炎症的作用。磁场对神经中枢的作用主要为增强抑制过程，对单个中枢神经元放电起到抑制作用而止痛。

方法：用贴磁片或用动磁法(脉动磁场)置放压痛点，每点10～20分钟，每日1次，15次为1个疗程。

2. 发作缓解期

(1) 短波治疗(short wave therapy)：能降低神经的兴奋性，故有镇静止痛作用。用中小剂量时可加速神经纤维再生，过大剂量时抑制再生，还可缓解平滑肌的痉挛和横纹肌的痉挛，可使单核-吞噬细胞功能增强，有利于炎症的控制。方法：用鼓型电极或电极置患侧面部(另一极置对侧肩胛部)，温热量，每次15～30分钟，每日或隔日1次，20次为1个疗程。

(2) 中波治疗(medium wave therapy):它能使血流加速,改善组织营养,促进炎症消散,降低神经兴奋性,减轻疼痛,缓解肌肉痉挛,亦可抑制不耐热的细菌生长。方法:将面具正电极置患侧面部,负电极置肩胛间,用0.5~0.8A,每次15~30分钟,每日或隔日1次,20次为1个疗程。

(3) 超短波治疗(ultrashort wave therapy):主要是抑制感觉神经的传导,而达到镇痛。方法:电极放置与中波同,用微热量-温热量,每次15~20分钟,每日或隔日1次,20次为1个疗程。

六、氦氖激光治疗
(He-Ne laser therapy)

氦氖激光照射对神经干的良性刺激,能促进神经传导通路的恢复,照射局部皮肤温度升高,促使局部血管扩张,促进血液循环,增强细胞的代谢功能,通过经络提高机体酶的活性,促进细胞内核糖核酸的活性,增加蛋白质的合成,增强白细胞的吞噬功能,增加γ球蛋白的含量,调节机体的免疫功能,有利于消炎、消肿、止痒、止痛等作用。致痛物质缓激肽的分解加速,使DA的代谢产物VMA明显下降,激活体内内啡肽,而起镇痛效果,因此对三叉神经痛有止痛效果。

方法:根据疼痛点或穴位用氦氖激光照射每次30分钟,10次为1个疗程。如不够,隔3天后行第2个疗程。

七、冷冻治疗
(cryotherapy)

冷冻治疗时受冻区的神经均破坏,轴突断裂崩解,髓鞘分解,结缔组织发生退行性变,神经传导功能丧失,出现神经支配区麻痹或感觉丧失,Nall依据用"闸门控制学说"来解释冷冻治疗三叉神经痛的机制,认为细纤维能"打开闸门",粗纤维能"关闭闸门",在三叉神经痛时神经干中细纤维比例相对增加情况下,当受到外界的刺激时,闸门出现放开,使疼痛发作,冷冻后细纤维受到部分清除,使组织纤维比例建立一个新的平衡,疼痛不再发作。

故冷冻治疗三叉神经痛也不失为一种安全有效的治疗方法。其方法是在局麻下经口外或口内途径,作皮肤或黏膜切口,钝性分离显露神经干,用特制带拉钩冷冻头行直接照射或接触式冷冻,时间为2~3分钟,重复冻融两次后缝合,手术结束后患者当即感觉局部麻木、疼痛消失。术后给予少量激素以防局部水肿引起疼痛加剧。并给予呋喃硫胺以加速受冻神经功能恢复。术后半年以上完全止痛的达84.5%,术后疼痛转移的为13.4%,复发率约23.7%。冷冻治疗三叉神经痛有其独特的优点，所需器械简单，操作也不复杂，创伤小，术后并发症也小，止痛效果迅速可靠。对复发患者可反复冷冻，仍可获得完全缓解。患者冷冻后不久将恢复感觉，但在较长时间里无疼痛发作，患者多乐意接受。

近十余年来国内外学者均对此治疗作了研究。1993 年 Zakrzewska 等总结 3145 例冷冻治疗三叉神经痛的经验，随访五年，其复发率高达 50%，且术后存在面部麻木等不良反应，因而近几年已少有文献报道。

八、骨腔病灶清除术
(osseous curetrage)

它是针对病因而行的一种治疗术，引起三叉神经痛的一种病因为颌骨骨腔内的神经末梢部有病变性骨腔，或有残余的感染灶，其毒素或感染产物沿神经突逆行至中枢神经系统而引起疼痛。许多患者术后立即或 3 个月左右疼痛消失，术后 1 周有效率为 81.24%。6 个月有效率为 100%。12 个月有效率为 85%。24 个月有效率为 65%。一般疗效能维持 2 年以上，半数维持 3 年以上。国外近期报道，长期观察(平均 4.6 年)疼痛减轻接近 74%。少数患者能够治愈，而无任何副作用及并发症，保证了神经功能的完整性，符合生物学的治疗原理，故此法曾被认为是治疗原发性三叉神经痛的新概念。此法另一特点为对复发者可重复手术，且不增加手术难度，也无副作用，可取得同样止痛效果，患者多愿意接受。其方法是根据患者的 X 线临床表现，寻找到病灶，在 X 线片显示为界限清楚的散在透光区或界限不清的骨质疏松脱钙区，也有根据疼痛部位结合 X 线片，直接进行病灶追踪。通过切开黏骨瓣找到病灶进行刮爬，其具体操作方法可参阅有关口腔颌面外科专著。近年来由于长期治疗有效率较低，该方法已较为少用。

第三节　破坏性和功能性手术治疗
(destructive therapy and functional therapy)

尽管保守治疗的优点在于安全，比较适合于初发及老年患者，但其缺点同样较为突出，即有效率低，复发率高，对那些长期受疼痛折磨而严重影响生存质量及身体健康的患者，有必要采用较为积极的治疗方法来达到缓解疼痛的目的。破坏性治疗方法，包括无水乙醇或甘油阿霉素(adriamycin)注射、神经撕脱术、射频温控热凝术、开颅手术(颅内微血管减压术、三叉神经半月节切断术)等。

一、破坏性治疗

(destructive therapy)

(一) 无水乙醇注射法(alcohol injection)

无水乙醇注射法已有近百年的历史,其主要作用是产生局部神经纤维变性,从而阻断神经传导,以达到止痛效果。临床上常采用眶上孔、眶下孔、颏孔、下牙槽神经孔以及圆孔和卵圆孔封闭,注射的量一般不超过0.5ml,经过近百年的发展,此方法由于复发率高(60%~90%)、疼痛缓解时间短(1~1.5年)且造成术后面部麻木,早在1936年Grant报道乙醇封闭220例结果全部复发。因而,更多学者趋于认为无水乙醇注射法应淘汰,国内目前也仅有少数基层医院采用。

(二) 无水甘油注射法

1981年首次由Hakanson报道在100例患者中获得96%的有效率,此后十年内,此方法曾为许多学者所采用,但结果各组报道有效率不相一致,而绝大部分的报道有效率在70%左右,并且存在一定的并发症,近几年来该方法的治疗报道已少见。国内1983年王友山等曾对此治疗方法进行了机制研究,认为无水甘油使神经组织崩解,从而达到止痛效果。

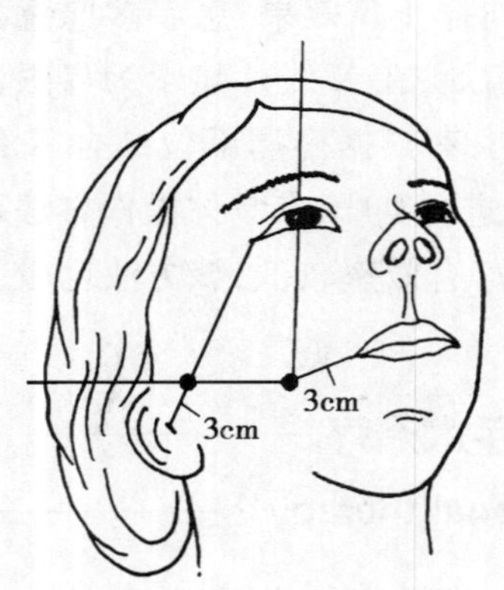

图 8-7 Hartel 卵圆孔穿刺法

注射方法:无水乙醇和无水甘油注射法均可对周围神经分支或神经根进行注射,亦可对三叉神经半月节进行注射。术前半小时给患者肌内注射阿托品0.4mg,局部消毒后局部麻醉,用3.5英寸的腰椎穿刺针,在患侧面口角旁2.5~3cm,按照Hartel穿刺法,沿下颌骨冠状突和上颌骨外侧之间的咬合平面进针直达卵圆孔(图8-7),针刺入孔的几何中心非常重要。在X线侧位透视的帮助下,穿刺时针应缓缓地推进到神经节而入蛛网膜池,直至脑脊液流出。一般穿刺针进入卵圆孔后5~10mm就可见有脑脊液,之后在连续荧光透视控制下蛛网膜池中注入Iopamidol造影剂并充盈。如透视下不能显示蛛网膜池内的造影剂充盈或注入0.1~0.5ml Iopamidol后,造影剂对比弥散,则表示穿刺针位置不好,应抽出重新穿刺。

在见到有脑脊液流出,并在透视下见到蛛网膜脑池后,使造影剂自穿刺的针芯内流出,再将1ml甘油缓慢地推注进去,其量依照先前所用造影剂充盈蛛网膜池的剂量而定。同时,应对患者讲明可能有短暂的且较剧烈的感觉异常。术后患者需保持头正坐位2小时。如疼痛难忍,可服止痛药止痛。若引起迷走神经的反应,出现心动过缓和低血压,术前必须应用阿托品,甚至还须加用。

以上注射方法同前面封闭治疗法。

(三) 阿霉素神经干内注射

阿霉素系蒽环类抗癌抗生素药物,可通过它嵌于DNA碱基对之间,并紧闭地结合到DNA上而破坏其结构,从而抑制DNA以及依赖性RNA的合成,起到细胞的毒性作用。注入三叉神经干后,即损伤了神经纤维,并可通过轴浆逆行传递作用,将药物运输到神经之胞体内,其毒性作用通过神经胞体,破坏三叉神经节细胞,因此降低了神经的兴奋性,阻止疼痛再发作。

方法:常规消毒,局部麻醉,暴露神经干,如眶上神经,经眶上孔处切开皮肤,剥离寻找眶上神经;如眶下神经,经口内前庭沟切开至眶下孔寻找眶下神经;如颏神经,经下颌前庭沟切开寻找颏神经;如下齿槽神经,口内切开寻找下齿槽神经后用配制的阿霉素溶液,可在不同点上进针,进针方向应与长轴平行,药量不超过3ml,注后用0.9%生理盐水冲洗创腔后关闭,严密缝合,加压包扎。对第一支注射0.3~0.4ml;第二支0.4~0.5ml;第三支0.5~0.6ml。

阿霉素溶液的配制:阿霉素10mg/瓶,临用前用1.2ml生理盐水或注射用水配制成0.5%溶液备用。

(四) 三叉神经周围支撕脱术(Avulsion of branch of trigeminal nerve)

三叉神经痛撕脱术为Stookey 1932年首先应用,当三叉神经的各分支痛,在经过药物、封闭等治疗无效或患有其他全身性疾病,年龄较大,不能接受开颅手术与其他治疗,且疼痛较为局限者可行三叉神经周围支切断撕脱术。该手术是将三叉神经周围支的末梢切断并撕脱一部分,使该神经分布区域的感觉发生麻木,以达到止痛的目的。此种手术操作简便、容易掌握,无危险性,并发症少,唯手术复发率高。近年来陈必胜、姜晓钟等报道改进用高位神经切除撕脱术,疗效好,然病例不多,时间短,尚需进一步积累资料和观察。故本手术仍是较多患者和医师常选用的方法。

1. 眶上神经撕脱术(Avulsion of supraorbitalis nerve)

(1) 适应证:三叉神经第一支痛。

(2) 操作步骤:①患者可在门诊手术椅半仰卧位或手术室的手术台上仰卧位,局部皮肤用碘附或2.5%碘酊消毒,常规铺巾;②局部作眶上神经浸润麻醉后,在眉毛上缘皮肤作平行切开2cm,逐层分离,将肌肉、皮下筋膜及骨膜切开,同时彻底止血,于骨膜外向上、下分离后,用小拉钩将切口拉开,显露眶上神经及其内侧的滑车上神经;③用两把血管钳分别将显露之神经夹起剪断,然后分别向近心端及远心端旋转血管钳卷起一圈神经,将近心端撕脱几厘米,远心端尽量从皮下撕脱,近心端撕脱越长越好,这样可使疼痛消失的时间更长;④手术切口彻底止血,冲洗创口,吸干,再将孔口用骨蜡填塞封住,分层缝合,加压包扎。抗生素 2 ~ 3 天预防感染。5 ~ 7 天拆线。

2. 眶下神经撕脱术(Avulsion of infraobital nerve)

(1) 适应证:三叉神经第二支的眶下神经痛。

(2) 操作步骤:有两种方法:

口外法:①患者可在门诊手术椅半仰卧位或手术室的手术台上仰卧位,局部皮肤用碘附或 2. 5% 碘酊消毒,常规铺巾;②局部浸润麻醉后,约在眶下缘 0. 5cm 外平行于下睑长 3 ~ 4cm 的弧形皮肤切开,逐层分离直达骨膜,骨膜剥离器向下将眶下孔周围组织及骨膜剥离,显露眶下孔,找出眶下神经,用神经钩提起眶下神经;③用血管钳夹住神经干之近心端及远心端,在两钳之间剪断,并用近心端之血管钳扭转夹住神经尽量向外牵拉,撕脱的神经越长越好,然后同样用远心端之神经扭转撕脱神经;④冲洗创口,吸干后用骨蜡填塞眶下孔,分层缝合,加压包扎,抗生素 2 ~ 3 天预防感染。

口内法:①患者与口外法相同位置和消毒铺巾;②作眶下孔阻滞麻醉及口内上颌尖牙区作浸润麻醉;③在口内上颌尖牙至第二双尖牙的唇颊沟作 4 ~ 5cm 之切口,直抵骨膜下,再向上分开至眶下孔部,显露眶下孔和眶下神经,用神经钩拉起眶下神经,再用两把血管钳夹住神经束,轻轻拉动并扭转血管钳,拉出神经愈长愈好,拉出撕脱,然后在远心端将软组织中的神经剪断;④尚可在眶下孔中注入 0. 5ml 左右的无水乙醇,再用骨蜡填塞孔内。缝合切口,面部加压包扎,抗生素 2 ~ 3 天预防感染,5 ~ 7 天拆线。

3. 经眶底三叉神经第二支撕脱术(avulsion of the Second branch of trigeminal nerve through the socket of the eye)

(1) 适应证:三叉神经痛发作在面颊部、上颌牙、牙龈、鼻下部、口腔前庭黏膜、上唇等区域。

(2) 操作步骤:①患者仰卧在手术台上,局部用碘附或 2. 5% 碘酊消毒,常规铺巾,局部浸润麻醉。②在眶下缘与眶下孔之间作一约 4cm 的弧形切口,逐层切开皮肤、皮下组织及骨膜,找出从眶下孔出来的眶下神经和血管束。用骨膜剥离器将骨膜从骨面上撬起,并向上越过眶下缘,将骨膜与眶底骨膜面小心分离开,用拉钩自骨膜下方的眶组织及眼球轻轻向上提起,显露出眶下缘后方眶下沟内的神经血管束。为了避免在扯出神经血管束时发生断裂,可先用 1 号针头从眶下孔神经血管束上方插入眶下管直到针头从眶下沟显露为止。再用小骨凿将眶下缘上方的骨质与眶管顶壁凿除,此时可看到眶下孔、眶下管及眶下沟连在一起,而三叉神经上颌支的眶内段可完全显露出来。当眶内的神经血管束显露清楚后,小心轻轻地将血管和神经分离开,然后把神经干的远心端用神经钩从眶下沟和眶下管的壁上提起,再用另一把血管钳夹在第一把血管钳的近心端部分,轻轻向外牵拉,如此再用第三把血管钳、第四把血管钳分别逐次夹住神经干的近心端,并渐渐轻柔地向外牵拉,直到将神经干大部分拉出 4 ~ 5cm,远心端用同样方法撕脱出来。③严密止血及冲洗创口止血后,逐层缝合切口,抗生素 2 ~ 3 天预防感染,5 ~ 7 天拆线。

4. 下齿槽神经撕脱术(avulsion of inferior alveolar nerve)

(1) 适应证:三叉神经第三支痛。

(2) 操作步骤:有两种方法:

口外法:①患者仰卧于手术台上,头转向健侧,患侧在上,患侧半面部及下颌角区常规消毒,下颌阻滞麻醉及局部浸润麻醉。②切口始于下颌升支后缘,绕下颌角及距下颌下缘一横指(约 2cm)再向前至颌下区,长约 5cm;切开皮肤、皮下组织及颈阔肌,沿下颌骨下缘切开嚼肌附丽及骨膜,向上剥离显露下颌角及升支颊侧骨面。注意保护好面神经下颌缘支。在下颌角至下颌最后磨牙远中连线中点处,用球形骨钻、骨凿在骨外板上形成直径约 1.5cm 的矩形或圆形骨窗,用刮匙等去除骨松质,显露下牙槽血管神经束,钝性分离法自下颌管内剥离出神经或用神经钩钩出神经,再用止血钳夹住下牙槽神经,切断后分别扭转撕脱其近、远颅段。③下颌管内可填塞骨蜡。生理盐水冲洗创口,放置引流条,逐层缝合,局部加压包扎 1 周,术后 24 ~ 48 小时拔除引流,抗生素注射预防感染,5 ~ 7 天拆线。

口内法:亦称翼下颌间隙入口法。①取内切口,令患者张大口,用手指摸到磨牙后三角区,在升支前缘内侧作纵行切口,切开黏膜、黏膜下组织,循下颌升支内侧骨面剥离,显露下颌小舌及其上后方进入下颌孔的血管神经束,钝性分离法游离出神经,继之,用两把止血钳夹住神经,从中间切断后分别行近、远端神经撕脱,立即将上端结扎。②同时可将舌神经和颊长神经撕脱。③唯切口隐蔽,显露较差,容易出血,故应严密止血,止血后缝合切口,抗生素预防感染,术后 7 天拆线。

5. 颏神经撕脱术(avulsion of mental nerve)

(1) 适应证:下颌前牙、口唇、口角区三叉神经痛。

(2) 操作步骤:①患者可在门诊手术椅坐位,下颌阻滞麻醉及局部浸润麻醉，常规消毒铺巾。②在患侧口内下颌第一、第二双尖牙唇侧颊沟黏膜切开 4 ~ 5cm 切口，逐层分离直达下颌骨面后，用剥离器推剥骨面至第二双尖牙根尖下显露颏孔，看到神经后，即用止血钳夹住神经近心端，再用另一把止血钳夹住远心端神经后，在其中间剪断，用近心端止血钳将神经牵拉出来数厘米，越长越好。③冲洗创口止血，用骨蜡填塞颏孔内，逐层缝合，加压包扎，抗生素预防感染，术后 7 天拆线。

6. 耳颞神经部分切除术（partial resection of auriculotemporalis nerve）

（1）适应证：三叉神经第三支耳颞神经痛分布区。

（2）操作步骤：①患者可在门诊手术椅半坐位，头转向健侧，患侧在上，局部常规消毒铺巾，局麻止痛后定位进行；②于耳屏前作纵切口至皮下，推腮腺向前，在关节囊浅面、耳屏软骨与颞浅动、静脉之间，可见纤细的耳颞神经，将之切除一段约 1cm，亦可不完全解剖出神经，将耳垂上方（髁状突颈部上方）至耳屏上切迹间、耳屏软骨前、关节囊表面的一段蜂窝组织切除（可包括颞浅动、静脉分支）；③创口缝合包扎，抗生素注射预防感染，7 天拆线。

（五）射频热凝温控术（radiofrequency control thermal coagulation therapy）

1965 年由 Sweet、Wepsic 成功地证明了传导痛觉的无髓鞘纤维（Aδ 和 C 类纤维）在温度为 70 ~ 75℃就发生变性，而传导触觉的有髓粗纤维（Aβ 类纤维）可耐受更高的温度至 85℃。由此于 20 世纪 70 年代中他们首次报道了采用能精确温控的热疗即射频发生器治疗三叉神经痛获得好的疼痛缓解。

1. 射频温控热凝的原理　射频电流通过有一定阻抗的神经组织，在高频电流的作用下，神经组织内离子发生震动，与周围质点发生摩擦，组织内产生热，形成组织内一定范围的蛋白质凝固破坏灶，这样就能利用不同神经纤维对温度的耐受性，有选择地破坏传导痛觉的纤维，而保留对热耐受性较高的传导触觉纤维。而热凝时温度可通过电极尖端的热凝电阻，直接测得并给予控制。

2. 适应证　原则上无论何种原因引起的三叉神经痛，只要诊断正确，均可采用本法治疗。但针对老年人特点，提出下列适应证：①经严格正规药物治疗无效或不能耐受药物副作用的三叉神经痛者；②经无水乙醇注射、甘油注射或各种手术治疗后复发者；③经各类理疗、按摩、激光或伽马刀照射治疗及立体定向脑深部电刺激术等复发或无效者；④射频热凝治疗后复发的三叉神经痛者；⑤对年龄较大，不能耐受较大手术或不愿接受开颅手术治疗者；⑥无严重的心、脑或全身严重病变者。

3. 禁忌证　①颜面部有炎性感染者；②患有严重的脑瘤、高血压、心脏病、血液病、肾病者。

4. 优点　①操作方便、简单、安全、痛苦小、疗效可靠；②年老、体衰、多病、不能忍受手术治疗者，有时也可实行治疗；③组织损害轻微，术后几小时后一般即可进食、正常生活；④如一次不成功或复发，可重复进行治疗，仍有效；⑤但对患有占位性（继发性）病变引起的三叉神经痛，经长期用中、西药物已不能止痛，患者又不愿手术治疗，与患者及家属说明情况，他们理解和同意签字后施行射频热凝治疗，治疗缓解痛苦，提高了生活质量；⑥对并发恶性肿瘤之三叉神经痛患者，一般治疗均无法止痛，且又不能手术、化疗、放疗者，在弥留之时，减轻痛苦。经患者和家属等同意，签署治疗志愿书。

5. 疗效　①射频热凝损害神经后，疼痛即刻缓解率达91%～99%，有效率高。学者所行的射频治疗4000余例，其中有效率在95%以上。Taha等总结国外6000余例患者治疗结果，总有效率达80%。近年国外Fraioli报道在荧光透视或CT辅助下，进针卵圆孔，根据患者对刺激的感觉异常将电极精确调整到第三支，进行射频，在128例患者中，术后疼痛即时完全缓解率为100%。术后平均随访8.8年，12例复发，有效率90.6%。国内外的结果差异主要原因是采用热凝的温度和时间的不同。②安全性较高。Sweet等总结1万余例，其治疗结果无一例死亡。国内资料统计亦无死亡发生，严重并发症在3%以下。③对复发者可重复治疗。据国内外资料统计显示，二次射频热凝治疗后疼痛缓解率高达95%以上。

6. 操作方法和步骤　①术前摄颅底卵圆孔、半月神经节（包括脑桥小脑角区）、CT扫描及三维重建眶上孔、眶下孔、颏孔等三孔的CT扫描片各一张，必要时可加MRI片；②卵圆孔进针的射频患者作好全麻准备，进行神经末梢支射频者局麻即可；③卵圆孔进针常规仰卧位，消毒铺巾，颜面部三孔进针仰卧位或坐卧位均可；④进针途径主要有两种：卵圆孔进针三叉神经节和感觉根温控热凝治疗；外周神经末梢温控热凝治疗。前者主要为三叉神经节的热凝，后者是眶上神经、滑车上神经、眶下神经、颏神经及翼腭窝内的上颌神经与颞下窝内的下颌神经的热凝，目前临床以前者的应用居多。无论是损害神经节或外周神经末梢的热凝治疗，其关键均在穿刺正确与否，因此熟悉解剖及其邻近结构是成功的基础。

（1）卵圆孔进针三叉神经节和感觉根射频温控热凝治疗（trigeminal ganglion and sensory root Radiofrequency thermal coagulation therapy through the foramen ovale）：其热凝部位主要是三叉神经节，而治疗的成功关键是卵圆孔准确定位。因此，对局部解剖的熟悉和掌握是很重要的。卵圆孔位于颅底颅中窝的蝶骨大翼根部稍后方，大多数在蝶骨翼突外板后缘的后侧或后内侧，少数在其后外侧。卵圆孔的长径最小为4mm，最大为13mm，其中6～8mm占80%左右，平均为7.5mm，而3～4mm占16%。卵圆孔与翼突外后缘根部延长线一致，约占48.4%，以此可作为X线侧位片定位时参考。卵圆孔外口方向朝向外者约占94.2%，向后内者仅约占5.8%，如果方向朝后者穿刺较难成功。卵圆孔与棘孔合为一者约占1.9%，因此这种情况穿刺容易误伤脑膜中动脉，导致颅内出血。卵圆孔前端有视神经、圆孔、眶上裂，后外侧有棘孔，内侧有咽鼓管及破裂孔。在卵圆孔周围有诸多裂隙及孔，均有神经和血管通过，视神经及眼动脉经视神经孔分别出入眶，动眼神经、滑车神经、展神经、眼神经及眼上静脉通过眶上裂，棘孔有脑膜中动脉经此入颅，破裂孔为颈内动脉入颅，在三叉神经压迹上方有海绵窦、岩上窦及颈内动脉海绵窦内段，头颅标本测量显示卵圆孔位置在相当于两侧颞下颌关节结节连线与眶下缘中点（在正视时瞳孔垂直线上）向后垂线之交点，此点即为穿刺卵圆孔的进针方向。

穿刺卵圆孔有前入路（Harter法）和侧入路（Harris法）。由于侧入路，常因卵圆孔内壁阻挡，较难刺入卵圆孔内，且容易损伤其他神经、血管等组织，故目前卵圆孔穿刺大都采用前入路法穿刺，进针后经卵圆孔可直达三叉神经节，穿刺过程中穿刺的定点方向是穿刺成功的基础。定点：前入路法穿刺点位于口角旁2.5～3mm皮肤处，该点与眶下缘中点及同侧耳屏前2.5cm处三点连线为穿刺进针方向。Harter法针刺点达卵圆孔距离为64.53mm（文献报道为55～90mm），然偶因解剖异常，有人报道宽径3mm以下者，可阻碍穿刺针刺入（文献报道前入路法不能刺入者有2%～8%），耿温琦报道观测均可刺入卵圆孔，而笔者穿刺也仅有个别未能成功。采用前入路法穿刺卵圆孔，首先从上述穿刺点进针，在冠状面上指向瞳孔正中，矢状面上经过外耳道前方2.5～3.0cm处，在将针进入皮肤达6～7cm处时，于透视及摄片协助下（头后仰约20°，并向疼痛对侧转约20°可很好地显示卵圆孔），刺中卵圆孔在侧位片上穿刺针的轨道应指向斜坡，不应指向蝶鞍的底部，有条件者最好采用CT定位观察，可定针尖位置的深浅。第一支痛时针刺至岩骨床突韧带和后床突连接处；第二支痛时针沿相同轨道进入卵圆孔一较短距离；第三支痛时可沿较浅的中颅凹进入。头颅侧位片显示穿刺针刺入恰当的轨道后，如第一支及第二支麻痹时则由孔的最内侧部分刺入，三支麻痹时则由孔的当中刺入，以免伤及眼外肌及诸神经。当刺入卵圆孔时，术者有刺入腱膜或肌或肌腱感，直至固有膜被穿透，此时通常可感到突破感，若较深穿刺遇到阻力时，是由于进入海绵窦侧壁或因针位置于中颅凹低轨道上，针尖接近岩骨嵴，如此应调整针之位置于孔的较浅处或重新穿刺。定位方式目前主要有：①国外用C型臂放射机透视下采用荧光束引导穿刺，通过屏幕监视刺入卵圆孔，虽成功率高，但存在受术者易受射线损害问题；②X 线头颅侧位片是国内一般常用方法，从 X 线片见穿刺针与翼突外板后缘相一致，表示进孔，有脑脊液流出，证实穿刺已突破硬脑膜入颅，方波刺激试验刺激后，面部反应为三叉神经分布区域疼痛或麻感，表示穿刺正确，该试验可作为判定定位是否准确的主要标志；③张伟杰用 CT 定位方式客观地显示穿刺针与卵圆孔的关系，弥补了传统定位方式的缺陷，并能进一步测算进针深度，以免进针过深，进针深度一般在刺入卵圆孔后 1cm 左右，最多不宜超过 1.6cm，在定位及进针深度完全正确的情况下，才可开始热凝；④南通大学第一附属医院沈云霞等报道采用 X 线像上以卵圆孔中心点至内耳门的前床突连线（简称耳-床线）与穿刺针针尖距离及观察耳-床线与穿刺针的关系进行定位的方法，临床证实是进行射频温控热凝治疗的新的定位方法；⑤山东大学齐鲁医院吴承远等报道开展了神经导航下射频热凝三叉神经半月节治疗三叉神经痛，进一步提高了有效率；⑥采用电生理技术监测三叉神经诱发电位（TEPS）引导穿刺等新方法，使定位更加准确，进一步提高了治愈率，减少了并发症；⑦近年来无锡中西医结合医院邹建明应用 DSA 对射频针卵圆孔进针三叉神经节和感觉根射频温控热凝治疗时的定位，经过微机处理，立即观察射频针尖的位置正确与否，大大提高了质量和手术时间，同时术者还不会遭受 X 线的辐射，患者亦仅受一般 X 线的 1/3 的辐射量。据报道在卵圆孔穿刺过程中并发症的发生率约为 17%。因而，穿刺过程中如能保护好重要的组织和熟悉解剖结构，可大大减少射频温控热凝术后的并发症。在穿刺进路过程中，当穿刺针途经下颌喙突内侧及上颌结节外侧时，针体紧贴口内颊黏膜，应注意穿刺针不要刺破口内黏膜，避免将感染带入深部间隙，甚至波及颅内，通过术中应用手指紧贴口内黏膜，掌握进针方法，避免穿刺进入口腔，如一旦进入口腔内，应立即更换穿刺针，术后加强抗感染。当穿刺针进入颞下间隙时，根据解剖结构，该处最易刺破翼静脉丛，造成局部血肿，因此穿刺时应尽量靠近下颌喙突处进针，速度要相对快些，禁忌在颞下间隙内反复穿刺。一旦造成血肿，应立即局部压迫止血，待肿胀停止后方可进一步穿刺，如由于翼静脉丛处血肿形成造成穿刺困难，必要时停止进一步穿刺，待血肿消退后，再考虑重新穿刺治疗。在穿刺过程中时时要把握方向，如进针方向出现偏差，则根据不同方向将进入颅底的其他空隙。如穿刺方向偏前，会进入视神经孔或眶上裂，损伤动眼神经、滑车神经、眼动脉，造成出血或失明；如穿刺方向偏后，则进入棘孔，稍偏内侧则可能刺入破裂孔，该孔为颈内动脉入颅之途径，刺破该动脉，可引起大出血而导致生命危险。由于破裂孔与卵圆孔相近，且内外侧方向的定位困难，故对穿刺方向一定要有把握，有条件的最好在进针后采用 CT 定位，明确穿刺针的部位，以避免产生严重并发症。如过于偏内,可刺入咽腔,并有渗血入咽,导致喉部不适和感染。如方向过于偏外侧,可进入颞下颌关节腔,甚至进针过深,可穿破外耳道软骨,致血液流到外耳道,并可致深部感染。如穿刺偏向后下,可刺入颈静脉孔。有动脉血从穿刺针孔滴出时,应立即拔针,停止操作。如果穿刺针进入卵圆孔后进针过深,可刺破海绵窦、岩上窦及颈内动脉海绵窦内段,若穿刺方向正确,进针 6 ~ 7cm,可凭手感沿骨面继续试探,如突然有刺空感,患者同时有下颌部放射痛,说明穿刺针已经进入卵圆孔。一旦进入卵圆孔后,再进针深度以 1cm 左右为宜,最多不得超过 1.5cm,穿刺中配合 CT 等定位,通过分层扫描,根据扫描层次(以 2mm 一层为宜)计算,能准确掌握进针深度。多数有脑脊液溢出,证实穿刺针已经突破硬脑膜入颅,方波刺激测试有反应,表示穿刺正确,即可作射频治疗。如破坏第二、第三支为目的,应对第一支加以保护,以免术后发生角膜麻痹,一旦造成角膜溃疡,易致患者视力下降,因而应严格掌握进针深度,依据张伟杰多年的经验,CT 定位方法在治疗中均获成功,无严重并发症发生,对三叉神经第一支的发生率仅为 2%,该方法值得推广。

(2) 外周神经末梢射频温控热凝治疗(circumferential nerve ending radiofrequency thermal coagulation therapy through):采用三叉神经的外周神经末梢温控热凝治疗是将针刺入眶上孔(或眶上切迹)、眶下孔、颏孔及颞下窝、翼腭窝内,针并不进入颅内,这样避免颅内并发症与其他脑神经、脑血管的损害及其他一些并发症,临床总结证实几乎无明显并发症的发生,年老体衰者均能接受,适应证广,手术简单、方便、安全,在门诊中即可施行治疗,见效快,费用便宜,如果复发,可以重复治疗,仍有效。采用外周神经是针对某一支三叉神经痛施行射频热凝,不影响三叉神经其他分支,这与卵圆孔进针射频热凝治疗三叉神经节截然不同。三叉神经感觉根自颅内半月神经节发出 3 个主干,即眼神经(第一支),系三叉神经中最细者,经半月节前内侧与展神经、动眼神经、滑车神经一起经眶上裂入眶,分支有泪腺神经、额神经、鼻睫神经,额神经最粗,分布至额部皮肤,有 3 个分支,即眶上神经、额支(在眶上神经内侧 0.5 ~ 1cm 处)、滑车上神经(位于最内侧近内眦部),眶上神经最大,为第一支的主要分支,出眶上孔或经眶上切迹,后分布至额部皮肤。第一支三叉神经痛常与第二支或第三支并发,单独第一支疼痛部位及扳机点在眶上部及头顶,亦可涉及内眦部或鼻部,应注意三叉神经痛第一支痛易与第二支痛引起的第一支部位反射痛相混淆。术前用利多卡因进行周围神经干封闭可以确诊,如果第二支引起的第一支部位反射痛,经封闭眶下孔后,第一支、第二支部位的疼痛均随之消失,再封闭眶上孔后才能止痛。三叉神经第一支(眼神经)疼痛用射频温控热凝术时,穿刺眶上孔或眶上切迹内热凝损害眶上神经及滑车上神经。眶上孔或眶上切迹位于眶上缘中、内 1/3 交界点，距面前正中线平均 22mm，眶上孔纵径平均 2.9mm，横径平均 1.8mm，眶上血管神经由此出眶。消毒后用手摸清眶上孔或眶上切迹，在距此 1.5 ~ 2mm 处垂直进针达帽状腱膜下，然后针尖沿帽状腱膜下达眶上孔或眶上切迹，当针尖到眶上神经或滑车上神经时，患者沿头顶或颞部出现放射性疼痛。根据文献上佟慕谦报道，眶上孔仅占 20%，多数是眶上切迹，穿刺眶上切迹之孔时，比较困难，很容易误刺入眶内，损伤眶内容物，引起眶内血肿等，因此常在眉毛上缘平行切开长约 2cm 皮肤，分层组织暴露眶上切迹后寻找骨孔，再行射频治疗。

三叉神经第二支射频温控热凝时，因上颌支疼痛主要是在眶下神经分布的区域，因此多数眶下孔进针热凝眶下神经。眶下神经为三叉神经上颌支的终末支，出眶下孔而分布于同侧的眶下皮肤、下睑、鼻、上唇、上颌前牙及该牙的唇侧牙槽骨、骨膜、牙龈和黏膜组织。眶下孔位于上颌骨的前面，平均位于眶下缘中点下 8.7mm，距面前正中线平均 28.4mm，相当于鼻尖至眼外眦连线的是眶下管的外口，其内口在眼底面与眶下沟相接，眶下神经即通过此管及眶下孔而达表面。眶下孔多呈半月形，少数为圆形或卵圆形，个别呈裂隙状，其孔开口向前、下、内方，周围呈残凹，即犬齿窝，一般从皮肤表面可摸到，该孔距眶下缘 0.5 ~ 1.0cm，距离中线约 3cm。眶下管的走向呈多向性，由眶下孔走向上、后、外方，与鼻中线呈 40° ~ 45°，其长度约 1cm。佟慕谦报道观测国人 60 个头颅（120 侧）中，眶下孔具有 2 孔者 13 侧（10.8%）、3 孔者 2 侧（1.7%），对于具有这种解剖特点的患者，进行眶下孔射频治疗时，应注意存在一次射频损害作用不全的可能。眶下孔穿刺点位于眶下缘中点下方，距鼻翼外侧约 1cm 处皮肤进针，与皮肤呈 45°斜向上、后、外方进针约 1.5cm，可直接刺入眶下孔内。有时针触及骨面而不能进孔，则可退出少许改变方向，重新寻找眶下孔，直至感觉阻力消失。通常穿刺针进入孔内，有一突破感，表明针已进入孔内。由于眶下孔的解剖定位比较明确，在眶下缘可扪及明显的眶下孔凹陷，加之眶下孔周围均为骨壁，因而穿刺眶下孔无多大困难，术中只要按解剖标志及穿刺方向，同时按住眶下缘骨面，穿刺入孔即能成功。眶下管后方与眶内相交通，穿刺针进针过深时，可直接进入眶内，尤其是穿刺针入孔，进针深度超过 2cm，即可损伤眶内组织，从而产生较严重的并发症，如眼肌麻痹等，更严重者可导致球后组织损伤，视力下降甚至失明。因此穿刺眶下孔时，一旦发现阻力消失，应立即停止，充分估计进针深度，必要时可退出少许。眶下孔位于眶下缘下方，当穿刺针与皮肤角度过小时，穿刺针可直接越过眶下缘而刺入眶内，损伤眶内容物，故穿刺时必须把握好针的角度与方向，以免造成进入眶内。另外，眶下神经出眶下孔时与眶下动、静脉伴行，当穿刺入孔时，可损伤动、静脉，致局部血肿，应立即压迫数分钟，同时作术后适当处理。如少数患者疼痛在上颌后部时，眶下孔进针行眶下神经射频热凝治疗，则达不到止痛效果，需行翼腭窝进针至圆孔附近刚出颅的第二支（上颌神经）才有效。其方法是嘱患者坐直或半卧位，使矢状与地面垂直，其方向也可为同侧外眼角方向，以手指在皮肤上扪及髁突的前方、颧弓的下方、喙突的后方以及乙状切迹的上方，以示指用力压迫可呈一凹陷，此凹陷的上界为颧弓、后界为髁突、下界为乙状切迹、前界为喙突，穿刺点即在此凹陷中点乙状切迹处进针。局部常规消毒铺巾，注射少量麻醉剂于皮下，即用射频针自皮肤垂直进针，针头上穿一标志，此标志可用破的消毒橡皮手套剪一小块即可，再自皮肤垂直进针 4cm 左右，直抵骨面，此时针尖位置是触及蝶骨大翼（即翼外板），将针上的标志移放在距离皮肤表面 1cm 处，再将针退出一半，改变方向，向上 10°、向前 15°进针，加深约 1cm，直至皮肤接触标志，达翼腭窝，刺入翼腭窝内的上颌神经，也就是三叉神经第二支穿过圆孔刚出颅处，回抽无回血才行，如果直接刺中神经，即有与发作相似的疼痛。届时也可行方波试验来测试反应，如无反应，应稍微改变方向，逐渐找到神经后，即可行射频热凝治疗。

颏神经射频热凝治疗是针对第三支（下颌神经）痛的治疗。颏神经经由颏孔出来后分布于同侧下唇皮肤、黏膜、牙龈、牙周膜、骨膜、颏孔位于下颌骨体的外侧面，直径较小，一般在 0.3～0.5cm，成人的颏孔位于正对下颌第 1、第 2 双尖牙根尖部之间的下方，下颌体上下缘连线的中点或其稍上方，距面正中线平均 29.6mm 处，开口方向为向后、上、外方，此孔一般呈椭圆或圆形，一般为一孔，很少有副颏孔存在，体表投影相当于咬肌前缘和颏正中线之间的中点。颏孔位于下颌骨体部，其周围并无知名的血管，因而一般穿刺颏孔无严重并发症，最常见的并发症为局部组织水肿或血肿，这是由于反复多次穿刺寻找颏孔所致。从皮肤进针方向应向内下，稍偏后，针与面正中线夹角为 35°～40°，与该处皮肤表面的角度约 30°，经皮肤、皮下组织及颊肌后，直接抵达下颌骨骨面，针尖再向前、下、内方寻找颏孔，一旦感到阻力消失，即表示进入颏孔。如有舌侧及口底部或舌前 2/3 部疼痛，单施行颏孔进针射频热凝治疗不见效，需要改用颞下窝进针至窝内卵圆孔附近刚出颅的第三支（下颌神经）才有效。穿刺点同翼腭窝穿刺法，但针尖触及翼外板后，将标志移到距皮肤表面 0.5cm 处，抽出大部分针头后，改变进针方向，略向上与地面呈 15°～20°，略向后与初进针时的针位置呈 15°，再进针至标志橡皮所处部位，即达到卵圆孔附近，当刺中神经后，即有与发作相似的疼痛，也可行方波来测试，如无反应，应调整针尖方向，有反应即可。

7. 刺激试验　在上述基础上进一步行刺激试验，以明确热凝部位与疼痛发生部位是否相一致。

8. 热凝破坏　在上述各项工作完成后，需热凝前在神经节热凝采用短暂性全麻（异丙酚），外周神经末梢热凝只要局部麻醉后即可加温。

9. 热凝温度及温控时间　通常采用的温度为80～85℃，时间为5分钟，耿温琦报道采用温度达到90℃。而热凝后神经分布区的面部麻木，感觉功能减退较为明显，使术后的生活治量有所影响。根据我国国情，对目前国内众多患者来说，主要目的是减轻疼痛，而将术后面感觉功能的保留放在次要位置，这有待于今后进一步的改变。近期，张伟杰采用75～80℃热凝，取得满意疗效，也减轻了面部麻木感。国外通常采用70～75℃，温控时间为3分钟，这是因为国外学者更注重术后面部的感觉功能，宁愿采用较低温度来达到术后最大限度保留面部感觉功能的目的，以此来保持原有的生活质量，但温度低常可使术后复发率增加。

10. 疗效检测　当患者完全清醒后，对所破坏的三叉神经分支进行皮肤刺激，以检测疼痛感觉及触觉的情况，如局麻后行射频热凝治疗的患者，一般两小时后待麻醉全部消退后测试。

11. 术后应给予可通过血脑屏障的抗生素静脉滴注2～3天。

12. 并发症　卵圆孔进针神经节射频治疗三叉神经痛术后常见并发症主要有以下几种，而采用外周神经末梢射频治疗仅有面部感觉障碍及偶有局部血肿外，无其他并发症现象。

（1）面部感觉障碍：三叉神经痛射频热凝治疗术后，面部感觉障碍在所有的患者中均有不同程度的存在，因为射频温控热凝损害了痛觉神经纤维，才会止痛，以麻代痛，多数患者表现为触觉减退和麻木，少数患者表现为痛觉麻木，一般麻的感觉在半年以后即稍有减轻，随着时间的推移，麻木感习惯后，也就无明显知觉。

（2）三叉神经运动支损伤：具体表现有咀嚼功能减退，自觉损害侧咬合无力，进食时，食物残渣或口水由患侧口角流出也不知道。主要原因是热凝温度超过85℃以上，损伤了三叉神经第三支的运动支，但也有不到此温度即发生，亦有超过此温度而未发生此现象的，其发生率为20%～30%。经过3～6个月，症状有所改善，1年以后逐渐消失。另外笔者曾有两例患者射频术后3个月出现受损侧颞肌萎缩，此射频温度均达到90℃。

（3）眼部损害：角膜麻痹或麻痹性角膜炎，据国内资料统计其发生率可高达7%～11%，其中20%的患者可出现视力下降。造成本并发症的主要原因是穿刺深度未能掌握好，损害三叉神经第一支所致，常出现角膜上皮脱落，如不及时治疗可形成角膜溃疡，此时如未很好治疗，有可能因溃疡造成瘢痕白斑，以致失明。

（4）脑神经损伤：当卵圆孔进针神经节射频治疗中穿刺过深，有时会损伤听神经，另外也能伤及展神经、动眼神经、滑车神经、视神经等，致眼球固定、复视，甚至失明，有文献报道发生率约为5%。以上症状及时治疗，一般1个月即有好转，3个月逐渐恢复正常。

（5）颅内出血或血肿：因穿刺过深损伤颅内血管所致，一旦出现应立即停止手术，颅内血肿、出血、难以局部压迫止血，应立即请神经外科急救诊治。

（6）带状疱疹：是因行三叉神经感觉根切断时损伤了三叉神经第一神经元，神经节细胞的染色体溶解，出现角质层下浆液渗出，多发生在患侧的口角或唇部无痛性疱疹，与病毒性带状疱疹不同，局部用甲紫或可的松软膏，数日即可痊愈。

（7）脑脊液漏：很少见，这是在电凝后硬脑膜愈合较皮肤慢，脑脊液沿穿刺道溢出到皮下，多在患侧腮腺部形成皮下积液，一旦发生，经穿刺抽吸、加压包扎，即能痊愈。

（8）面部血肿：在穿刺卵圆孔时，反复多次穿刺极易损伤翼静脉丛，致出血血肿，在穿刺外周神经末梢射频时，也可致面部血肿，当出现面部肿胀，即暂停穿刺，局部压迫止血，待出血停止后再行穿刺，如肿胀明显，影响穿刺，则停止穿刺。局部加压包扎、冷敷，等待一天或两天，待肿胀有所消退后，再行治疗。

（9）其他并发症：发生动静脉瘘、脑膜炎等并发症极少见。有报道患者术后唾液分泌增加，但也有患者感觉减少，或者鼻腔分泌物增加或减少及干燥，或者泪液增加或减少或发干等。

综上所述，经卵圆孔进针神经节和感觉根射频热凝治疗术后并发症有的是难以避免的，严重的并发症是很少的，其原因是多方面的，穿刺困难、穿刺过深、反复穿刺，以及解剖个体差异等均可引起。因此，术中采用X线、CT导航进行定位，可以提高穿刺成功率和疗效。总之，射频温控热凝术对三叉神经痛患者的治疗是较为有效的方法之一。该方法目前是治疗三叉神经痛最为有效的手段，只要能正确掌握穿刺卵圆孔这一关键技术，就能取得良好的治疗效果。近年来，开展采用的外周神经末梢温控热凝治疗更是一个有效的好方法，它简单、方便、安全、痛苦小、大大减少了并发症，费用低，在门诊就可治疗，复发后可重复治疗，疗效可靠，这是其他治疗方法所不能及的，特别是对三叉神经第一支应用外周神经末梢射频治疗是一个很有价值的好方法。

（六）半月神经节微囊加压术（trigeminal gasserian microcompression）

1978 年首次由 Mullan 进行并于 1983 年首次报道，其总有效率在 80%，复发率在 20%，本治疗方法与微血管减压术（MVD）的原理正好相反，从理论上很难解释相反的治疗方法为何会取得相似的治疗结果，根据 Mullan 等的报道微囊加压术的手术损伤及术后并发症与射频温控热凝术较为相似，因此适合老年人三叉神经痛的治疗，其技术原理也是通过经皮穿刺至半月神经节的 Meckel 腔内（图 8-8）。方法是患者取仰卧位，以口角外侧 2～5cm 为穿刺点，使用 14 号穿刺针进行穿刺直至卵圆孔，然后放置带细不锈钢针针芯的 Fogarty catheter 直至其尖端超过针尖 12～14mm，用 Omnipaque 充盈球囊，直至凸向颅后窝，术中可以参考周围的骨性标志，如斜坡、蝶鞍、岩骨等。检查并判断球囊的形状和位置，直至获得乳头凸向颅后窝的梨形出现，球囊充盈量一般为 0.4～1.0ml。压迫神经节 5～10 分钟，检查原三叉神经痛区感觉减退，且反复刺激时疼痛不再发作。排空球囊，撤出导管，结束治疗。应注意治疗前检查球囊是否漏气，掌握好球囊内注入气体或液体的数量及其体积的变化情况。注射量的多少，直接影响治疗的效果。球囊在半月神经节内放置时间不宜过长或太短，放置时间长可能治疗效果好，但也可能发生并发症，治疗后效果不佳，可重复治疗（图 8-9）。

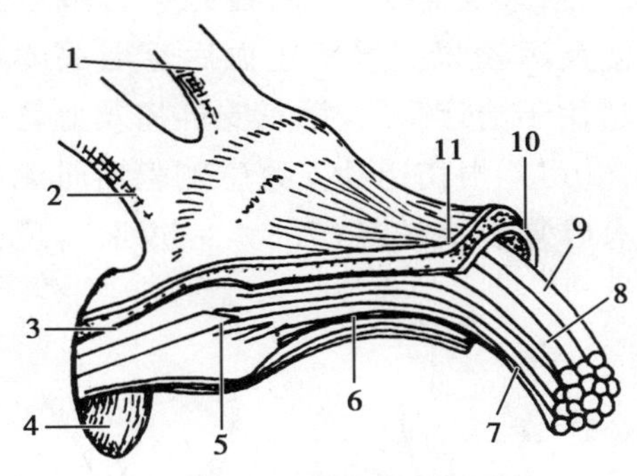

图 8-8　半月节穿刺示意图

1. 三叉神经第一支主干；2. 三叉神经第二支主干；3. 三叉神经第三支主干；4. 卵圆孔；5. 穿刺针头；6. 三叉神经头；7. 三叉神经第三支；8. 三叉神经第二支；9. 三叉神经第一支；10. 蛛网膜；11. 硬脑膜

（七）经颞入路硬脑膜外三叉神经感觉根切断术（Frazier 手术）（section of the sensory fibers of gasserian ganglion）

颞部开颅，自耳前 2cm 的颧弓上缘起向后上作长约 6cm 的皮肤切口，逐层切开至颅骨（图 8-10）。在颧弓上方颞骨鳞部开骨窗，直径约 4cm，下缘显露中颅窝底。用脑压

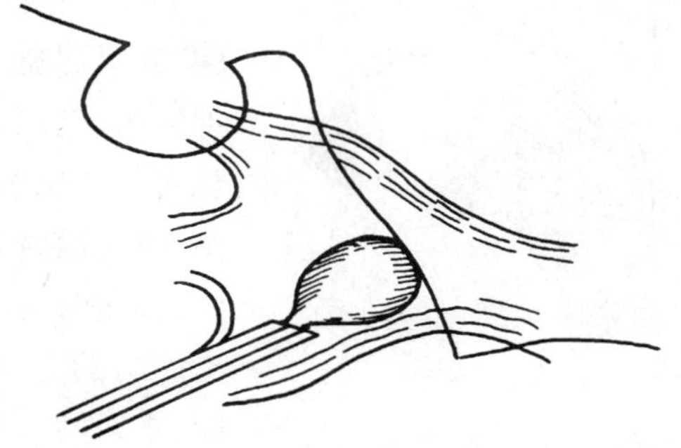

图 8-9　微球囊压迫三叉神经半月节的位置

板将硬脑膜自颅中窝底分离并抬起颞叶，沿脑膜中动脉至棘孔，电凝后切断动脉，并填塞棘孔（图8-11）。在棘孔前方即可找到卵圆孔。在硬脑膜外暴露三叉神经半月节，与神经纤维走行的方向垂直切开半月节和后根固有膜，可见感觉根和半月节纤维。用神经钩提起第二、第三支感觉纤维，在距半月节以上5mm处予以切断（图8-12），保留第一支及运动根。严密止血后逐层关闭切口。手术优点：操作简单，危险性较小，适用于治疗第二、第三支疼痛及血管减压术后复发者。缺点：①面部感觉失感；②可能损伤运动支致患侧咀嚼肌无力或瘫痪；③有时可产生周围性面瘫；④术后复发率较高（7.5% ~39%），现已不常用。

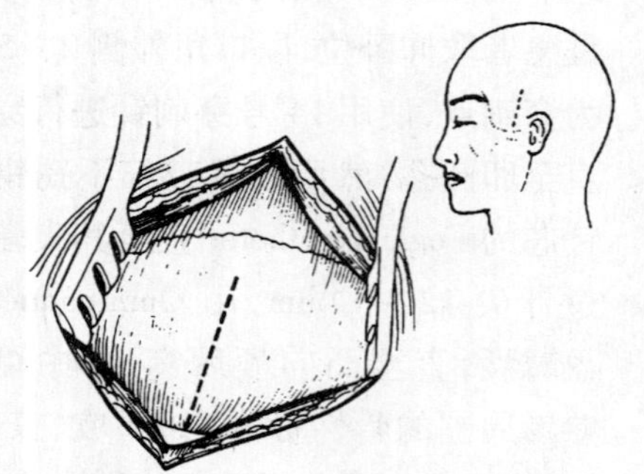

图8-10　Frazier手术切口

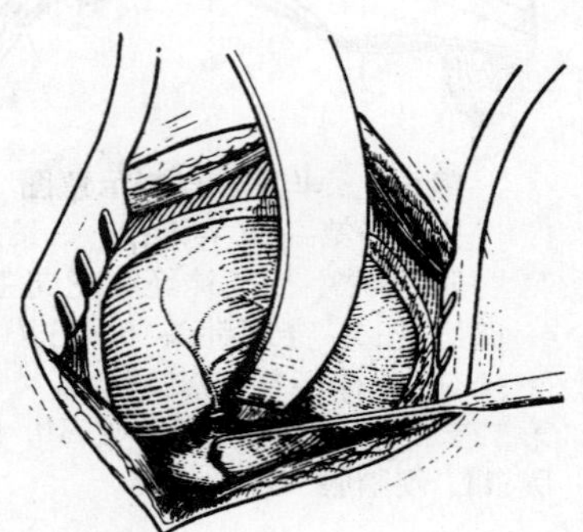

图8-11　在棘孔处将脑膜中动脉电凝后切断

（八）经枕入路三叉神经感觉根切断术（Dandy手术）（sensory root section of the trigeminal nerve）

颅后窝一侧开颅，骨窗直径约5cm（图8-13）。瓣形切开硬脑膜，翻向横窦。将小脑半球向内侧牵开，撕开小脑脑桥角池的蛛网膜，并吸尽脑脊液。棉片保护面、听神经。在此两神经的前方靠近小脑侧电凝并切断岩静脉。最后显露分离感觉周围血管和蛛网膜，确定无血管后，用钝性神经钩将感觉根提起，在出脑桥0.5 ~1mm处的外侧神经根切断2/3（图8-13）。适用于3个分支疼痛的患者，优点：①探查桥小脑角处是否有肿瘤，常对找不到病因者采用此法；②不易误伤运动根（运动根在感觉根之前3 ~4mm）；③保留面部部分触觉；④复发率较低，平均5% ~9%，现仍被

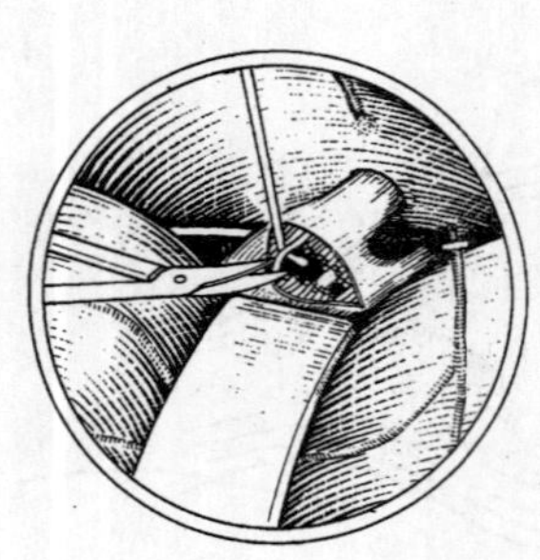

图8-12　距半月节上5mm处切断第二、第三支神经根丝

应用。

缺点：①危险性较大（病死率约4%）；②术后反应较重，如头晕、呕吐、耳鸣等；③可伤及邻近脑神经（特别是面、听神经）及小脑。

（九）三叉神经脊髓束切断术（Sjöqvist 手术）（medullary tractotomy of the spinal tract of trigeminal nerve）

局部麻醉，侧卧位（痛侧在上），后颅窝正中切口，开枕鳞骨窗（偏病侧）直径3～4cm并咬开枕骨大孔后缘及寰椎后弓，切开硬脑膜，放出小脑延髓池脑脊液后抬起小脑扁桃体，后显露延髓下端（图8-14）。在延髓闩平面下距中线8～10mm处无血管区（三叉神经脊束及核所在地），用安全刀片一角作一深3mm、宽4mm横切断三叉神经脊束。切割后，检查患者面部已无疼痛后关颅，适用于三支全痛和双侧疼痛患者。优点：①术后保留触觉（触觉纤维不经过此处），不会发生麻痹性角膜炎，对双侧痛者保留了一侧触觉，便于进食；②不影响运动支；③可探查小脑、脑桥角，以排除继发性病变，现已少用。

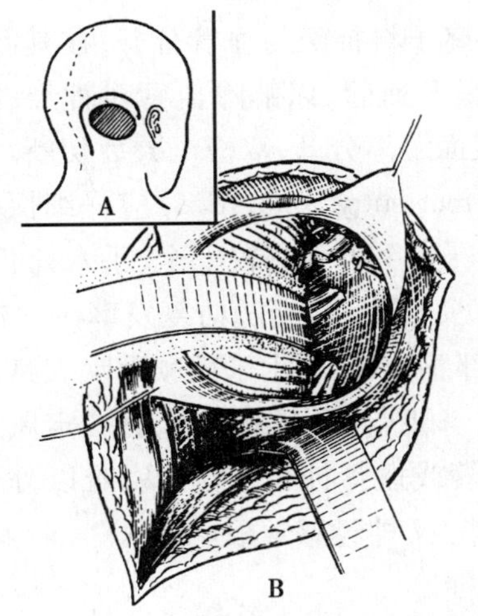

图8-13　A. 手术切口与骨窗；B. 在桥小脑角处切断三叉神经感觉根2/3

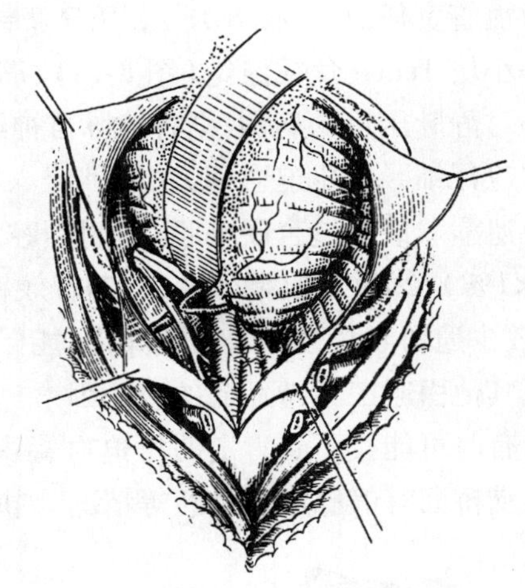

图8-14　三叉神经脊髓束切断术式

缺点：①由于在延髓上操作，手术危险性较大（死亡率2%左右）；②复发率较高，13%～37%；③选定切割部位困难，术中切口大小、深度不易掌握。若切口不当可出现吞咽困难，手术侧共济失调，对侧肢体感觉丧失等。目前主要应用于癌痛的治疗。

二、功能性治疗
(function therapy)

(一) 三叉神经微血管减压术(neurovascular decompression for trigeminal neuralgia)

Gardner 和 Jannetta 于 20 世纪 60 年代先后报道,三叉神经感觉根在脑桥入口处受异常行走的血管袢压迫而发生三叉神经痛,发生率在 80% 以上(图 8-15,8-16)。经手术可解除压迫,即可达到止痛效果。术后无感觉和运动障碍,术前的面痛和感觉异常或麻木亦可消失而恢复正常。压迫的血管责任血管依次为小脑上动脉、小脑前下动脉、基底动脉及小脑后下动脉、静脉等。多数为单支动脉压迫,多支动脉压迫亦为数不少。手术切口见图 8-17,在乳突后可行直或横 5cm 皮肤切口,作一直径约 3cm×3cm 大小的骨窗,上缘达横窦,外侧抵乙状窦边缘。硬脑膜呈┴或十字呈瓣状剪开后悬吊,显露颅后窝的外上部,放出脑脊液,待小脑下陷后,在手术显微镜下暴露脑桥入口处的三叉神经感觉根寻找压迫该处的异常血管责任血管(图 8-18)。用显微钝头剥离子将神经与血管分开,在其间垫入一小块 Teflon 片或涤纶(图 8-18)、筋膜条吊开血管,以解除血管对神经的压迫。对静脉压迫的病例,则将静脉自神经根表面游离分开,双极电凝后切断。手术中应仔细寻找压迫血管,尤其神经入根区(root entry zone,REZ)应仔细探查,避免遗漏。最后缝合硬脑膜,关闭颅腔。优点:①手术方法较安全,手术死亡率低(<1%);②手术效果可靠,近期有效率达 90% 以上,长期随访复发率在 5% 以下,较少遗留永久性神经功能障碍,能保留面部感觉;③手术采用颅后窝入路,可发现其他引起三叉神经痛的致病因素,如肿瘤。缺点:手术需开颅,有一定风险。术中有时可能找不到肯定的压迫血管责任血管或血管神经粘连紧密难以分开,以及脑桥固有静脉压迫神经等情况,则应改作三叉神经感觉根切断术。

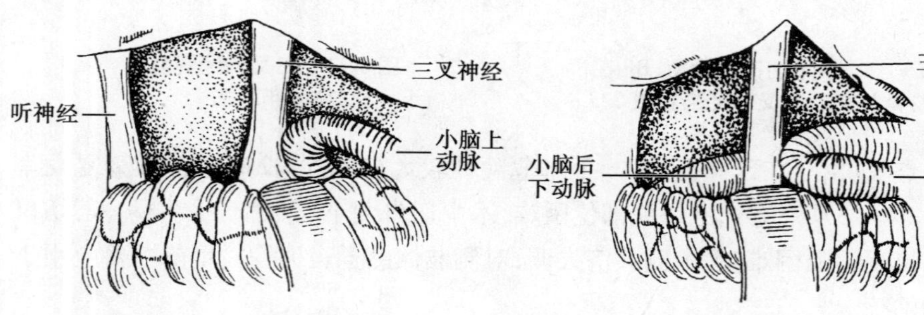

图 8-15 小脑上动脉压迫三叉神经根

图 8-16 小脑上动脉和压迫小脑后下动脉三叉神经根

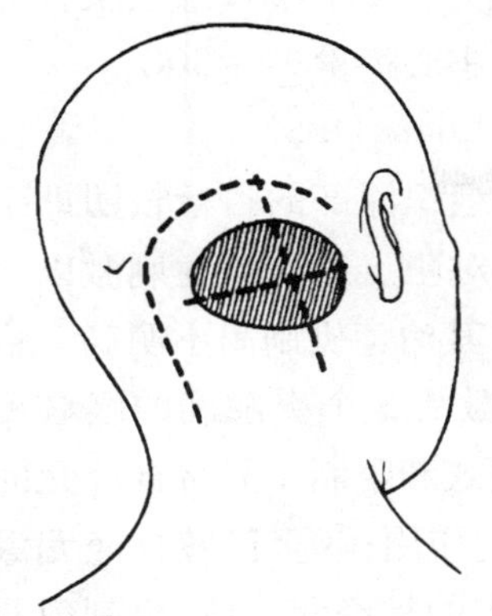
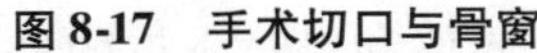

图 8-17　手术切口与骨窗

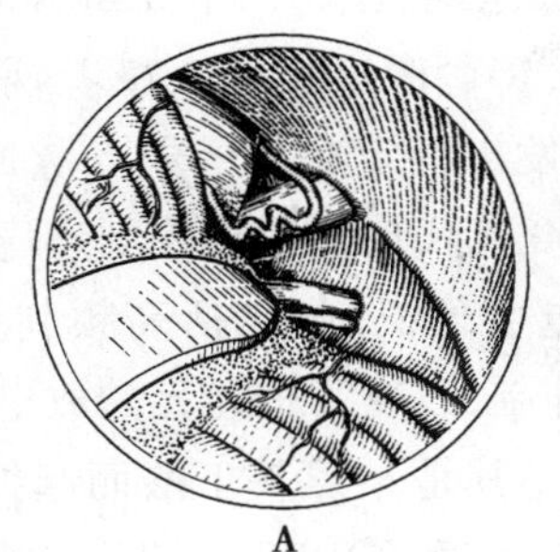

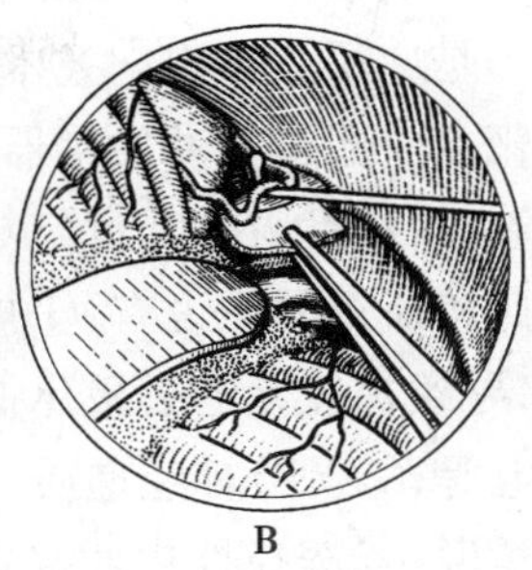

图 8-18　A. 手术中显露压迫的血管；B. 在血管和神经根间垫入 Toflon 片

（二）伽马刀治疗（the gamma knife therapy）

1951 年瑞典医师 Leksell 首先应用立体空间定位技术治疗，对颅内的正常组织或病变组织选择性确定靶点，使用一次大剂量窄束电离射线精确地聚集于靶点，使之产生局灶性破坏，而达到治疗疾病的目的。由于放射线在靶区剂量分布的特殊性，使靶区周围组织几乎不受放射线的损害。伽马刀治疗不像手术那样把病灶切除，它是由准直器球体将钴衰变释放出的高能 γ 射线通过 201 个小孔射出并聚焦产生巨大能量毁损病灶组织，使其变性、坏死，其过程患者是在清醒状态无痛、无出血、无手术感染、无并发症，可说是在不知不觉地完成治疗。治疗后亦不需用药物即可回家休息，故伽马刀治疗三叉神经痛将成为理想的方法。

1. 首先消毒液清洗头颅后，安装定位仪框架，使病灶位于框架中心，四周用固定针牢靠固定框架、测量头形参数，并作详细记录，再安放定位板，为保证在 MRI 影像上完整显示三叉神经根和感觉根入脑桥区。定向仪框架安装需特定位置，即框架的 Y 轴与患者头颅基底线平行，X 轴对准颅中线框架两侧保持水平位。如颅底肿瘤性三叉神经痛患者，按肿瘤位置安装定向仪框架。

2. MRI 定位　三叉神经痛用 T_2 加权，1～2mm 层厚无层间距行轴、冠状位扫描，可清晰显示三叉神经根及其入脑桥区，如肿瘤用强化 MRI 3mm 层厚轴、冠状位扫描，算出实际靶点位标值。

3. 计算靶点剂量　把定位标记的 MRI 定位像输入 HP-9000 计算机工作站，使用 Gamma-Plan 3. 01-5. 12 版软件进行定位和计算剂量。原发性的三叉神经痛照射三叉神经根入脑桥区，使用 4mm 准直器，中心剂量 70～90Gy，50% 等剂量线限定靶点，单次照射，脑桥方向必要时使用堵塞法遮挡，使 20% 等剂量线限在脑桥表面。如双侧三叉神经痛患者可以分两个矩阵治疗。如肿瘤所致三叉神经痛患者，以肿瘤本身为照射靶区，周边剂量 12～15Gy，中心剂量 24～30Gy。

（三）立体定向脑深部电刺激术（deep brain stimulation，DBS）

是应用立体定向技术，将刺激电极植入患者脑部组织深部的目标核团即手术靶点。通过脉冲发生器发出特定频率的弱点脉冲，对靶点进行慢性刺激以达到治疗目的。在 20 世纪 60 年代最初用于控制疼痛。其治疗机制尚不明确。目前比较流行的假说有：①电生理机制：包括高频刺激激活 3 个突触间的级联反应，导致神经元的去极化抑制，改变了神经元的放电模式和阻断了异常神经元的放电等；②调节神经递质：尤其是 γ-氨基丁酸而起抑制作用；③多巴胺神经元保护学说；④选择性皮质兴奋学说；⑤DBS 不仅影响靶点的神经元胞体，也刺激通过靶点的其他结构，包括与胞体有突触联系的轴突及其胞体和经过靶点的外来轴突，DBS 刺激是激活还是抑制作用，与神经元种类、电极的距离、方位和刺激参数有关。因此，手术效果是电刺激靶点处所有结构组件综合效果。本法首先于 1973 年由 Hosobuchi-Admas 首次应用，他认为在三脑室后下部脑室旁灰-白质和丘脑腹后核，皆为各种损伤性信息的汇集点，应用电刺激抑制此处阻断传导通路，即可达到缓解疼痛的目的，因而使用立体定向导引定位，而将微电极植入此靶点，导线连接于刺激器，并埋入头皮下，便可长期制止疼痛，Leyerson 认为此术是一种新颖的有前途的治疗三叉神经痛的方法。故立体定向技术毁损此结构，或应用慢性电刺激抑制该区的功能可以达到缓解疼痛的目的，如将刺激电极埋于皮下，可以达到长期止痛的目的。

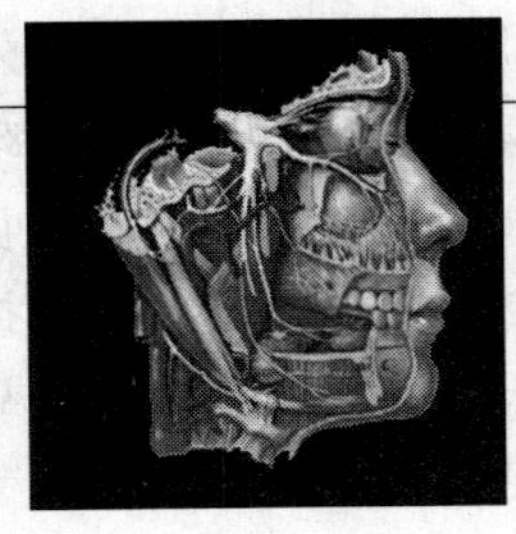

第九章　三叉神经痛治疗中的并发症及防治

(the complication in the trigeminal neuralgia therapy and its prevention)

三叉神经的治疗方法很多，归纳起来分为两种：①不损害正常神经组织的保守疗法或亦可称功能性疗法如中、西药物、针灸、物理治疗、按摩治疗，某些阻滞治疗、微血管减压术、骨腔刮治术、伽马刀治疗等；②损害神经组织的破坏疗法，如三叉神经感觉根切断术、脊髓束切断术、周围神经撕脱术、射频温控热凝治疗。有些药物阻滞治疗（如乙醇、甘油、硫酸镁、阿霉素、链霉素等）及冷冻治疗等，在治疗过程中有时也难免发生并发症。对于并发症必须尽量减少或避免出现。

第一节　损害三叉神经的治疗方法发生并发症的预防与处理

（prevention and management of the complications caused by destructive therapy for trigeminal）

当三叉神经周围支、半月节、神经根因手术切断、撕脱术、射频治疗或用乙醇、甘油、阿霉素、链霉素等治疗，除阻断痛觉传导外，还可能使温度觉、触觉受到损害。临床表现患者除感到面部麻木，同时出现触觉、温度觉障碍外，而且发生口唇、口腔黏膜的继发性损害及流涎等并发症，以及其他神经的损伤与其他并发症及其他损害。

一、预 防 方 面

在每次手术时，一定要做到思想集中，专心致志，熟悉解剖，严格按照常规操作，动作轻、准，用药合理恰当，必须尽量减少或避免发生不必要的并发症。

二、处 理 方 法

术前应向患者及家属说明手术经过与术后情况，解释清楚可能会出现的并发症，得到同意理解后，并填写手术志愿书。

1. 下颌支的运动神经根损伤　可引起同侧嚼肌、咬肌、颞肌、翼内肌、翼外肌的瘫痪，影响咀嚼运动，进食时食物不自觉从患侧口角旁漏出来及流涎等现象，严重者可造成神经性肌萎缩，影响容貌。如出现以上情况，在进食前及进食后多漱口，注意口腔清洁卫生，不要食用带刺、带骨或过热、过硬的食物，以免损伤口唇或口腔黏膜。如手术时切断不可切断的神经，应设法将两断端缝合或靠拢使其能再生。术后用维生素 B_6、维生素 B_{12}、甲钴胺等营养神经的药物。

2. 第一支损伤　可引起角膜知觉消失，瞬目作用减退，常易受外伤而发生角膜感染；因该支还有司理该部细胞营养的功能，发生麻痹时则失去对组胺的控制作用，引起上皮细胞水肿及反射性的血管扩张及泪腺分泌减少而发生角膜干燥等，致使角膜缺乏应有的保护，上皮失去活力，发生变性，而上皮脱落以致形成神经麻痹性角膜溃疡，在临床表现局部不痛，无任何刺激症状，早期有结膜充血，角膜知觉消失，上皮水肿，点状混浊，继之出现角膜水疱，角膜中央上皮脱落，并向四周发展，最后只有环形的角膜边缘部尚有少许上皮存在。缺损部呈干燥乳白色混浊，如继续感染，可很快引起前房积脓而导致角膜穿孔，且常并发虹膜睫状体炎。如一旦发现角膜反射消失或角膜炎症时，应立即滴眼药水，涂眼膏，常用促上皮生长剂(如贝复剂之类)，戴眼镜、湿敷封盖患眼，给予对角膜保护，如已发生角膜溃疡，根据病情，可暂时或较长时间缝合眼睑，以便防止角膜病变的继续发展。

3. 岩大浅神经和面神经损伤　经颞硬膜外三叉神经感觉根切断时，在剥离半月节后外方硬脑膜过深时，常可损伤岩大浅神经，可出现泪腺分泌减少，角膜、鼻黏膜干燥。在剥离硬脑膜还可能伤及岩大浅神经或损伤与岩大浅神经相连的面神经，面神经损伤其面瘫常于术后 2～3 天出现。颞部皮肤切口下端若太低或太前，可损伤面神经额支。颅后窝三叉神经感觉根部分切断术，其乳突后缘切口的下端，若分离太低、太深、太前，可损伤面神经主干。小脑脑桥角手术操作中若损伤营养面神经的血管，致面神经缺血。或因误认和操作不慎直接损伤面神经。应用高频单极电凝止血而损伤面神经。刘氏报道经耳后枕下入路 200 例手术中，发生轻重不同的周围性面瘫 6 例。面神经损伤表现为周围性面瘫。亦有致听神经损伤，发生耳鸣、听力减低等。当损伤面神经后，及时保护患侧眼睛以防眼睛引起炎症，如面神经损伤严重，应尽量将其吻合。除用药物治疗外，亦可用理疗、针灸、按摩等治疗。严禁在手术区域内使用单极高频电凝止血以免造成神经损伤。当施行下颌支撕脱术或下颌骨骨腔刮治术在口外切开时，切口必须在下颌缘下约 2cm 平行进行以避免损伤面神经，如已发现了切断面神经并致口角歪斜，应立将其断端吻合。

4. 展、滑车、动眼等神经的损伤　是因在阻滞时注药速度过快，剂量较大时，而使药扩散至半月神经节周围的蛛网膜下腔，而引起展、滑车、动眼等脑神经的损害，临床出现眼肌麻痹、瞳孔改变，并可引起头痛、头晕、恶心、呕吐、眼球震颤、呼吸困难，心律失常，甚至引起抽搐、昏迷、休克等症状，后期亦可造成蛛网膜粘连。故注射时应严格掌握穿刺深度和注入无水乙醇的剂量，一般不超过0.5～1ml，推注缓慢，严密观察患者血压、脉搏、呼吸、面容等情况的变化，如发生头晕、头痛、恶心、呕吐或面色改变，应立即停止注射，进行相应的治疗。在射频治疗穿刺卵圆孔针尖过于偏位、加温过高，亦可损伤以上神经，一旦损伤以上神经，一般在半年至一年才能恢复。

5. 手术出血

（1）在眶上孔或眶下孔局部出现皮下淤血、肿胀：一般局部适当压迫即可止血，如眶上孔穿刺注射药液出血较多时，进入组织疏松的球后形成血肿，出现急性眼球突出、疼痛、眼球活动障碍、视力减低和眼眶周围皮下青紫淤血。如眶下孔注射出血，引起眼胀、眼痛，出现以上症状应立即停止穿刺和注药，对患侧眼球适当加压，让患者深呼吸以减低眼压，严重者亦可暂时压迫颈动脉。

（2）半月节穿刺出血：当前入路穿刺卵圆孔时，常可损伤翼静脉丛出血，一般稍压迫局部，同时将穿刺针进行调整即可。如穿刺过深有血从穿刺针管喷出，应立即拔针加压观察，如血液顺穿刺道流入蛛网膜下腔，患者出现低热、颈部强硬有抵抗感、恶心、呕吐等症状。腰椎穿刺若为血性脑脊液，应嘱患者卧床，并对症治疗。

（3）经颞硬膜内、外三叉神经根切断术：在剥离硬脑膜时，可能发生出血，如损伤岩上窦则出血较多，为了减少手术出血，可取头高位或坐位，剥离硬脑膜的范围应力求准确，且不可太大，避免伤及静脉窦。另一出血原因脑膜中动脉的损伤破裂，为避免损伤出血，在处理脑膜中动脉时，应先堵塞棘孔再切断血管。另外，切开半月节的固有膜后，只要细心分辨和操作，完全可避免损伤血管。手术完毕时，根据情况放置硬脑膜外引流管或引流条。应严密观察意识的变化，如发现意识不清时，立即行 CT 或 MRI 检查，以便采取相应的措施。

（4）经颅后窝感觉根部分切断术：该手术区结构复杂，手术区较深，操作较难，如不熟练、过重牵拉，很容易使硬脑膜的血管、静脉窦、小脑半球表面的血管、岩静脉及感觉根周围的血管等出血。另外，在剪断三叉神经感觉根时，暴露不清而损伤血管，有时还可能误伤感觉根腹内侧的动脉而出血，可致严重的并发症或死亡等。

（5）经颅后窝微血管减压术：其出血原因除与上相同外，主要是在游离压迫感觉根的异常血管时而损伤出血。另外，本术式造成术中出血的另一原因是过度牵拉而造成静脉出血。为此，笔者体会在探查时三叉神经感觉根手术野显露清楚，应先处理静脉；在处理岩动脉时，尽量靠近小脑处，用双极电凝后再切断，以防岩静脉在入窦处断裂出血难以控制。神经根剪切时，应选无血管处，以防损伤神经伴行的血管。小脑腹侧脑干旁的出血，因显露差，操作又困难，不易判断出血点，应尽快吸除积血，针对出血点，用双极电凝或用银夹止血，以防损及重要血管及发生意外。

6. 发生感染　乙醇或药物作眶下孔注射，穿刺时很易刺入上颌窦，如刺入有炎症的上颌窦，则可造成穿刺道和局部皮肤感染，射频温控热凝治疗前入路穿刺时，很容易穿破口腔黏膜或咽腔，若再转向卵圆孔穿刺，如此可造成将病原菌带入卵圆孔甚至颅内，引起感染。发生该情况时应及时应用抗生素、激素。另有经颅后窝入路行三叉神经感觉根切断术时，要求骨窗应尽量靠近乳突，因而常会将乳突小房咬开，增加切口感染机会，如患有乳突炎时更易感染，故有学者建议不宜采用该切口。有人建议打开骨窗乳突小房，用骨蜡涂抹严密封闭，可避免感染。

7. 颅内感染　是在行开颅手术或射频治疗等过程中引起的颅内严重的感染。

（1）临床表现：急性起病，少数为隐袭性发病，初起除全身感染症状外，头痛较为突出，可伴恶心、呕吐、体温升高，也可出现精神症状或癫痫发作。体检可发现脑膜刺激征。腰椎穿刺：压力增高。脑脊液检查：色泽混浊，细胞数增高，以多形核白细胞为主，糖含量降低，脑脊液涂片及细菌培养有的可查到致病菌。

（2）治疗：针对所查出的病原菌选用敏感的抗生素，能通过血脑屏障的抗生素如青霉素 G、氯霉素、第二代头孢菌素（头孢呋辛 0.75～1.5g，3 次/天）、第三代头孢菌素（如头孢噻肟 2～6g，2～3 次/天，头孢曲松 1～2g，1 次/天以及头孢他啶 1.5～6g，2～3 次/天）等。同时，可给予肾上腺皮质激素以减轻炎症反应。注意水、电解质平衡，适度营养。

8. 脑膜刺激反应　当半月神经节穿刺发生出血或注射乙醇等溶液入蛛网下腔，或射频热凝术时针尖于鞍背温度较高、开颅手术不久蛛网膜下腔出血等引起，或小脑脑桥角如胆脂瘤切除术后，引起无痛性或化脓性脑膜炎等可能出现头晕、头痛、恶心、呕吐、发热，甚至出现颈部抵抗等脑膜刺激症状，如出现以上症状和体征，除对症处理外，应用甲氧氯普胺、维生素 B_6 控制恶心、呕吐。严重者可鞘内再给予抗生素，同时给肾上腺皮质激素以减轻炎症反应。注意水、电解质平衡，适度营养。

9. 手术后昏迷　多因脑水肿或因手术后继发出血,又未做到及时处理继发性的颅内血肿,致病情恶化,脑疝而昏迷,故经颅后窝入路行三叉神经手术和延髓三叉神经脊髓束切断术时,如解剖不清楚,动作粗,随便阻断异常血管引起出血,术者心慌意乱,盲目止血,乱用高频电凝止血所致。术后如患者出现严重头痛、头晕、恶心、呕吐、血压升高、意识障碍,应及时从原切口进颅探查。必须引起高度重视,行 CT 或 MRI 检查,发现病因,进行相应处理。

10. 手术后头痛　①手术切口处头痛,可能因切口缝合紧张力大或瘢痕挛缩刺激耳大神经或枕大神经所致;②射频温控热凝术后头痛,常可因损害三叉神经第一支,温度较高或针尖紧接蝶鞍背有关;③颅内感染致头痛,此类型头痛多有合并脑膜刺激症状,发热、头颈强直、恶心、呕吐,疼痛范围较广,多因开颅手术后,或半月节注射治疗或射频穿刺针消毒不严,有的因在穿刺时经过口腔或咽腔后再入颅,而人为造成引起感染,腰椎穿刺检查脑脊液即可确诊;④低颅压性头痛,常因体弱或手术中放出脑脊液过多而引起。此类头痛与体位有明显关系。坐、立时疼痛加重,平卧后减轻或消失。补充输入液体后亦可减轻疼痛,甚至痛止。

11. 三叉神经痛手术与射频治疗后复发

(1) 应切断的三叉神经感觉纤维未完全切断,或后根内有节细胞异位生长,如仅作三叉神经感觉根减压术,而未切断感觉根的,远期复发率较高,也有手术后即无效的。特别是三叉神经周围有其他病变未被察觉,如小脑脑桥角旁小的肿瘤、异常血管压迫后根、蛛网膜粘连等。

(2) 据 1983 年黄山和王忠诚观察结合国内外有关资料,关于射频热凝破坏三叉神经节这一治疗法,认为本疗法并不是“痛觉特选”而是因为本治疗方法有下列几个特点,而使触觉得以保存:①三叉神经感觉根中 30 ~ 40 条神经束间有丰富的迷走支,某一束支被破坏而不可通过迷走支得以部分补充,这一论点可以解释术后复发问题;②三叉神经运动纤维中含有无髓鞘纤维,研究证实三叉神经运动支中有 15% ~20% 为无髓鞘纤维;③射频热凝时,距离电极中心越远,温度越低,因此外周部位的有髓鞘纤维可以未被破坏。

(3) 三叉神经微血管减压术后复发原因:①血管减压不彻底,因责任血管未从感觉根上分离开,尤其压迫入根区的血管;②减压血管垫(涤纶片、Teflon)太小而减压不全;③减压垫后移位;④遗留责任血管等,以上原因均可造成术后复发。

(4) 三叉神经周围支撕脱术后或用乙醇、甘油等注射治疗后,各学者报道复发率较高,早在 1936 年 Grant 报道用乙醇注射神经支治疗三叉神经痛 229 例,结果全部复发。复发后检查该区域的感觉并未恢复，从这一事实说明，向三叉神经支内注射乙醇或将神经支撕脱切断，是达不到对本病恒久治疗的目的。远期疼痛复发则与神经纤维的再生和病因的继续存在或病因的继续发展有关。据刘氏探查小脑脑桥角发现，多数病例存有刺激三叉神经的病变。

（5）颞部入路（Fragier）手术，术后复发率有人报道达39%，复发原因亦可能是小脑脑桥角存在刺激三叉神经的病变之故。

12. 手术切口皮下积液　经耳后枕下入路行三叉神经感觉根切断手术时，被切开之硬脑膜未能严密缝合，以致脑脊液从骨腔处溢至皮下，局部鼓起，按压硬而有波动感，患者自觉刀口处胀痛，可行穿刺抽取液体，并加压包扎，如仍不见效，则需插管引流。若仍不愈，可考虑再次切开原切口修补硬脑膜的手术，在此情况下，同时应给予抗生素治疗，以防感染。刘氏曾对4例均经穿刺加压包扎和插管引流而治愈。

13. 术后脑脊液鼻漏　在耳后（乙状窦后缘）入路行三叉神经感觉根切断或微血管，往往因在此手术切口的骨窗外缘常容易将乳突的气房咬破，又因硬脑膜缝合不够严密，在手术时，使脑脊液溢出进入乳突的气房，再由咽鼓管经鼻咽部从鼻腔流出而发生鼻漏，一旦发生首先嘱患者平卧休息，观察5～10天一般可痊愈。严禁堵塞鼻孔，应用抗生素预防感染。另外，除严密缝合硬脑膜外，对咬开的乳突小房应用骨蜡或肌肉块填塞封闭，如仍漏不止，可再行硬脑膜修补术处理。

14. 口角疱疹　是因行三叉神经感觉切断时损伤了三叉神经第一神经元神经节细胞的染色质溶解，出现角质层下浆液渗出，一般是在术后2～4天在同侧口角部位出现无痛性丘疹或水疱，逐渐发展成群集的在红斑基础上的疱疹，于1～2周后疱疹才干燥成痂。此种疱疹为无痛性应与病毒性带状疱疹相鉴别。处理方法：局部可用地塞米松软膏涂擦，口服维生素 B_1、维生素 B_6、维生素 C、甲钴胺口服或注射等药物。

第二节　针灸治疗意外的预防与处理
（the prevention of accidence in acupuncture therapy and its treatment）

针灸治疗三叉神经痛是常用的治疗方法，在术者选穴不准确，操作不恰当，针具或穴位消毒不严，针刺过强，责任心不强，以及患者心理紧张、恐惧或饥饿、疲劳，身体虚弱、有过敏体质时或某些病理因素及针刺过程中急剧变动穴位或手法等均能造成意外。为此，医师一定要做好预防及处理的准备。

一、预防方法

首先思想上把以上各点牢记心头，治疗过程中必须遵循操作常规，注意严格消毒，明确危险穴位，加强责任心，提高医德修养，时刻保持冷静头脑，谨慎处理，防止意外发生。

处理要点：必须迅速作出正确判断，以便进一步诊治。

晕针的临床症状：轻者为头晕、胸闷、恶心欲呕、面色苍白、打哈欠、出冷汗、手足发凉等。重者则可突然意识丧失，昏扑在地，大汗淋漓，双眼上翻，二便失禁，少数可伴惊厥发作。

二、处理方法

轻者迅速拔针，将患者扶至空气流通处平卧，两腿抬高，静卧数分钟即可，如仍不好转，可给予饮服温开水。重者除上面措施外，用艾条温灸百会穴或刺人中、太冲穴，亦可加刺水沟、涌泉穴，并进行人工呼吸，直至患者知觉恢复。待清醒后喝些热开水，慢慢就能恢复，如仍不见好转即请内科急诊治疗。

1. 弯针　针刺以后，忽受外力碰撞或变动体位，发生弯针。应立即纠正体位，轻轻捻动针体，顺着弯曲方向慢慢将针退出，千万不要用力起针，以免折断。

2. 滞针　滞针是捻针或起针时发滞，甚至有的不能出针，这多半是由于附近肌肉紧张所致。此时可在针的附近处按摩，并嘱患者不可紧张，放松肌肉，轻轻捻动即可起针了。

3. 断针　当针折断在体内，不让患者移动体位，如有针体露出体外，用镊子即可夹出。如断针全部断在体内，那就要外科手术取出。

第三节　卡马西平与苯妥英钠引起药物反应的预防与处理
(prevention and management of the side effects by carbamazepine and dilatin)

卡马西平与苯妥英钠是目前治疗三叉神经痛的首选药物，但在用药过程中常常出现药物反应，卡马西平的药物反应似乎比苯妥英钠较多见且较严重，绝大多数是出现药疹，这是由于药物引起的变态反应。两药之药敏反应均具有一定的潜伏期，一般从几天到数十天不等。临床表现由轻微的红斑及丘疹发展到严重的剥脱性皮炎、大疱疹性红斑、中毒性表皮松解，全身症状亦比较明显，超过半数伴有药物热，体温达38℃以上，有时低热而被忽视，脉搏快，心率亦快，还多见淋巴结肿大，且可呈局限性或血管性水肿。红斑丘疹好发部位多由胸、背、足、皮肤出现散在的红色斑点及丘疹，初起时轻度瘙痒，不久即蔓延至头、面部、口腔、四肢、肛门等部位，如继续发展到严重的剥脱性皮炎，如未能及时明确诊断和及时治疗，可以危及生命。

一、防治方法

药疹的诊断，根据临床症状和病史，一般并不困难，而有个别病例，潜伏期长，往往会被疏忽，而应引起注意。当遇到后，此种情况应即停用致敏药物，作为治疗药疹的先决条件，并避免应用化学组成相似、可致交叉过敏反应的药物，以及慎用或避免使用其他抗原性强的药物，曾有报道一例因卡马西平引起过敏停用后，而改用苯妥英钠数天后，再次出现新的药疹。故做到及时积极治疗，绝大多数患者预后良好。

二、治疗

在病例确诊后，立即更换致敏药物，同时给予抗过敏药，对重症病例，给予大剂量肾上腺皮质激素静脉点滴，酌情应用外搽药物，应用抗生素、维生素及无菌隔离。一般常用对症药物是地塞米松 10mg，1 次/天，肌内注射，氯雷他定 10mg，1 次/天，外用炉甘石洗剂 6～8 次/天进行治疗。

第四节　无水乙醇阻滞治疗三叉神经痛的副作用预防与处理

the prevention and treatment of side effect from block therapy by absolute alcohol

无水乙醇阻滞治疗三叉神经痛其方法简单、操作方便、费用低廉、安全、危险性小，但常避免不了会发生意外，尤其是半月神经节注射，注射后在根节内扩散，若在注射速度较快、量较大时，液体可扩散至半月神经节周围的蛛网膜下腔，而引起展、滑车、动眼等脑神经的损伤。临床上出现眼肌麻痹，瞳孔改变，还可引起头痛、头晕、恶心、呕吐、眼球震颤、呼吸困难、心律失常，甚至引起抽搐、昏迷、休克等症状，亦可遗留蛛网膜粘连。其次当在眶上孔穿刺阻滞时引起的出血，局部常出现肿胀皮下淤血。如出血可进入组织疏松的球后而形成血肿，致急性眼球突出、疼痛、眼球活动障碍、视力障碍和眼周皮下淤血。在眶下孔阻滞时，很易刺入上颌窦，此时可抽出气体，如刺入有炎症的上颌窦，则可造成穿刺和局部皮肤的感染。颏孔穿刺阻滞时，有时也会引起血肿，如高浓度或者量大流溢在颌骨部位亦可能致骨坏死，因此，防治很重要：①严格控制穿刺的深度和注入的量，一般不要超过 1ml；②注射时要缓慢，同时在注射过程中要仔细严密注视患者面色、血压、脉搏、呼吸等情况的变化；③一旦发生头晕、头痛、恶心、呕吐、盗汗等症状，应立即停止注射，将患者平卧测量血压、脉搏、呼吸等，必要时给氧进行相应的紧急处理；④局部出现肿胀、皮下淤血，一般行局部适当压迫即可止血，必要时局部亦可作冷敷，如眶上孔阻滞出血一旦出现症状，应立即停止穿刺和注射，对患侧眼球进行适当加压，让患者平卧、深呼吸以减轻眼压，严重时亦可暂时压迫患侧颈总动脉；⑤如发生感染及时应用抗生素治疗。

第五节　伽马刀治疗三叉神经痛并发症的防治

1. 术后疼痛　伽马刀治疗三叉神经痛治疗后尚不能立即止痛，有报道疼痛症状缓解时间 1 天 ~6 个月，平均 3 ~5 个月，无效率高达 23% ~26%。然而，伽马刀治疗具有无创、高精度、无痛苦、并发症少的优点，故被人们广泛接受。对于高龄患者，不愿接受或全身情况不能耐受手术者，可作为较优的治疗方法，其治疗 TN 起效的确切机制尚未明确，匹斯堡大学医学院 Kondziolka 灵长类实验模型推测，放射外科通过损伤局部足够多的神经轴突群以缓解疼痛，而面部感觉保存之间存在剂量相关性。有些学者认为：放射效应依赖于急性和迟发性反应，缓解 TN 的即刻反应可能是由于辐照后造成神经元接触传导电生理阻滞，而急性水肿可能是另一个原因，局灶性轴突损伤致传导阻滞进一步缓解疼痛。

伽马刀治疗 TN 靶点很重要，设定主要有两种：①半月神经节后的三叉神经根上；②三叉神经入脑桥前区，将靶点设定在靠半月神经节的三叉神经根上，因靶点距离脑干较远，不会损伤脑干。将靶点设定在三叉神经入脑桥前，神经髓鞘多为少突胶质细胞，比覆盖远端三叉神经膜细胞对射线敏感。为减少疼痛率，提高治愈率，有些学者采用双靶点治疗。因三叉神经痛的病因绝大多数为三叉神经 REZ 血管压迫所致，病因未解除，难免术后效果不佳。

2. 面部麻木　面部麻木是最为常见，出现比例为 6% ~66%。Matsuda 等报道 33 例 TN，随访 13 年，其中 7 例出现面部麻木或感觉迟钝，3 例出现干眼症及角膜炎，为痛觉消失而触觉存在的主观感受，痛觉纤维较触觉纤维对 γ 射线敏感。治疗三叉神经痛的有效中心剂量应≥70Gy，脑桥临界剂量<20Gy。为提高疗效，中心剂量可达 90Gy，TN 的合适照射剂量为 70 ~ 90Gy，极限剂量不超过 90Gy。Cheuk 报道 112 例 TN，平均剂量>75Gy。一般麻木随着时间推移和适应能有所改善。

3. 其他并发症　有头痛、烧灼感、蚁爬感、咀嚼肌功能下降、伤口有面瘫出现（5 周后恢复）等，可给予神经营养药物治疗能有改善消失。

4. 术后服药　伽马刀治疗距出现疼痛减轻或消失的时间为 1 天 ~6 个月，所以治疗后尚需继续服药，以免停药诱发疼痛复发或加剧，改善症状，使其能达到治疗效果。

5. 术后复发　术后复发率报道为 5% ~10%，平均复发时间为 39 个月，而 Maesawa 报道复发率高达 19.6%。因病因未解除，γ 射线毁损三叉神经纤维后经过一段时间修复，逐渐致病因而复发，可以重复伽马刀治疗。

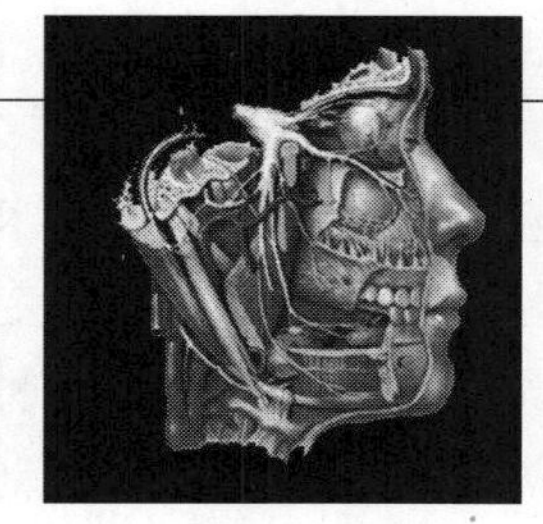

第十章　三叉神经痛治疗的护理

(nursing care of trigeminal neuralgia patients during treatment)

三叉神经痛是神经性疼痛疾患中常见多发病，治疗方法颇多，常需住院治疗，在医疗过程中除一般护理工作外，心理护理尤为重要。护理质量直接关系到患者的康复。因此，要求护理人员胸怀深厚的感情，发扬高度的爱护伤病员的观念，做好护理工作，严密、细致地观察患者，记录病情变化，预防一切可能发生的并发症，尽量创造有利条件，促进患者尽快恢复健康，使患者早日愉快地走上工作岗位，提高生活质量。

第一节　三叉神经痛手术前的护理

(preoperative nursing care of trigeminal neuralgia patients)

三叉神经痛的护理除常规护理工作外，还要作好患者心理护理的观察，因此护理人员必须熟悉病情的内容、变化特点和临床意义，才能及时正确地反映出各种情况，给治疗提供可靠的依据。三叉神经痛的手术治疗，常采用方法有：①三叉神经根显微血管减压术；②经颅后窝入路三叉神经后根切断术；③经颞入路三叉神经后根切断术；④三叉神经脊髓束切断术；⑤三叉神经周围支撕脱术；⑥骨腔刮治术。

1. 心理护理　患者对开颅手术很害怕，因此要有针对性地做好患者的心理护理，消除其对手术的紧张、恐惧心理，给其讲解手术方法、手术的成功率，尤其施行局麻者能取得患者术中的密切配合，使其心中有数、树立信心。

2. 饮食护理　给容易消化、营养丰富的饮食，如营养不良、贫血、低蛋白血症或脱水等情况的患者，遵医嘱术前适当补液或输血，为患者创造良好的手术条件。

3. 做好各项有关检查　如血、尿常规、血糖、肝、肾功能、心肺功能、血压、脉搏、呼吸及 X 线、CT、MRI、MRA、DSA 等检查的片子。如患者吸烟，劝其戒烟，以减少呼吸道的并发症。

4. 全麻患者术前3天开始用氯麻液滴鼻,朵贝溶液漱口。

5. 术前1天剪鼻毛,配血,以备术中用,遵医嘱做抗生素试验以备术中、术后用药,预防感染。常规备皮、剃头、洗澡、更衣、修指甲、检查头部有否急性病变或损伤、嘱患者术前晚12时开始禁食水等,以免麻醉中误吸,按医嘱给镇静剂,以免不寐。另外,对女患者剃头尤其农村妇女,术前剃头需向患者做耐心解释剃头的必要性。

6. 术晨护理　测体温、脉搏、呼吸、血压、心率,如有异常应立即报告医师。按医嘱给予术前用药,再次剃头,并用肥皂水洗头,清水冲洗,嘱患者脱去内衣,换上干净衣服,全麻者插导尿管。局麻患者亦应术前排空膀胱,若患者出现异常应及时通知医师。与手术室来接患者的人员,做好共同查对姓名、床号、手术名称以免弄错。

第二节　三叉神经痛手术后麻醉苏醒期常规护理

(postoperative conventional nusing care of trigeminal neuralgia patients during anesthetic awaking stage)

全麻手术结束后,其药物对机体仍将持续一段时间,在苏醒过程中其潜在的危险性并不亚于麻醉诱导时,因此术后必须加强对患者的护理,尤其对麻醉不顺利或发生麻醉意外者,应进行特别监护。麻醉苏醒期间应注意以下几方面:

1. 生命体征的观察　患者术毕回监护室后,即测血压、脉搏、呼吸,观察瞳孔。并向麻醉师了解手术中情况,以后每隔15~30分钟测量血压、脉搏、呼吸一次,特重患者应持续监护。观察患者的意识、瞳孔及肢体变化,发现有异常立即向医师报告,常可能发生术后血肿或脑水肿。如为颅后窝开颅的患者要密切观察呼吸的变化。测量呼吸次数时要数1分钟。

2. 保持呼吸道通畅　术后患者取平卧位,头偏向健侧;口中放置通气道,并将肩部抬高,头向后仰,可防止舌后坠,有气管插管的患者一旦清醒,立即告诉医师拔除气管插管,以免因插管刺激发生咳嗽放射,造成颅内压增高,清除口腔及上呼吸道的分泌物,注意呼吸幅度和频率,有无呼吸困难、发绀、痰鸣音等,全麻清醒前患者容易发生舌后坠、喉痉挛、呼吸道分泌物堵塞、误吸呕吐物等引起呼吸道梗阻,如突发梗阻性呼吸停止,应立即行气管插管或用16号针作环甲膜穿刺,或行气管切开,必要时加用呼吸机辅助呼吸。

3. 稳定循环系统　因手术创伤和麻醉药对循环系统的抑制不会因手术结

束而消除,故麻醉后仍需对循环系统继续监测。术后要准确记录出入量,观察皮肤的温度、颜色、湿润度。根据血压、脉搏、尿量及末梢循环情况,调整输液量及速度,防止输液过多或不足。术后麻醉苏醒期间,患者心率可能加快,血压升高,必要时用药物维持正常血压,以免血压波动造成术后出血。

4. 密切注意早期发现病情变化　全麻恢复过程中患者可出现兴奋、烦躁、不安,防止发生坠床或其他意外,必要时可用镇静剂肌内注射,但为观察病情变化,一般不静脉使用地西泮等药物。异常兴奋、躁动的患者,提示有术后脑水肿或颅内血肿等颅内高压,应进行鉴别,及早发现并处理。

5. 体温的观察　全麻后患者多有体温过低,出现寒战,应注意保暖。

6. 伤口的观察　严密观察伤口渗血、渗液情况,如渗血、渗液多,除及时更换敷料外,应及时报告医师,以免伤口继发性出血或发生脑脊液漏。

第三节　三叉神经痛手术治疗后恢复修养期护理

(nusing care of trigeminal neuralgia during postoperative restoration stage)

1. 协助患者按时服药,对患者讲清服药的注意事项及药理作用,不能随意加量或减量或停服。

2. 观察三叉神经痛症状有无减轻或减轻程度,并做记录交班。

3. 疼痛发作剧烈时,遵医嘱给予止痛药。

4. 施行开颅手术的患者观察脑脊液有无耳漏或鼻漏,有问题及时通知医生采取措施。

5. 全麻开颅手术术后24小时内取头低脚高位,预防因低颅压造成的头痛。

6. 局麻下施行下颌神经撕脱术或骨腔刮治术者,应注意观察手术侧口角有无歪斜及手术切口有无手术后渗血、出血。

第四节　射频温控热凝治疗三叉神经痛的护理

(nursing care for trigeminal neuralgia patients treated with temperature controlled radiofrequency thermal ablation)

射频温控热凝治疗三叉神经痛,是目前国际上的一个先进易行的方法之一,其主要机制是通过射频电热对三叉神经感觉根的痛觉纤维凝固变性而达到止痛目的,公认为是一种简易、可靠、安全、显效、痛苦小、立见功效的好方法。

1. 心理护理　三叉神经痛的患者,由于长年的剧烈疼痛而久治不愈,严重损害了身心健康,患者一直处于痛苦状态,情绪低沉,多数患者因经过各种治疗均效果不佳，对此种治疗方法抱着试一试的想法来就诊。因此，针对患者的这种心理，就要做大量细致的思想工作，为此，应向其介绍经过射频治疗后痊愈的情况，增强其对治疗的信心。另外，在生活上给予体贴关心，帮助其解决生活上的困难，增强对医护人员的信赖感。

2. 术前详细介绍射频治疗的过程　治疗前详细向患者介绍治疗操作过程以便在操作过程中取得患者的密切配合，对治疗的成功和治疗效果至关重要。

（1）麻醉：告诉患者在进针时会稍感疼痛，以便让患者有思想准备。

（2）穿刺：当针进入卵圆孔后，可能有短暂剧烈疼痛发作，有时会忍不住叫出声来，这是正常情况，嘱患者勿害怕，如感有特殊不适，应立即告诉医师。

（3）方波试验：在穿刺针触及到有关的神经支时，患者可感到相应部位神经支分布区有麻、胀、跳感，如无此感，说明穿刺错误，应调整穿刺点重新穿刺。

（4）射频损害：随着温度的逐渐升高，患者会有一种烧灼疼痛感，要求患者一定要坚持5～6分钟（全麻无此必要），才能达到治疗效果。以上这些均是患者的自我感觉，在操作过程中医师会不断地询问，患者应如实、正确地回答医师问话，这直接关系到射频治疗的效果。

3. 术前用药　①阿托品0.5g肌内注射（患有前列腺肥大免注）；②硝苯地平10mg口服；③哌替啶50mg肌内注射（全麻不用）。

4. 术中配合

（1）心电、血压、氧饱和仪监护：术中密切观察心率、脉搏、血压、氧饱和度的变化，因患者多数系老年人，心血管系统常有不同程度的病变存在，穿刺和热凝过程中的刺激，可能会引起不良反应。如出现心律紊乱、血压急剧改变，应行减轻刺激或暂停治疗，以保证安全。

（2）建立静脉通路：有利于及时用药，保证治疗顺利进行。

5. 术后观察　①术后有部分患者可能出现轻度头痛、头晕或恶心、呕吐等症状。这是射频热凝刺激脑膜引起的反应，一般平卧数小时，症状可自行消失，必要时可用维生素B_6、甲氧氯普胺口服或注射即可消退；②有的患者在术后1～2周，有术区串跳痛等不适感，不需特别处理即可自愈。个别患者术后出现麻痛，是痕迹反应，可服1片卡马西平后逐渐停止；③颌面部血管丰富，在进针过程中有时可刺破翼静脉丛，出现颊部血肿，及时加压包扎、止血，早期可用冷敷，一天后作热敷；④因术中损伤三叉神经运动支，可导致咀嚼肌功能减弱，引起流涎或食物不自觉地在口角部落下，多在术后1～3个月自愈；⑤麻痹性角膜炎损伤了第一支后对角膜的营养与功能受阻，致角膜反射消失而发生。应及时用抗生素眼膏及眼药水保护角膜，禁用热敷，必要应上、下睑缝合，此症状恢复时间较长；⑥颅内感染，在进针过程中，因针误穿入口腔致针头污染，再进入颅内引起感染，术后常规静脉内注入能通过血脑屏障的抗生素，预防治疗；⑦一般住院观察2天，补液2天，无出现疼痛及不良反应即可出院。

第五节　三叉神经痛撕脱术的护理（包括骨腔刮治术）

（nursing care for trigeminal neuralgia patients treated with avulsion therapy）

本疗法是将三叉神经周围分支切断后撕脱，使神经失去痛觉传导而止痛，这种方法简便易行，止痛效果可靠，当各种封闭失效后仍可手术，经过改进后的撕脱术约一半以上患者在术后1～3年内复发，但有些患者可永久止痛，故目前仍是常用的方法。

1. 心理护理　撕脱术虽简便易行，而患者因长期不能忍受的疼痛折磨精神紧张，总有一定的恐惧心理，当患者入住病房之后，医护人员应首先要关心体贴、耐心细致地做好安慰解释工作，解除不必要的顾虑，增强对手术的信心。将手术过程及效果告诉患者及家属，使其能理解。护士主动了解患者的想法及要求，尽量帮助解决困难。

2. 术前准备　做好完备各项常规检查，如血、尿、大便、血小板计数、出血时间、凝血时间，肝、肾功能、血糖、心肺透视或胸部X线等，测体温、血压、脉搏、心电图等，以及抗生素与麻醉药的术前试验等是否齐全。

3. 取得患者的术中配合　因局麻患者清醒术中常有精神紧张，故应随时询问患者有何不适以做对症处理，如有疼痛，应再注射麻药，如出血较多，应吸净血液并供应骨蜡或止血海绵。当撕脱神经时，可短暂性剧痛，应首先告诉患者一定忍住，取得患者配合，一般不会发生什么问题了，有痛而发生其他反应，及时对症处理。

4. 术后护理　手术切口包扎。第一支作头周围绷带加压固定1周后解除；第二支在眶下区作绷带加压固定；第三支在下颌区作绷带加压固定，均在24小时后去除。观察患者术后手术侧口角有否歪斜及手术切口有否渗血。嘱患者当天勿进过热饮食，流食1～2天，注意口腔卫生，进食后漱口，术后用抗生素3天，第2天查房时有肿胀为正常现象，术后1周内少数患者仍有痛，这是痕迹反应，一般会逐渐消失，1周拆线。

第六节　三叉神经痛应用封闭治疗的护理

（nursing care for trigeminal neuralgia patients treated with block therapy）

三叉神经痛行阻滞治疗，是将药物溶于液体内，如常用95%乙醇注射于神经干或半月节内，使神经纤维或节细胞凝固蛋白变性，以阻断神经传导通路而止痛。封闭常因阻断不全，或神经再生而易复发。而该方法操作安全简单、方便，在门诊中即可很快完成治疗，而且费用低廉，如复发后仍可再行注射，所以目前仍被广泛应用。尤其对老年体弱或患有较严重心血管病的患者，更为适用。

1. 心理护理　有些患者对阻滞疗法不了解，或一知半解，不知是怎么一回事，思想上会产生精神紧张和恐惧的心理。因此，护士就要作解释工作，这是止痛的麻药加其他药液注射在三叉神经痛的部位而三叉神经痛很快就停止了。

2. 封闭治疗前首先做麻药的过敏试验，呈阴性后，即抽取药液备医师治疗用，同时对患者测血压、体温、脉搏等了解全身情况，有否不适。嘱患者在手术治疗椅上端正坐好后，并协助手术医师将头位调到所要作封闭的位置，以便医师治疗。

3. 阻滞治疗过程中的观察　护士一方面对患者安慰和解释，另一方面应严密观察患者的面色及其他部位有否改变，如有异常及时报告医师，以便纠正。

4. 封闭治疗结束后，嘱患者稍休息片刻，待其心情稳定，并嘱预约下次再来治疗或复查的日期、时间后，方可送走患者。

第七节　针灸治疗三叉神经痛的护理

（nursing care for trigeminal neuralgia patients treated with acupuncture therapy）

针灸治疗据考证，它大约诞生于新石器时期（公元前8千~7千年到公元前4千年），原始的针灸工具为砭石，至战国、秦到西汉，随着铁器的推广应用，砭石逐渐被金属针所取代，扩大了针灸的医疗实践范围。故针灸是我们祖先对人类的突出贡献之一，它源远流长地不断发展到今天，并已列入国家科技攀登项目，现已取得了重要进展和成果，现在国外有些国家的医师已广泛采用。

1. 在针灸治疗三叉神经痛过程中，护士对患者的心理护理至关重要，初诊患者常有着心理紧张、恐惧或饥饿、疲劳、身体虚弱，或有过敏体质或某些病理因素，针灸过程中患者急剧体位等可能造成意外，故术前术中一定要做到热心接待，关心体谅患者痛苦，细心检查，观察面色、精神有否异样，详细耐心讲解不要怕、不要紧张，了解有否进食，以防空腹晕针。治疗中配合医师做好各项消毒，给予一次性针刺穴位（防止传染病的交叉感染和传播），如用艾条针灸，应时时注意艾灰落下，避免烫伤皮肤及观察面色，针毕后立即帮助检查有否未拔之针。嘱患者稍休息一会再离开。给予预约患者再来就诊日期。同时爱护、关心患者，告诉治疗必须要有1个疗程（一般是10次）才对病有见疗效。

2. 做到使诊疗室内环境舒适、优雅、清静、空气新鲜。告诉患者或陪护人，室内不吸烟、不吃零食、不随地吐痰、不乱丢垃圾、不大声讲话，做到“五不”，听从安排就诊。

第八节　带状疱疹性三叉神经痛的护理
（nursing care of postherpetic trigeminal）

带状疱疹病毒可侵及半月神经节，出现三叉神经分布区的疱疹，并引起刀割样、针刺样、电灼样持续性剧痛发作外，一是疼痛范围多为第一支分布区，少数累及第二支。二是无扳机点，三是因带状疱疹病毒多侵犯第一支，所以多伴发患有同侧角膜炎、眼球炎、角膜溃疡或角膜溃疡痊愈后遗有角膜白斑（斑翳）而造成视力障碍。四是三叉神经痛区皮肤遗有粉红色呈带状或片状色素沉着，有的遗有线状瘢痕。因此对本病的治疗和护理也是非常重要。

1. 心理护理　带状疱疹性三叉神经痛临床主要表现是一侧面上剧烈疼痛，患者心理紧张，带状疱疹的出现直接影响了患者容貌的美观，更增加了患者的心理负担，因此有不同程度的自卑和压抑感，希望在短时间内彻底除掉面部疱疹和疼痛。针对患者这些心理状态，要做好患者的心理护理，同情、关心、体贴，对患者说话时和善可亲，切不可长时间凝视其面部，治疗护理操作前讲清楚目的、意义，取得患者的配合，并向患者介绍本病的基础知识。疱疹愈合后不太影响美观，以减轻其恐惧和焦虑心理。

2. 疼痛护理　三叉神经痛的发作常无先兆，洗脸、进食、说话均可诱发疼痛，而无扳机点。因此，应特别注意疼痛的发作时间、部位、性质及诱发因素，同时对患者讲不要高声用力说话，吃软的食物，避免面部摩擦，并给止痛药及封闭等治疗控制疼痛的发作。

3. 结膜、角膜的护理　带状疱疹累及三叉神经者常为26.3%，其中眼部受累者最多，占其中的50%，当它累及第二支后，可沿眶上神经反射至头顶或在上睑、结膜、角膜出现疱疹，常引起角膜溃疡结痂或发生全眼球炎导致失明，当患者出现眼疱疹畏光时可用吗啉呱眼液及阿昔洛韦眼液交替滴眼，一日6次，用无菌纱布覆盖双眼，避免强光刺激，临睡前可用1%阿托品眼膏涂眼，有良好效果。

4. 疱疹的护理　出现疱疹初遵医嘱即可服阿昔洛韦（200mg，5 次/日，一个疗程 5～10 天）、碘苷等。常因疱膜破裂而形成糜烂或继发化脓性感染，严重者可会引起带状疱疹性脑膜炎，而危及生命。因此，预防感染极为重要，当疱疹尚未被吸收之前，用 2：1000 呋喃西林液持续湿敷，然后用阿昔洛韦霜涂擦，暴露，不要包扎，疱疹吸收结痂后切不可用手揭痂，局部还可用 TDP 灯照射，一日两次，每次半小时，促进水疱愈合，减轻色素沉着。

第九节　难治性三叉神经痛射频治疗的护理
（the nursing care in the frequency treatment of refractory trigeminal neuralgia）

1. 患者准备　术前 1 天访视患者，观察术区有无皮疹、感染等病灶。术前 1 天嘱患者剃净面部胡须，用温水及肥皂洗净头发及皮肤，女性患者需将头发扎成小辫，向术区对侧盘起，对于特别紧张患者术前晚可给予小剂量镇静剂口服。

2. 手术物品、环境　三叉神经痛射频治疗手术需安排在宽敞洁净的手术室内，手术床需要有可以调节体位的电动按钮，以便在出现紧急情况时调整患者体位。连接好射频治疗仪和患者身上的电极。备好心电监护仪、血压监测仪和氧饱和度仪及相应型号的无菌射频穿刺针，同时准备麻醉药品，必要时急救药品。手术中将常规器械和特殊器械分开放置，以便保证传递器械物品迅速有序。

3. 术中观察　术中要密切观察患者头部位置，保持头部固定，防止术中头部移动造成手术偏差。手术中除保持患者头部固定外，常规监测呼吸、血压、氧饱和度，密切观察神经监护仪显示指标，术中如果患者出现虚脱现象需立即将患者平卧，吸氧。

4. 术后护理　头面部血运丰富，感觉灵敏，三叉神经射频治疗术后早期常出现反应性局部肿痛，在常规抗炎、输液治疗同时应加强局部护理，可采用面部冰袋冷敷以减轻肿胀并可缓解疼痛。在术后加强口腔护理极其重要，加强漱口。患者术后畏惧疼痛，而不愿意张口进食减少，因此在术后给予高蛋白、高维生素饮食，防止便秘，要多蔬菜水果。出院指导告知患者注意事项，教会患者局部功能锻炼，合理用药和定期随访。

5. 心理护理

（1）入院时的心理护理：患者来自不同的环境有着不同的经历，各有其个性，但他们都抱有希望自己被发现和理解的心理状态。因此，热情亲切的入院介绍，良好的体态语言可以将心理距离缩小，增强患者的信任感，调节患者的心理和情绪，为下一步手术治疗及疼痛程度和情绪化评估创造良好条件。

（2）手术前后的心理护理:耐心主动与患者交谈,通过幻灯片和挂图简单介绍手术基本操作和手术成功率。预先告知医疗护理方法和注意事项,请已经手术康复的患者谈体会,消除患者紧张、焦虑情绪,使他们产生安全感。手术前后对患者进行综合评估,进行疼痛程度和情绪化评分,有目的地进行个性化护理,利用松弛疗法和分散注意力等疗法,减轻患者的疼痛感受,使患者在良好的生理和心理状态下接受治疗。

（3）出院心理护理:对患者高度负责,处处为患者着想,出院后定期随访,了解恢复情况,给予及时指导,解除患者心理负担,以良好的心理生理状态创造健康有质量的生活。

第十节　手术治疗三叉神经痛的围手术期护理

(the perioperative nursing care for the surgery or trigeminal neuralgia)

三叉神经痛是三叉神经感觉支分布区域内出现间歇性剧烈疼痛的一种疾病。因为疼痛对个体而言是一种有害刺激,因此,做好围手术期护理不但提高了护理质量,也是在一定程度上提高了患者的生活质量。

1. 疼痛的护理　三叉神经痛患者最突出的症状就是疼痛。其状如电击样、烧灼样、刀割样、撕裂样或锥刺样剧痛。疼痛持续时间和间歇期可长可短,患者极其痛苦,为此轻生者亦有所闻。①注意倾听患者对疼痛的诉说,了解疼痛的性质、强度、维持的时间长短、间歇时间的长短及规律,以便为患者选择适当的镇痛剂减轻痛苦。尽量不要开 PRN 医嘱,而开 24 小时长期医嘱,这种预防用药的方法可减少患者在护士 PRN 给药时出现的焦虑情绪。②三叉神经痛患者大多有明显的扳机点,如触摸洗脸、进食、刷牙、咬牙或冷风刺激等均可诱发疼痛,要指导患者找到自己的扳机点,并帮助患者改变一些生活习惯,如减少每天刷牙次数,可用漱口水漱口来代替刷牙,改变摸脸、咬牙的习惯动作,户外活动时注意保护好面部不要受冷风刺激,尽量控制面部肌肉的活动,如少说话、少微笑等。③为患者提供安静、舒适的周围环境,以利于患者的休息睡眠,对有条件的患者提供单间病房,其他的患者也尽量安排在小间病房。减少亲戚、朋友探视的次数,以免病室环境嘈杂,影响休息,诱发疼痛。但环境不能过于安静,因为过于安静的环境会增加患者对疼痛的注意力,使疼痛加剧,可以在病室播放一些柔和的音乐或者让患者听收音机或看看电视,与家属或其他患者聊天,分散注意力,以达到减轻疼痛的目的。

2. 心理护理　单纯的器质性或单纯的心理性疼痛都是少见的,大多数是精神因素和机体刺激的成分混合所致。三叉神经痛的患者一般病史较长,属于慢性疼痛。长期的疼痛折磨,使患者产生抑郁、焦虑、困惑或依赖的感觉,因而对这类患者心理护理显得尤为重要。①首先应取得患者家属的协助,指导他们对患者给予暗中的关怀。既不能置之不理,又不能过分关注。在患者出现疼痛的时候给予适当的安慰,并与患者聊天,分散他们的注意力,以减轻患者疼痛。②加强对个别患者的巡视,因患者长期忍受不了痛苦,怕连累家人而产生轻生的念头,因而,必须保持警惕多加巡视,并与家属合作以免发生意外事故。③要用浅显易懂的言语向患者解释有关手术治疗(如周围神经撕脱术痕迹反应等)的知识。帮助他们减轻一些术前的焦虑情绪,关键是让患者了解手术并非根治手术,术后有复发的可能性,让患者对疾病的预后有充分的心理准备。

3. 老年患者的护理　三叉神经痛多数是老年患者,老年人往往口齿不清、听力减退、反应迟钝、语言啰嗦,有的患者行动不便。因而,更加需要加强护理工作。护理人员要有耐心,细心、关心、贴心听取患者的诉说,以取得其信任,还要做好保护工作,防止方法摔伤等意外,另外老年患者尚并存其他疾病,如同高血压、心脏病等,并服用不同药物止痛等。因而,要密切观察药物的副作用,对其他疾病的不良影响。此外,对于那些有冠心病等疾病的患者在输液时要注意观察心肺功能,输液不能过快,发现问题及时与医师联系。

4. 术后健康教育　三叉神经痛患者术后的护理重点在于健康教育,指导患者如何防止复发,如注意天气的冷热变化,面部不要受风寒,季节交替时要预防感冒,改变不良生活习惯(如吸烟、饮酒、剔牙、擤鼻涕等)。另外,由于三叉神经痛极易复发(即使手术治疗后),必须协助患者以正确的思想态度对待疾病,正视由于复发而重新出现的疼痛,指导患者控制疼痛的方法,而不是被疼痛控制。最后嘱患者在日常生活中不要过于劳累,保持良好的心态,多做一些有益身心健康的活动,以调节单调的生活,提高生活质量,如复发要及时就医,而不要自行滥用药物或乱投医,以免造成不良后果。

第十一节　微血管减压治疗三叉神经痛后并发症的监护
(the monitor of complecations after the microvessel decompression therapy of trigeminal neuralgia)

当今对三叉神经痛的治疗常采用微血管减压法,但在手术治疗时和手术后出现一些并发症,因为术后发生了并发症,护理时首先发现和如何及时做好监护非常重要,常见的并发症有:

1. 颅内出血　在术后 24 小时内严密观察意识、脉搏、血压、心电图、氧饱和度的变化,每 30～60 分钟观察并记录 1 次,如出现头痛剧烈,呈喷射性呕吐,瞳孔不等大，血压升高，心律不齐等，预示颅内出血颅内压升高，及时报告医师检查处理，急诊开颅清除积血，对症治疗。

2. 脑脊液鼻漏　手术操作中乳突气房咬开，当切开的硬脑膜缝合不严密，术后用力咳嗽、憋气时均可导致脑脊液外溢进入乳突气房，再经咽鼓管至鼻咽部由术侧鼻腔滴出，如有此现象护理重点是保持清洁，预防感染，可将无菌干棉球放在鼻孔处（严禁堵塞，任其流出）浸透脑脊液后及时更换，禁止用力拧鼻涕、打喷嚏和咳嗽，禁止冲洗鼻腔，禁止鼻腔吸痰、插胃管，以免细菌进入颅内造成逆行感染。保持头颅高位和大便通畅，应用抗生素两周，预防和治疗感染。

3. 邻近颅内神经损害　如果在手术过程中过度牵拉面神经或过多触动神经根可导致术后暂时性面瘫或感觉减退，表现为同侧面麻木，严重面肌无力。由于颊肌瘫痪，食物残渣可遗留颊部与齿龈之间，易发生口腔炎和腮腺炎，应帮助患者饭后漱洗口腔清除食物残渣。眼睑闭合不全者要保护角膜，预防角膜炎的发生，给予0.25%的氯霉素眼药水滴眼，3～4次/天，2～3滴/次，红霉素眼膏夜间涂眼。除用营养神经药物治疗外亦可配合理疗、针灸，指导患者做患侧肌肉的自我按摩和功能训练。一般术后一周内能恢复，如不全性面瘫1～4周亦能恢复。听神经损伤致听力受损可用甲钴胺等神经营养药治疗能逐渐改善。

4. 头晕　头晕是三叉神经痛微血管减压术后最常见的并发症。常见的原因有：①低颅压：术中为了暴露术野，看清相邻血管神经位置，常需要放出大量脑脊液使小脑塌陷便于手术操作。故术后多数患者有不同程度的低颅压症状，引起头痛、头晕与体位有关，抬高头部时头痛、头晕加重，平卧后减轻，多半有血压偏低，脉搏细速，呕吐呈非喷射性。患者可取去枕平卧位，头偏向一侧，必要时可取头低脚高位，以减轻头痛。②小脑半球损害：表现为头晕、肢体共济失调，要做好患者生活护理，患者下床活动时有专人护理，以免摔伤；躺下、低头时眩晕，伴有耳鸣，嘱患者卧床休息，必要时给予镇静剂，使患者睡眠得到保证。

5. 口唇疱疹　疱疹常因疱膜破裂而形成糜烂，或继发化脓性感染，预后差，因此预防感染极为重要，在疱疹未被吸收前，以0.2%的呋喃西林液湿敷，然后用阿昔洛韦眼液配合氯霉素眼液外擦疱疹区域，并用频谱仪照射局部2次/天，30分钟/次，促进水疱愈合，减少色素沉着。疱疹吸收结痂后勿用力揭痂，一般两周痊愈。

为了做到更好的监护，根据术后并发症的情况进行护理分级：Ⅰ级为三叉神经损害（面感觉减退）；Ⅱ级为三叉神经损害合并小脑损害（头晕）；Ⅲ级为后组脑神经损伤和（或）脑脊液漏。Ⅰ级患者术后康复快，7～9天拆线后即可出院，该患者无须特殊护理；Ⅱ级患者有小脑平衡功能受损，需延缓下床行走，避免因走路不稳摔伤，如果出现Ⅲ级并发症，患者可出现吞咽困难、声音嘶哑，应给予鼻饲流质，防止呛咳导致窒息。因此，该分类对三叉神经微血管减压术后患者护理分级有帮助。

第十二节　三叉神经痛显微血管减压术的护理

早在 1934 年 Dandy 发现血管压迫现象以来，血管神经压迫被认为是 TN 发病原因。1954 年 Thaarnhoj 进一步提出三叉神经进出脑干处有动脉搏动袢之交叉或伴行，压迫三叉神经可引起 TN，将压迫神经根的血管分离后，有解除三叉神经痛的可能。Jnetta 1967 年开创该手术以后，就此许多学者陆续不断的应用显微血管减压术治疗三叉神经痛并取得良好的效果，然减压法终究是一种要进行开颅的手术，有一定的痛苦和风险，因此手术治疗过程相当重要，但护理的配合也是同样重要的。患者的术前、术中、术后护理，减轻患者的心理负担，对防止术后并发症，促使患者早日恢复有临床意义。

1. 术前护理　①患者住院后进入一个新的陌生环境，容易出现孤独、恐惧、无助的心理，在热情接待患者的同时，并应以诚恳的态度主动与其交谈，耐心倾听讲述，对其疾病表示充分同情、理解并给予安慰，消除不良情绪，使患者保持乐观的心理。②患者多数年龄较大，生活自理能力有所减低，医护人员更应关心体贴患者，及时了解患者的需求，给予生活上的照顾，帮助解决一些实际困难，得到其充分信任，从而积极配合治疗和护理。③患者病程长，剧烈疼痛，治疗时间长，疗效差，往往还伴发其他疾病，致心理负担加重，有的甚至想轻生，迫切希望手术治疗，并对此充满信心，同时想了解有关此类疾病的各种信息，护士应用通俗易懂的语言给患者介绍手术的目的、过程及效果，并通过介绍其他治愈患者的情况，使其消除颅底手术的思想顾虑，积极配合治疗。④向患者及家属讲明术后可能出现的情况，以消除其紧张不安情绪，如术后面部肿胀属正常现象，一般 5 天内可消除，有痕迹性疼痛的患者是因为术前长期疼痛的原因，告知其不必担心，一周内可自愈。⑤配合医师共同做好各项术前检查，积极治疗原发病，如上颌窦炎症患者治愈后再进行手术。高血压、糖尿病患者血压控制不超过 21.3/13.3kPa，血糖不超过 7.0mmol/L。冠心病控制心绞痛发作，面部有急性炎症患者治愈后方可再治疗本症。⑥术前一天须理发，手术部位剃光头发和剪鼻毛，男性患者还有剃胡须等，后用生理盐水冲洗清洁，用 3% 的硼酸溶液漱口。⑦做普鲁卡因、青霉素皮试。局麻者术前可进少量饮食，全麻者术前 10 小时禁食、禁水。⑧老年患者身体素质差，抵抗力差，应注意保暖，预防感冒，手术前晚保证充分睡眠，肌内注射地西泮10mg。⑨物品准备：术前的手术器械常规准备开颅手术器械，显微颅脑手术器械，双极电凝冷光源，显微镜，三叉神经剪，医学涤纶片高压灭菌备用等进行调试，检查性能，如遇故障及时请人维修以确保手术中能良好使用。

2. 术中护理配合　①手术时首先摆放体位的配合，使患者平卧侧头位，向患者说明这是手术必须保持的体位，要使患者有足够的耐心配合，钻颅时要协助保持头部位置，如有转动要给予扶正，以利于手术的顺利进行。②针对手术特点配合手术，因视野狭小，操作精细是手术一大特点，减压术是功能性神经外科手术，既要消除疾病，又要完全保留神经功能，手术极为精细，手术是从耳后开窗，由于静脉窦的限制，骨窗只能在5cm左右。离三叉神经距离较远，且三叉神经根位于桥小脑角，该处结构重要解剖复杂，供操作空间狭小，根据手术步骤预先准备好用到及可能用到的显微器械以配合手术操作，同时在术中准备好所需要各型显微棉片，这样也便于根据实际需要把棉片快速修整，由于手术野较深，每个棉片带有较长的黑线，以便手术结束时清点核对棉片数量，以免遗漏。③术中护理密切配合是手术顺利、患者安全的保证，手术在桥小脑角血管分离，有时血管与粘连增厚的蛛网膜分离，有时血管与神经粘连的分离，有时血管与脑干粘连的分离，有时血管间的分离，如不慎能致严重后果，此时术者精力高度集中，器械护士也要集中精力配合手术，正确判断手术过程，听从术者指令，迅速准确将显微手术器械稳妥地传递到术者手中，尽量减少器械来回传递。护理的配合不好，不仅影响手术的进程，而且影响术者的情绪，使术者不能集中精力进行手术，进而影响患者的安全。

3. 术后护理

（1）病情观察：术后患者入住NICU行心电监护，监测生命体征及意识（意识状态如清醒后再陷入昏迷提示脑水肿的可能，如有头痛、呕吐、视力障碍，这是颅内压增高的表现）。瞳孔（有无异常扩大或缩小，如脑压升高或脑疝发生则瞳孔明显散大应及时报告医师进行抢救）。全麻患者术后去枕平卧6小时，头偏向一侧保持呼吸道通畅，防止窒息，局麻者取半卧位减轻出血，如有头晕或虚脱改为平卧位。防止颅压降低加重患者症状，密切观察体温、头痛情况，多巡视，细观察。一旦发现及时处理，患者出现下列情况提示有颅内感染，术后两小时体温高于38.5℃，剧烈头痛服止痛药不能缓解，颈项强直有抵抗感，表情淡漠嗜睡等及时报告医师，观察伤口有无渗血及隆起，如皮下积液用加压包扎3天，一般能自行吸收。嘱患者尽量避免打喷嚏，如有打喷嚏先兆，可深呼吸运动，或用舌尖顶住上腭，以免鼻腔填塞物松动或脱出引起伤口出血。

（2）术后第2天，鼓励并协助下床适当活动，注意勿受凉，多关心、体贴帮助患者，给予细致照顾。术后72小时可用红外线短波照射面部手术区，但应保护好眼睛，同时可作创面轻微按摩，也可进行热敷，但温度不宜太高，以免因手术麻木感觉迟钝而引起烫伤，使用广谱抗生素7天或10天预防感染。如鼻腔及上颌窦有填塞物，术后7天分批取出，不能一次性取出，以防出血，填塞物取出后冲洗手术腔至无涕血为止。

（3）有低颅内压征的护理：患者术后出现头痛、恶心及非喷射状的呕吐，考虑为术中大量脑脊液所致，取平卧位，呕吐时头偏向一侧，防止误吸，及时清除呕吐物，更换污染被服，清理口腔，稍加快补液速度，遵医嘱给予肌内注射甲氧氯普胺或氯丙嗪。

（4）高热时的护理：对术后发热患者注意运用语言的沟通艺术，在倾听中了解病情，解释发热原因，掌握患者心理需要等，有助于取得患者的信任和好感，解除其心理负担使其积极配合药物治疗，如出现高热39.5℃部分出现寒战，考虑术中生理盐水冲洗后致中枢性发热，遵医嘱给予氢化可的松100mg加入葡萄糖500ml中静脉慢滴，并用物理降温及适当加用镇静剂，一般一天内体温降至正常。

（5）眩晕的护理：患者术后3天下床活动出现眩晕症状，可能术后血管痉挛所致，可嘱患者平卧位，少活动，耐心解释，给予静脉滴注脉络宁，一般3～5天后症状消失。

（6）脑神经受累的观察和护理：临床较多见的有面部麻木，不全面瘫，口唇疱疹，听力下降等。术后注意观察有无新的并发症出现，及时发现，及时处理，向患者解释减轻其心理负担。对面部麻木、面瘫患者，做好口腔及眼部护理，避免进食过热及刺激性食物，细嚼慢咽，以防咬破舌头或嘴唇，餐后做口腔护理。对眼睑不能闭合者，给予金霉素眼膏外用，以防角膜溃疡而影响视力。对听力下降患者给予神经营养药，以促进早日恢复。

（7）肺部感染的护理：有个别患者术后第5天发热、咳嗽，查胸片显示肺不张，患者怕伤口痛一直一侧卧床，诊断明确后，予翻身拍背，雾化吸入，促进排痰，更改抗生素后治愈。

（8）精神症状的护理：若出现精神症状者，如胡言乱语、烦躁不安、治疗不配合，应严密观察患者生命体征及伤口情况，耐心疏导，减轻患者的心理负担及恐惧感，应用镇静剂能够使症状消失。

（9）饮食护理：术后1～2天内给予流质，以免由于咀嚼而引起的伤口疼痛，不能进食者静脉输入液体，以维持电解质平衡，以后可逐渐改为半流质，并鼓励患者进食,增加营养,使身体早日恢复健康。

第十三节 三叉神经痛的伽马刀治疗及护理体会
(the experience of γ-knife treatment and nursing care of trigeminal neuralgia)

1971 年瑞典 Lars Leksell 报道两例用伽马刀治疗三叉神经痛有效的报道之后,因它具有微创、无痛、安全有效、治疗精度高、无明显不良反应等,在国内外得到广泛开展。

1. 安装定位仪框架　为保证在 MRI 及影像上完整显示原发性三叉神经痛患者以脑桥为中心点安装 Leksell-G 型定位仪,框架的 Y 轴与患者的 AC-PC 体表标志线(外眦上方 0.2cm 至外耳道上方 3.5cm 的连线)平行,X 轴中点对准颅中线,框架两侧保持相等。颅底肿瘤继发三叉神经痛患者按肿瘤位置安装框架。

2. 磁共振定位　非肿瘤性三叉神经痛患者用 T_1 加权,1～2mm 层厚无间距行轴、冠状位扫描可得到清晰显示的三叉神经根及其入脑桥区。肿瘤性三叉神经痛患者用强化 MRI 3mm 层厚轴、冠状位扫描。

3. 规划　用 Y-TPS 确定治疗部位和剂量计划,原发性三叉神经痛的患者,照射其患侧三叉神经根 λ 脑桥区,使用 4mm 准直器,设置一个等中心点,中心剂量 70～90Gy,沿三叉神经走行调整等中心点,50% 等剂量线限定靶点,单次照射,脑桥方向必要时使用堵塞法遮挡,使 20% 等剂量曲线限定在脑桥外缘,颅底肿瘤的患者给予 12～16Gy 边缘剂量。

4. 随访结果　参照李庆蓝的随访,根据疼痛缓解情况将疗效分为三类:①痊愈(疼痛完全消失);②良好(疼痛减轻 51%～90%);③无效(疼痛小于 50%)。20 例患者随访时间 6～24 个月,平均 11 个月,痊愈 10 例(50%),良好 7 例(35%),无效 3 例(15%),总有效率 85%。疼痛缓解出现时间为 3～120 天,平均 62 天。全组患者治疗后无近期不良反应,不伴面部感觉减退亦无深部咀嚼肌运动障碍和其他脑神经受损症状和体征。4 例颅底肿瘤患者治疗 2 个月疼痛逐渐缓解,6 个月后复查 MRI 发现肿瘤萎缩或生长得到控制。

立体定向放射治疗的机制及通过射线聚集照射,使三叉神经感觉根部位及其半月神经节区进行照射,导致神经元突触功能电生理阻滞发生变性,从而阻滞痛的传入来达到治疗目的。

伽马刀治疗三叉神经痛的并发症较少,并发症的发生主要与治疗靶点的准确性及治疗剂量有关,剂量过大可能会损害其周围的神经功能及脑干功能,剂量过小,则治疗效果不明显。而靶点的选择非常重要,一般均为单靶点,但亦有用双靶点更有效。其治疗有效率据国内郑立高报道总有效率为93.3%，而1997年Ranalcl等报道伽马刀治疗三叉神经痛84例，其中原发性三叉神经痛67例，颅底肿瘤致继发性三叉神经痛12例，多发性硬化5例，有效率为88.9%，未见明显并发症发生。三叉神经感觉和运动功能完全保留，6年随访观察复发率为5.6%，认为伽马刀治疗原发性和继发性三叉神经痛是安全有效的，并推荐三叉神经痛一经确诊，即可利用伽马刀治疗。

临床上常见的并发症主要为头痛、患侧面部麻木感觉异常、咀嚼肌无力、角膜干燥及角膜溃疡，不过在治疗后1～2周后均能逐渐恢复正常，无死亡率发生，大部分患者于数天至数月后症状明显改善。治疗后一般3～9个月疼痛消失。因此，术后仍需要辅助用药，对症治疗。同时，保健护理也显得非常重要。护理方面应注意以下几点：①疼痛发作间歇期，要做好颜面、口腔卫生，保持健康体质；②尽可能避免诱发疼痛的机械动作；③注意气候变化，避免风吹、雨淋、日晒头面部；④也将睡眠保持一定的姿势，避免诱发疼痛；⑤部分有面舌和口腔黏膜感觉丧失者，吃饭应使用健侧，以免咬伤舌及口腔黏膜；⑥心理护理也是非常重要。因该痛有反复性，影响正常生活，故要经常鼓励患者保持乐观、稳定的情绪，避免急躁、焦虑、不安、发怒、抑郁不欢等，才能获得较为理想的治疗效果，与术前术后精心的护理治疗有不可分割的关系。

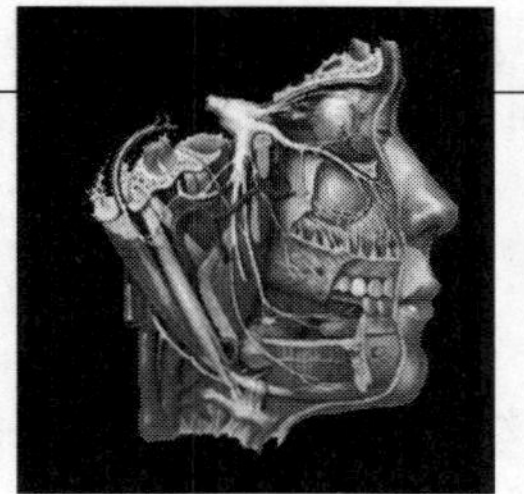

第十一章　三叉神经有关病变综合征及面颌颈部其他异常综合征

(trigeminal neuralgia related syndromes and other faciocervical complex abnormalities)

三叉神经是一对粗大的脑神经，它含有感觉和运动两种纤维的混合神经，当三叉神经的通路上任何部位发生了病变，均可产生感觉或(和)运动的功能紊乱。早期多是产生感觉纤维的刺激性症状，在有病变的三叉神经分布区域内的疼痛及痛觉过敏或麻痹。有病变运动纤维的刺激症状表现为咀嚼肌持续性痉挛或出现阵发性痉挛。如未及时治疗，晚期常可发生破坏性症状，其感觉纤维的破坏性症状表现为感觉减退或消失；而运动纤维的破坏性症状则表现为咀嚼肌瘫痪、萎缩。

另外，在门诊中常遇到因颌面部、颈部的神经血管或其他引起颌面部、耳部、颈部的病变或疼痛等之综合征，亦非鲜见。为此，亦选择归纳写于本书内，以供鉴别与参考。

第一节　Arnold's neuralgia 综合征

1. 别名　迷走神经耳支神经痛综合征；Arnold 神经痛；Arnold 神经性咳嗽综合征；Arnold neurogenic cough 综合征

2. 病因与病理　常为肿瘤压迫或神经炎引起。迷走神经耳支为感觉纤维，起源于颈静脉神经节与舌咽神经岩神经节所发出的同名支相结合，随面神经出茎乳孔或鼓乳裂，分布于外耳道后壁、下壁及耳廓背侧皮肤及鼓膜。

3. 临床症状和口腔颌面部表现　在患侧外耳道、耳后有发作性烧灼样或针刺样疼痛，有时波及枕下部、颈部，偶可至肩部。如外耳道受机械性刺激或温度改变时可引起反射性咳嗽。当疼痛缓解时，可有外耳道皮肤感觉减退或感觉异常，耳后常有压痛。体温亦有变化。

4. 诊断　根据临床症状即可作出诊断,结合 X 线、CT 等检查来确定病因。

5. 治疗　根据病因治疗,如系肿瘤引起则早期作手术治疗;如系神经炎引起,给予抗炎及神经营养药治疗。

6. 预后　良好。

第二节　Auriculo-temporal nerve 综合征

1. 别名　耳颞神经综合征;Frey 综合征;Dupuy 综合征;一侧性潮红出汗症;Von Frey 综合征;Baillarger 综合征;Baylanger 味觉性出汗;耳颞-鼓索综合征;腮腺部汗分泌障碍症;唾液出汗综合征;单侧味觉性出汗;潮红和竖毛综合征;面红立毛综合征;颜面不对称味觉性多汗症;流涎发汗综合征;Frey-Baillarger 综合征;局限性面部味觉血管汗液分泌反射。

2. 病因　本病见于腮腺外伤或手术后,或与腮腺感染有关。也有脊髓空洞症及颈部清扫术后,流行性腮腺炎后亦有发生本症,偶亦见于颌下腺手术后。

3. 病理　各种学说中迷走再生学说被普遍接受且已证实,以及对酸性食物反应与上述机制之一有关:支配唾液的神经纤维进入汗腺纤维,失去神经支配的汗腺纤维敏感性增多(即汗腺纤维过敏)。

4. 临床症状和口腔颌面部表现　本征在 1923 年由 Frey 首先报道,在腮腺手术的患者中,约半数以上手术后 4 个月 ~1 年内发生本综合征,个别亦有数年后。①耳颞神经支配区(耳前部、颞部和颊部皮肤)出现味觉性出汗,当舌前 2/3 处受到味觉刺激,尤其酸性食物,或有时于漱口、咀嚼可造成上述部位血管扩张发热、潮红、出汗不适并有时会疼痛;②耳颞神经支配区的局部皮肤感觉障碍,绝大多数患者病变处皮肤增厚,对热出汗的反应减弱,虽然有些患者皮肤感觉过敏,有些感觉迟钝,但很少合并面瘫和面肌抽搐。最近观察到重症糖尿病的患者,也可发生本综合征。

5. 诊断　用酸性食物刺激舌前 1/3 部观察其反应,即可出现症状,注意不应与某些人进食过分辛辣的食物后面部出汗过多相混淆,此种出汗多限于前额、鼻尖和上唇,还应与癔症相鉴别。

6. 治疗　大多数患者症状不严重,而不必积极治疗,有些患者可自行缓解。症状明显者:①用 1% ~3% 山莨菪碱乳剂涂擦患处,有一定疗效,国外报道局部应用 15% ~20% 六氢氯(化学名)治疗有效;②切断耳腭神经或鼓室丛副交感神经可使症状缓解,但可能损伤面神经;③肉毒杆菌毒素局部皮下浸润注射治疗有效(不过有表情肌运动破坏);④耳神经节乙醇注射;⑤用4.5%或2%的葡萄糖吡咯治疗(少数可有口干、喉痛、头痛);⑥放射性治疗。

7. 预防 根据发病机制,阻断副交感神经纤维再生入汗腺,目前被认为是最佳方法,即将间隔材料放置在分离后的和暴露的腮腺组织间作为一种屏障,将两者隔离以预防Frey综合征,按照材料来源和性质大致可分为血管化和非血管化组织、生物合成材料和近年来采用组织工程学技术处理后得到的一种新材料——腭细胞真皮基质。

8. 预后 多数患者能耐受,约10%患者需手术治疗,有些患者经3~5年可以自行逐渐恢复正常。极少严重者延续终生。

第三节 Arteria Cerbelli Superior 综合征

1. 别名 小脑上动脉综合征;Mills综合征;米尔综合征。

2. 病因与病理 常为血栓形成,也可见于栓塞,偶见脑桥出血,主要病理基础为动脉粥样硬化病变,多在椎基底动脉,使小脑上动脉受累,后者单纯受累的较少见,梗死部位多见于小脑半球上部齿状核、结合核、脑桥臂、外侧区系、内侧区系的脊髓丘脑束等,还可使丘脑腹外核受累。主要因三叉神经痛治疗时,应用经颅后窝切断三叉神经感觉根或行微血管减压术时损伤了小脑上动脉引起。由于小脑上动脉的闭塞,造成脑桥被盖外侧的结合臂、脊髓丘系与外侧丘系、小脑半球的上部、齿状核的缺血损害。

3. 临床症状和口腔颌面部表现 本征是小脑上动脉闭塞性血管病变,使其供血区发生梗死。病变同侧出现小脑共济失调和肢体不自主运动,对侧感觉障碍。Mills在1908年和1912年先后发表论述。血栓形成多见于高龄,男多于女,早期症状常见恶心、呕吐、头晕、头痛,也可有耳鸣、复视、震颤和对侧肢体麻木。主要症状:小脑症状、感觉障碍、不自主运动、听觉障碍、Horner综合征、不完全性面瘫,以及三叉神经或滑车神经的麻痹。本征由Mills首先报道。静止时在同侧损害的肢体主要位于肩部,尤其在三角肌、肘关节或手指有一种缓慢的、无节律的、振幅较大的不随意运动。其手指呈一种屈伸性划圈样运动,即手足徐动状态,头也呈摇动状,即为小脑共济失调。病损对侧偏身分离性感觉障碍,以温度觉障碍突出。

4. 诊断 根据病史和临床症状即可作出诊断。影像学所见:①脑血管造影可发现椎基底动脉或一侧小脑上动脉不显影,亦可见该动脉供血区的动脉瘤和动脉畸形,有的无异常发现;②CT扫描可发现小脑上部的梗死灶;③MRI可显示小脑部脑梗死灶。

5. 治疗　无特殊疗法。可给予血管扩张药及多种维生素等治疗,如是出血或肿瘤可行外科手术治疗。随时间的推移,术后半年病情明显好转,术后一年生活能够自理。

6. 预后　复发率低,后遗症也少。

第四节　Babinski-Nageotte综合征

1. 别名　延髓被盖综合征;巴宾斯基-纳若特综合征,延髓被盖麻痹综合征;延髓半侧综合征,延髓被盖外侧综合征。

2. 病因和病理　它损及延髓内侧和背外侧结构(疑核、孤束核、舌下神经核、三叉神经脊髓束及核绳状体、前庭外侧核、锥体束、脊髓丘脑束,以及网状结构中的交感神经纤维。其临床症状有广泛性与多变性。由于病因及发病机制、临床表现与Cestan-Chenais综合征非常相似,故两者常难区别。

3. 临床症状与口腔颌面部表现　本征在1902年由Babinski-Nageotte首先报道为延髓被盖病变,病灶同侧舌、咽、喉麻痹和舌后1/3味觉消失(舌下神经、疑核和孤束核受损),面部痛觉、温觉消失(三叉神经脊髓束及核受损),小脑性共济失调,出现步态不稳、身体易向患侧倾斜、眩晕、眼球震颤和呕吐(绳状体及前庭外侧核受损),Horner综合征(网状结构及交感神经纤维受损)。病灶对侧肢体轻偏瘫(锥体受损),肢体分离性感觉障碍,及痛觉温觉消失而触觉存在(脊髓丘脑束受损)。

4. 诊断和鉴别诊断　根据以上临床症状并参照Cestan-Chenais综合征,与有关延髓综合征相鉴别,以便做出诊断。

5. 治疗　因病变在延髓被盖部目前尚无有效疗法,对症处理。

6. 预后　依据于病变性质,多数预后不佳。

第五节　Barre-Lieou(刘氏)综合征

1. 别名　颈后交感神经综合征;Bartschi-Rochain综合征;刘永顺综合征;Whiplash综合征;颈性偏头痛。

2. 病理和病因　常为颈椎第三和第四颈椎关节炎、创伤、颈椎间盘刺激第5

对和第 8 对神经放射引起椎基底动脉收缩,造成延髓和脑桥外侧部供血不足而引起。颈部外伤或颈椎病引起反射亢进,颈神经受刺激,颈交感神经兴奋。颈椎骨刺激椎动脉壁可加速类脂质在血管壁的沉积,促进椎动脉管腔闭塞而引起椎动脉缺血。亦有认为脑干及颈延髓内网状结构功能障碍,可能是产生颈性眩晕的主要原因,其他病因可有颈部外伤后瘢痕挛缩、胸廓出口综合征、锁骨下动脉受压以及颈动脉炎等。

3. 临床症状和口腔颌面部表现　本征在 1925 年 Barre-Lieou 报道经椎动脉血管造影发现有头晕、头痛、耳鸣、眩晕、猝倒等症状的患者中,大多数有椎动脉畸形、栓塞、粥样硬化、钩椎关节骨刺增生压迫等原因,因而得名。我国学者刘永顺在 1928 年发表《颈后交感神经综合征与慢性颈椎关节炎》一文,最早提出颈后交感神经在一系列症状中的关键作用。Barre 建议命名为刘永纯综合征。夏警予于 1980 年发现大抒穴在本征的诊断意义,以后又有对本征的诊断及治疗成就的报道。在一侧枕部出现发作性、转动性头痛时,常能涉及同侧的颜面部、耳部及眼眶,同时伴有恶心、呕吐、嗜睡及面部血管肌肉运动障碍。当颈部突然转动或前屈后仰,时而诱发头痛。发病可每天数次或至一年数次,每次持续时间几分钟或几天。当头痛时还常有视力模糊、眩晕、耳鸣、走路不稳,咽部有阻塞感,吞咽、发音困难;颜面感觉减退,角膜和咽反射减弱等脑干症状;颈部活动受限,颈棘突压痛,颈椎旁肌紧张;头痛侧可出现 Horner 综合征以及同侧上肢疼痛、麻木、无力等颈、胸部神经根症状,随着头痛缓解后,以上症状也随之消失。有时亦可出现低血压状况。

4. 诊断与鉴别诊断　根据临床症状结合颈椎片,常发现第 4 ~6 颈椎有骨刺;椎动脉造影发现骨刺压迫椎动脉时即可诊断,当头面部受外伤后出现者,需神经外科、眼科、放射等共同参与综合分析而定。应与 Vernet 咽支难受症、Meniere 综合征、脑动脉硬化症及自主神经功能紊乱等相鉴别。

5. 治疗　应用血管扩张剂加镇静剂或低分子右旋糖酐静脉点滴。取穴位大椎、大杼、风池等穴位阻滞治疗。中药活血化瘀为主,补阳还五汤加减及理疗等综合治疗,有些情况还可用正骨疗法。手术简单,见效快,疗效好的优点。

6. 预后　一般较好。

第六节　Bell 综合征

1. 别名　面神经麻痹综合征;寒冷性麻痹;Bell 麻痹;面神经炎;周围性

面瘫。

2. 病因　不明。系茎乳突孔内急性非化脓性面神经炎引起，一部分患者在头面部受冷风吹拂后发生，面神经水肿，有不同程度的变性，并有报道家族性病例。也有认为可能与病毒感染或免疫反应有关。中医学认为本病可能与血气不足，加之寒风侵袭，导致局部筋络淤滞，经脉失氧所致。

3. 病理　面神经管内，神经鞘或骨膜的肿胀和充血而压迫面神经，面神经水肿，髓鞘或轴突不同程度的变性。

4. 临床症状和口腔颌面部表现　本征 1860 年 Bell 首次记载了 39 例眼睑闭合不全，眼球内陷。1921 年才有正式详述本征。可发生在任何年龄，男性多见，多为单侧，但多见于 20～40 岁青壮年，起病多急骤，常于数小时内到达顶峰，四季均可发病。初起常有低热，患侧耳根部疼痛，可出现听觉过敏，鼻唇沟变浅或消失，当闭目时眼球转向上方而露出角膜下缘的巩膜，同侧眼流泪，一侧面部活动不灵活，说话不便，病侧不能皱额、鼓腮、露齿等动作，口角歪向对侧，不能吹口哨，鼓腮时漏气，进食时食物残渣存积于患侧唇颊间，并常流口水。如果损害在茎乳孔以上，而影响鼓索神经时，尚有同侧舌前 2/3 的味觉障碍。如在镫骨肌支以上损害，则产生味觉障碍和听觉过敏。如果膝状神经节受累，则构成 Hunt 综合征。膝状神经节以上受损时（岩浅大神经受损），同侧泪液和出汗少。闭眼时眼球向外上方转位（Bordier-Frankel 征）；上睑震动无力（Wartenberg 现象）；双眼联合动作减弱（Brickner 征）；向前凝视时，缓慢闭眼患侧上睑上抬（Cestan 征或 Butemps-Cestan 征）；张口时下颌偏向对侧，而下垂的上睑向上抬起（Gunn 交叉征）。

5. 诊断　根据起病与临床特征即可作出诊断。如伴有三叉神经与展神经受损的体征，则应排除小脑脑桥角病变。有中耳炎者应考虑中耳炎并发症。同时，可依据临床表现出现不同的症状来判断面神经损害的部位：①茎乳孔以外，单纯性面瘫；②鼓索与镫骨肌神经之间：面瘫+味觉丧失+唾液分泌障碍；③镫骨肌与膝状神经节之间：面瘫+味觉丧失+唾液分泌障碍+听觉改变；④膝状神经节：面瘫+味觉丧失+唾液分泌障碍+听觉改变；⑤脑桥与膝状神经节之间：面瘫+轻度感觉及分泌功能障碍，有时可伴有耳鸣、眩晕（听神经损害）；⑥核性损害：面瘫+轻度感觉与分泌功能障碍，可累及展神经而使该神经麻痹。

6. 治疗

（1）原则：改善局部血液循环，促使局部水肿、炎症消退，以免面神经进一步受累，促进面神经功能恢复。

（2）措施：①理疗：急性期：热敷、红外线照射；恢复期：碘离子透入；②体疗:患者自己徒手按摩;③针刺:在整个治疗中均可以进行;④药物:肾上腺皮质激素(急性期短期应用),抗炎、抗水肿治疗越早,效果越好,维生素类神经营养剂维生素 B_{12}、甲钴胺、呋喃硫胺、神经节苷脂;⑤如永久性瘫痪:行整复手术,筋膜悬吊,周围神经末束端与副神经或舌下神经吻合以恢复面肌的张力和闭眼。

7. 预后　约80%病例于起病后1个月或2个月内恢复,恢复不全的患者,常可产生瘫痪肌的挛缩,某些病例永久性麻痹性面瘫。

第七节　Bonnier 综合征

1. 别名　核性眩晕综合征;前庭外侧核损伤综合征;Deiter 神经核综合征。

2. 病因　位于脑桥与延髓交界近背外侧部为前庭神经外侧核,此核具有调节平衡作用,若该处发生病变(主要为肿瘤、血管病和炎症),临床上出现眼球震颤、眩晕、平衡障碍等三联症。

3. 临床症状和口腔颌面部表现　本征首先由 Bonnier 于1902年报道,突然出现前庭性眩晕、眼球震颤、平衡障碍三联症。耳聋伴有恐惧、嗜睡、恶心、呕吐,可出现三叉神经痛和动眼神经引起的眼球运动障碍,四肢软弱,心动过速。若影响到锥体束,可致对侧肢体瘫痪。如脑干的网状结构受累,多伴有嗜睡、意识障碍,则病情严重。

4. 诊断　根据典型的前庭三联症,结合脑血管造影、CT、MRI 脑扫描及耳科神经学检查有阳性者,即可明确诊断。

5. 治疗　对症治疗。部分病例可行病因治疗。

6. 预后　取决于病因,多数较差。

第八节　Brissaud Ⅳ综合征

1. 别名　脑桥性面肌痉挛综合征;Brissaud 综合征;Brissaud-Sicard 综合征,Millard-Gubler 综合征。

2. 病因　脑桥下部髓内外的脓肿、肿瘤或炎症性病灶刺激面神经或核,以及同侧皮质脊髓束受损,引起脑桥刺激性损害。

3. 临床症状和口腔颌面部表现　1880年 Brissaud 和1908年 Sicard 报道为 Millard-Gubler 综合征的一种特殊形式,即损害部位相同而表现为刺激性症状。患侧面瘫或痉挛,面肌强直或呈间歇性抽搐,病灶对侧肢体麻痹、瘫痪。

4. 诊断　根据临床表现。

5. 治疗　尚缺乏良好的治疗方法。

第九节　Burning mouth 综合征(BMS)

1. 别名　灼口综合征、舌灼痛、口舌感觉异常;舌痛症;慢性面部疼痛综合征。

2. 病因　病因复杂,但精神因素占突出位置,现将有明显的致病因素确定为本症的病因:①如牙残根、残冠、不良修复体、咬合紊乱等局部刺激因素;②裂纹舌、菱形舌、地图舌、萎缩性舌炎、叶状乳头炎等;③贫血、糖尿病、维生素 B 缺乏、口干症等全身器质性疾病;④心理或精神神经因素;⑤唾液流率和化学成分(钠、氯、磷酸及蛋白)的改变;⑥内分泌代谢紊乱,尤其更年期妇女。

3. 临床症状和口腔颌面部表现

(1) 根据 Lamey 资料分为:①Ⅰ型:工作时无灼痛,但白天任何时间及晚上灼痛加重,无心理因素,有贫血现象,尤其与缺铁性贫血有关;②Ⅱ型:工作时及全天持续性灼痛,有显著的慢性焦虑因素;③Ⅲ型:与前不同,为间歇性灼痛,食物添加剂、化学材料过敏反应及有心理因素。

(2) 全身症状表现:①神经衰弱状,多见于青壮年,起病缓慢,有头痛、头晕、睡眠不佳、梦多、容易烦躁不安、精神不振,常感疲乏、记忆力减退等;②精神心理情绪障碍,常有喜、怒、哀、乐、悲、思、恐的精神症状;③自主神经功能紊乱症状,患者有时心悸、手震、脸红、多汗、肢端发凉、麻木等,可能有舌部不适,感觉针刺异常感,甚至出现雷诺现象;④性激素生理性改变,是女性更年期或老年女性常有现象。口腔症状即口灼痛、口干、味觉异常三组症状,40~50 岁女性占多数。口灼痛主要是舌灼痛出现在舌尖、左舌缘、右舌缘、左舌根、右舌根、舌背部。发病时间上午轻,下午重,傍晚更明显。另一特点是讲话进食时并不感觉痛,而休息或安静时灼痛又出现。其他,如硬腭前部和下唇部、牙槽、龈沟等部位也可出现相似症状。

4. 诊断　尚无统一标准,常与其他类舌痛混淆,应在诊断中逐一排除。应注意以下几个特点:①舌表在性疼痛,或具有异常感为主诉;②舌部无器质性病变及全身性器质性病变,如贫血、糖尿病、结缔组织病等;③未服用慢性药物,如心血管药物等常用药;④不符合精神分裂症等内因性精神障碍的诊断,而且主诉为异常感的,不具备所谓神经官能感觉障碍那样奇怪的症状;⑤舌灼痛的症状是与“慢性疼痛”的疾病性质完全不同的。以上①～⑤可以作为舌灼痛的临床诊断参考标准，在鉴别诊断时应除外器质性疾病，因灼痛可能与器质性疾病同时并存。

5. 治疗　①中医辨证施治，用中药调理，如当归逍遥散、温胆汤等；②心理情绪障碍，应做疏导治疗；③根据发病因素对症治疗，如贫血应输血；④可试用多塞平、阿米替林、胍乙啶、溴苄胺、己烯雌酚、Premarin；⑤不主张舌局部用药；⑥去除局部刺激因素，如尖锐牙尖、残根等；⑦耳针、体针等。

第十节　Bruns 综合征

1. 别名　体位改变综合征(postural change syndrome)；第四脑室肿瘤综合征；布伦斯综合征。

2. 病因　第四脑室的肿瘤或其他占位性病变引起，尤以囊肿性如囊虫病、后颅凹肿病，多发性硬化症等多见。

3. 临床症状和口腔颌面部表现　本征系指脑室内肿瘤在体位改变时，突然阻塞了脑脊液循环的通路，而致反复发作的急性颅高压综合征。1902 年 Bruns 首先报道 1 例第四脑室肿瘤的临床症状。国内亦有些病例报道。当患者转动头位时，特别是头向后仰或急速转动时，突然出现恶心、呕吐、头晕、头痛等颅内高压症状，尚可有黑内障，视觉异常。患者因此而保持头部在一定的位置，常被误诊为体位性眩晕。改变头位后症状自行缓解。当头部处于某一位置时即发生十分剧烈的头痛，持续时间不等，以额部、枕部为甚，可为单侧，也可双侧，亦可因伴有循环和呼吸系统障碍，出现心悸、呼吸不匀，甚至立即死亡，很少出现共济失调和神经系统局限性体征，脑室造影显示脑瘤。没有明显的神经系统定位体征。脑室造影可显示肿瘤阴影。

4. 诊断　根据临床症状即可作出诊断，脑室造影可明确诊断。脑 CT 可明确显示肿瘤大小和位置性质等。

5. 治疗　手术切除肿瘤，如系恶性肿瘤不能手术治疗可用放疗或化疗或综合治疗。

6. 预后　恶性肿瘤预后不佳。

第十一节　Carotidynia 综合征

1. 别名　颈动脉炎；血管性颈痛(vascular neck pain)；颈动脉痛综合征。

2. 病因 尚不清楚，认为是自主神经平衡失调引起的颈动脉及其分支扩张或膨大和颈动脉粥样硬化而产生疼痛，Fay 认为颈动脉壁本身的异常就可造成面、头颈的发作性疼痛。1962 年 Evarns 用颈动脉选择性造影，亦证实有颈动脉体扩张，由于有些患者有偏头痛，用治偏头痛药有效，有些现象认为是偏头痛的一种表现，亦有认为是非特异性炎症，或病毒性炎症。故也有人认为是一种变态反应性疾病，或自身免疫性疾病。呼吸道感染、头颈部各种手术和创伤可诱发本症。

3. 临床症状和口腔颌面部表现 本征由 Fay 于 1932 年命名，1977 年 Raskin 等发现其发病机制与偏头痛相似。成年女性比较多见，在下颌角、下颌体与颈上部的一侧颈动脉出现发作性跳痛，并放射到同侧头面下半部，甚至扩展到对侧。亦有的为耳痛或眼痛。每周发作 1 ~ 7 次不等，每次持续数分钟至数小时，发作时患侧颈部明显搏动，并有压痛，局部软组织红肿。不伴全身症状，有时伴血管性头痛，病程 7 ~ 10 天或更长，时轻时重，延续几个月。视力正常。

4. 诊断与鉴别诊断 红细胞沉降率、脑血管造影检查均正常。检查颈动脉有明显触痛，将气管推向患侧有激发痛。根据疼痛发作特点和疼痛区与神经司理范围不符，而与动脉分布区吻合。应与颈动脉瘤、颈动脉破裂、颈动脉肌纤维结构不良、颈淋巴结炎、颈椎病、茎突综合征、偏头痛、甲状腺炎、慢性鼻窦炎、三叉神经痛等相鉴别。

5. 治疗

（1）急性期：选用镇痛，非皮质激素消炎镇痛剂，二氢麦角胺或曲普坦类药物，泼尼松或曲安西龙，30 ~ 60mg/d，连用 7 天，然后逐渐减量。

（2）慢性期：用吲哚美辛 25 ~ 50mg，3 次/天。美西麦角或甲基麦角新碱，普萘洛尔和去甲普林等。普萘洛尔可作辅助用药，大多数患者在症状控制后不再复发，如症状消失，可慢慢停药。如复发可再用药。为预防复发，持续用药 6 个月为 1 个疗程，如苯噻啶、甲基麦角酸丁醇酸胺、精制麦角制剂等。

6. 预后 多数患者能自然痊愈。

第十二节 Cestan-Chenais 综合征

1. 别名 Cestan Ⅱ型综合征；延髓外侧综合征；Raymond cestan 综合征；脑桥被盖部综合征；椎动脉血栓综合征；延髓外侧联合综合征。

2. 病因 由于延髓外侧椎动脉分出的小脑后下动脉和脊髓前动脉前的部

位发生血栓、肿瘤、多发性硬化症、炎症等所产生的症状。

3. 临床症状和口腔颌面部表现　本征由 Cestan-Chenais 1903 年报道，而 Babinski-Nageotte 于 1902 年报道的 3 例病例类似，至 1914 年 Dejerine 认定本征为 Babinski-Nageotte 综合征，与 Arelli 综合征重合，由于损伤范围大小不一，症状变化较多，因受损部位广泛，绳状体、脊髓、丘脑束、交感神经、副神经核、三叉神经降支，部分锥体束等部损害广泛。因此，症状亦比较复杂，有以下几方面的表现：①同侧软腭、声带麻痹，造成吞咽困难、发音障碍；面部疼痛是由于迷走神经下降根和疑核损害有关；三叉神经脊束核受损害部分引起温度觉障碍；②因绳状体受到损害引起同侧小脑症状，出现有躯体向患侧倾斜，辨距不佳；轮替动作不能等小脑性共济失调；③因下行的交感神经受累，而出现 Horner 综合征（病灶侧眼球内陷，眼睑下垂及瞳孔缩小）；④因锥体束和脊髓丘脑束受损害引起对侧偏瘫和感觉障碍；⑤有时还出现眩晕、恶心、呕吐、眼球震颤等，这是因 Deiter 核受到损害所致。

4. 诊断与鉴别诊断　椎动脉造影、脑扫描、脑血流图出现异常，根据临床症状即可诊断，根据病灶同侧表现为软腭、声带麻痹，感觉障碍，Horner 综合征，小脑共济失调，病灶对侧偏瘫和感觉障碍等可诊断。应与慢性鼻窦炎、三叉神经痛、Babinski-Nageotte 综合征、Wallenberg 综合征、Arelli 综合征等相鉴别。

5. 治疗　视不同病因采取不同治疗手段。

6. 预后　视病因而定，多数预后不良。

第十三节　Chase-Lian-Goldstein 综合征

1. 别名　Lian 病；流电性口病；牙髓炎。

2. 病因　流电的刺激是引起牙髓病的原因之一。在口腔内有用不同金属充填修复牙齿而上、下向接近，由于唾液传导而产生电流，此种电流称为流电。另一种为静电，即用金属器械接触金属充填物，因相互电位差关系引起静电作用致牙齿疼痛。由此产生刺激牙髓可引起疼痛，如不尽快改用同种金属修复，时间长了，有可能引起牙髓充血，以致发炎疼痛。

3. 临床症状和口腔颌面部表现　口腔内相接近上、下等不同两种金属修复体和充填体而出现牙痛，长久后致局部充血、肿胀、叩击痛等炎症性改变。

4. 诊断　根据临床症状即可诊断。

5. 治疗　拆除不同种类的金属，改用同种金属或不致产生流电等之材料。

6. 预后　及时处理,预后良好,否则造成牙髓坏死。

第十四节　Charlin 综合征

1. 别名　鼻睫状神经综合征;鼻神经综合征;眼鼻区综合征;筛前神经综合征;查林综合征。

2. 病因　本症首先由 Charlin 报道可因鼻甲肥厚,鼻中隔弯曲或鼻黏膜水肿压迫,鼻睫状神经节和三叉神经的筛前神经因受到炎症刺激而引起,亦可由筛窦炎、牙病、眼眶内感染或外伤,少数为肿瘤、糖尿病、乙醇中毒等所致。

3. 临床症状和口腔颌面部表现　本征 1931 年由 Charlin 首先报道而得名。①发作起始急骤,呈刀割、烧灼样剧痛,常在一侧鼻翼开始,迅即闪电式放射至眼、前额,甚至累及同侧颈部以及枕部,每次数秒钟至数分钟,多于夜间,间歇期无任何症状。疼痛呈阵发性或持续性,在鼻骨下缘鼻翼或内眦部可有压痛点。有时也可波及同侧头顶部,也伴有眼球压痛。②眼前部炎症:角膜充血、角膜炎、角膜溃疡、结膜炎、虹膜炎等,常有畏光、流泪、眼球压痛。③中鼻甲黏膜充血、鼻涕多,尚有鼻部瘙痒。④可有颈痛,僵硬感。

4. 诊断和鉴别诊断　根据临床表现,用可卡因麻醉剂于上鼻甲前上方或中鼻甲顶端涂布,可使疼痛立即停止。应与蝶腭神经节痛及周期性偏头痛相鉴别。

(1) 蝶腭神经痛:两者的鉴别常较困难。当在蝶腭神经痛时可用可卡因涂布中鼻甲后可止痛,而不是上鼻甲前部,另外行蝶腭神经节封闭止痛。

(2) 周期性偏头痛性神经痛:本病的主要表现为一侧发作性的眼颞部跳痛,多有丛集性发作规律,组胺试验可以诱发,应用麦角胺类血管收缩剂及压迫颈动脉或颞浅动脉可止痛等特点相鉴别。

5. 治疗　鼻黏膜用滴血管收缩剂和丁卡因或可卡因止痛,也可作为诊断该病的一种方法。一般采取综合性非手术治疗,同时应注意针对某些可能与发病有关的病灶处理,如鼻中隔弯曲、鼻甲肥大、鼻窦炎、眼病、龋齿等。可用止痛镇静剂、甲钴胺、呋喃硫胺、谷维素等药物。并经常以 4% 可卡因涂布上鼻甲前部黏膜,以及间动电流、超短波等理疗。此外,亦可试用鼻睫神经封闭或颈交感神经节封闭治疗。鼻睫神经封闭方法:在眼眶内侧壁筛前、后孔封闭鼻睫神经的分支,即筛前和筛后神经。患者坐位,在眼内眦上 1cm,相当于鼻额缝和额筛缝水平,以眼科球后针头刺入皮肤,并沿眶内侧壁前面呈水平方向轻轻向深处滑行

（切不可用力，以防刺破极薄的筛板），约深入 2cm 即达筛前孔，再前进 1cm 则至筛后孔，总共进针深度约 3cm，不宜超过 3.5cm，以防止损伤视神经及动脉。每次注射 1% 利多卡因（也可加入少量激素）3 ~ 4ml，每隔 3 ~ 5 天 1 次，可连续进行 4 ~ 6 次。

6. 预后　反复发作剧痛，可诱发自杀，预后较差。

第十五节　Chiasmal apoplexy 综合征

1. 别名　视交叉卒中综合征。

2. 病因和病理　因视交叉及视束、视神经由于血肿或含陈旧性血液的囊性病变而明显肿胀，组织检查证实绝大多数病变为血管畸形，包括 AVM、静脉性血管瘤和海绵状血管瘤。

3. 临床症状和口腔颌面部表现　本征于 1982 年由 Maitland 因视交叉内急性出血而致突发性眶后或额部疼痛，伴视力丧失和双颞偏盲患者。大多数在 10 ~ 30 岁发病，男女相等，常为突发性头痛，可发生在眶后、额部或枕部。当时患者视物模糊，视野检查呈颞侧偏盲，符合视交叉病变，出血可进入蛛网膜下腔，如反复出血，症状可复发。

4. 诊断与鉴别诊断　根据病史和临床症状的特点结合 CT、MRI 表现：CT 扫描示鞍上高密度肿块，有程度不等强化，多数未能发现血管畸形。MRI 可能显示畸形血管，且对亚急性或慢性出血的观察优于 CT。本征与垂体卒中临床表现相似，但后者宜经蝶骨入路手术。前者宜经额部手术，故术前对两者作出正确鉴别十分重要。垂体卒中在 CT、MRI 检查时表现为鞍内占位性病变或鞍内占位性病变向鞍上蔓延，可有蝶骨扩大和骨质破坏，而本征病变仅限于鞍上区且无蝶鞍改变。

5. 治疗　脑卒中梗死如在缺血情况下应用改善神经功能药物，如甲钴胺、维生素 B_{12}、维生素 B_1 等，中药活血化瘀，如为肿瘤引起由脑外科手术治疗。

6. 预后　视病情而定，及时治疗处理得当效果良好，否则欠佳。

第十六节　Chin numb 综合征

1. 别名　颏麻木综合征。

2. 病因　常是进行性恶性疾病的初期现象，即获得性免疫缺陷综合征

(AIDS)的典型情况。

3. 临床症状和口腔颌面部表现　AIDS 患者在口腔面颌部有时可波及两侧或单侧颏神经，使颏部麻木感觉，使颊部感觉异常，剧烈牙痛，颏部皮肤电刺激感觉阈异常，针刺感消失。全身临床体征有持续 3 个月以上的原因不明的慢性病：①发热≥38℃，间歇热或持续热；②体重减轻≥7kg(≥10% 正常体重)；③淋巴结病≥2 个非腹股沟部位；④原因不明的腹泻；⑤原因不明的乏力或不适；⑥原因不明的盗汗；⑦常伴有鹅口疮及口咽部念珠菌病等。本症状均是原发或继发的恶性病的早期表现。

4. 诊断　①无外伤性三叉神经周围性病变，而又查不出其他原因，应考虑隐匿性恶性病；②如疑是 AIDS 时，查 HTLV-Ⅲ抗体阳性，乳酸脱氢酶及尿酸值升高；③脑脊液、骨髓分析分离出 HIV。

5. 治疗　根据病因治疗，可试用细胞生长肽——β-FGF(碱性成纤维细胞生长因子)皮下注射或肌内注射。

6. 预后　不良。患者常在出现症状后 1 年内或 1 年后死亡。

第十七节　Chorda Tympani 综合征

1. 别名　鼓索综合征。

2. 病因和病理　腮腺手术或外伤后，与损伤后的错误神经支配有关。腮腺受交感神经和副交感神经双重支配，支配腮腺的交感和副交感神经节后纤维均随三叉神经分支的耳颞神经抵达腮腺。另外，耳颞神经中还包含有皮肤感觉神经，皮肤血管扩张神经和皮肤汗腺分泌神经，当其发出腮腺支后，分布于耳廓区和颞部有发区域，在耳颞神经损伤后腮腺的副交感神经分泌神经的节后纤维再生，并支配耳颞神经的皮肤血管扩张神经和皮肤汗腺分泌神经。当进食促进唾液分泌或给予拟胆碱能药物如毛果芸香碱和醋甲胆碱，则能引起耳颞神经分布区的皮肤出汗。血管扩张而发红，以及皮肤异常感。也有提出体液学说，认为耳颞神经损伤后皮肤汗腺分泌和皮肤血管扩张的自主神经变性，对拟胆碱物质的敏感性增高，从而产生以上症状，然而本征于耳颞神经损伤后，经数月至 1 年的潜伏期再发病，这一点有力支持错误神经支配学说。

3. 临床症状和口腔颌面部表现　其特点是受味觉刺激后在正常非鼓索副交感神经支配的下颌及颏部皮肤出现潮红和出汗。本症十分罕见，在进餐时患侧下颌部及颏区有不适感及出汗，可见细小晶状汗，皮肤由燥变湿润，摸摸潮湿粘手,进餐时间长或吃刺激性强的食品后出汗明显,摸之手可见汗水但无流汗及滴汗现象,局部皮肤湿度正常,亦无潮红出现。

4. 诊断

(1) 舌反射性分泌试验:用甜、咸、酒等刺激舌前2/3区或舌缘部,引起味觉性出汗者为阳性。

(2) 副交感神经兴奋试验:用1%氯化酰甲胆碱0.1ml患部皮内注射(毛果芸香碱也可),迅速出现明显的出汗者为阳性。

(3) 汗液定性试验:在患侧颌下皮肤区先涂以2%碘酒,也可以用Hiner液,待干后,再撒上一层淀粉,然后施第1、第2项试验,如淀粉颗粒演变成蓝色者为阳性。

(4) 阻滞舌神经试验:阻滞患侧的舌神经后,再施行反射性分泌试验,则无出汗现象,继而作汗液定性试验也为阴性。

5. 治疗　对症治疗,见耳颞神经综合征。

第十八节　Chorlin综合征

1. 别名　面部偏头痛;非典型性神经痛;组胺性头痛;Raeder综合征;岩部神经痛;Horton头痛;红斑性面痛;翼管神经痛;周期性偏头痛性神经痛;丛集性头痛;群发性头痛;Harris神经痛;睫状神经痛,岩部神经痛,自主神经痛。

2. 病因　尚不十分明确,本病属于血管性头痛范畴,可由一侧颅内或颅外动脉扩张所引起,发作时血中组胺和5-羟色胺的含量均有一时性升高。各种试验排除或至少不能证实变态反应性,可能主要是精神障碍,但有人提出由于痛侧颈外动脉分支及颈内动脉分支眼动脉扩张所致。1972年Anthony提出本病与过敏有关,疼痛是由于体内组胺迅速游离出而引起。1981年Appengeller等对丛集性头痛患者颞部皮肤活检发现,无论是发作期还是禁止期,颞部血管周围及受累皮神经处肥大细胞增多,并认为本病可能是一种脑神经病,因三叉神经系统内潜在病毒感染所致,也有可能与炎症有关。

3. 临床症状和口腔颌面部表现　本征早在1840年就由Romberg详细地描述过。1941年Horton发现这类头痛能用组胺激发。1947年Erbom报道本病头痛的特点为周期性、发作性。1962年AdHoc头痛分类委员会将其命名为丛集性头痛,1976年Broch发现头痛发作时,患者眼底动脉搏动增强,眼压升高,血中组胺浓度升高。常见于30~40岁男性,无家族史,开始主要表现为周期性发作,眶下区单侧剧痛扩散至同侧头和颈肩部，逐渐增剧，通常在夜间同一时间出现症状，每日规则地发作 1 次或 2 次，偶为乙醇或热激发，冷可缓解。丛集性头痛（cluster headaches）主要表现为周期性发作性从一侧眶裂处向额、颞及枕部扩散的烧灼样或刀割样剧烈疼痛，10 分钟内痛达高峰，发作持续 1～3 小时，无后遗症，同侧鼻腔常常阻塞和水样鼻涕，也有报道同侧面部反复出汗，无恶心或呕吐，偶见季节性发作，患者半侧面部潮红，皮温增高，颞浅动脉怒张，伴明显搏动，并有压痛，结膜充血，约 20% 患者于发作时出现同侧 Horner 综合征和心动过缓。

4. 诊断与鉴别诊断　凡头痛发作快，消失快，发作前无预兆，表现一连串密集的头痛发作应考虑本病。在间歇期皮下注射磷酸组胺 0. 1～0. 3mg，约 60% 患者在半小时左右可激发头痛。在发病期间如饮酒或应用硝酸甘油脂可以激发头痛，但缓解期内则无影响。应与偏头痛、紧张性头痛、三叉神经痛及脑肿瘤引起的头痛相鉴别。本征与三叉神经痛鉴别要点：①疼痛较持久而且恒定；②疼痛范围常超过三叉神经分布；③发作时局部血管、自主神经症状显著；④发作多在夜间；⑤发作可以没有外来刺激；⑥喝酒可促进发作加重；⑦应用组胺脱敏疗法可使症状缓解。

5. 治疗　酒石酸麦角胺 0. 25mg 皮下注射，似乎可使某些症状缓解，应用组胺脱敏疗法，可使症状减轻。有时并用泼尼松 15mg/d，此外甲基麦角酰胺、苯噻啶、普萘洛尔等亦有可能有效。如应用组胺脱敏治疗（用 1∶10000 双磷酸组胺溶液作皮下注射，每天 1 次，首次剂量 2. 5ml，以后每天 0. 05ml，直至 1ml 为止，20 天 1 个疗程。若注射后出项脸红、出汗或头晕、头痛等反应时，下次注射时应适当减量）。

6. 预后　发作数周后有自然停止倾向。预后较好。

第十九节　Costen 综合征

1. 别名　科斯顿综合征；颞下颌关节综合征。

2. 病因　Costen（1934 年）观点发病原因是咬合机械因素引起的关节病，如通常由于错位咬合不正等造成，但自 Schwartz（1955 年）认为是全部咀嚼器官功能障碍，甚至有精神因素。咀嚼肌痉挛可由于肌肉过度延伸或过度收缩或肌疲劳所引起臼齿缺如。肌痉挛引起变性型关节炎等器质性变化，反之又加重痉挛和疼痛，同时也见下颌神经、耳颞支及鼓索支受激惹而引起，为颞下颌关节功能紊乱的一种类型。

3. 病理及发病机制　颞颌关节的主要功能是咀嚼，当有关节功能异常结构紊乱或髁状突、关节盘、附丽松弛，关节结节以及覆盖于关节凹面的后上纤维组织有病理破坏后，则产生关节在开口及闭合功能失常，髁状突移位，关节的垂直距离缩短等，有的并压迫耳咽管壁，出现耳部病症。下颌窝磨损，X线可见颌关节有改变，髁突、下颌窝吸收。

4. 临床症状和口腔颌面部表现　本症好发于中、青年人。初起尚为一侧，以后累及两侧，病程长，可达几年、十几年反复发作，发病时患侧颞下颌关节区持续性尖锐性疼痛，有时呈阵发性加剧，张口或咀嚼时疼痛加重，并可发射至同侧头、面部、颞枕部或前额部，有时还伴有麻木感，病侧颞颌关节有压痛。故常伴有头痛、耳鸣、耳痛、耳塞感，听力减弱、眩晕、眼球震颤、口、咽、舌灼痛等，外耳道可发生疱疹。

5. 诊断　常用X线检查以确定病变性质与程度，一般许氏(Schaller)位拍摄照片。平片能显示关节凹及髁状突的形态及骨面的变化，如骨破坏、稀疏或不平整现象；关节腔的狭窄或增宽，髁状突的运动度失常、移位。造影检查能进一步观察关节盘、关节凹面后上纤维组织及关节盘与附丽等变化。

造影方法：将含0.1%肾上腺素与2%普鲁卡因约1ml注入髁状突后方的疏松组织内，如碘过敏试验阴性，即可进行颞颌关节造影。可先进行下腔造影，注入20%碘比啦啥或60%泛影葡胺0.8～1.0ml，拍摄患侧颞颌关节许氏位片、闭口位。再经15分钟后行上腔造影，注入造影剂1ml后，亦同上照相(亦可先作上腔造影，如必需时再作下腔造影)。

正常颞颌关节在上腔造影闭口相对，关节腔的外侧缘呈S形，致密像带中部显影较弱，开口相则中部清楚显示。下腔造影闭口相髁状突，由表现为钟形的造影剂所覆盖，开口相的影像改变很少。

异常颞颌关节造影表现为上下腔交通连成一片，并见穿孔的大小与部位(体层相最清楚)，关节盘移位。造影剂呈不整齐的被压中断或变薄。关节盘附丽松弛则S形致密影向前上或后下延长，失去钟状外形，并向前上或后下翘起。关节凹面的后上部可有不规则造影剂进入，其中纤维组织呈密度减低的窄条状阴影，关节盘和髁状突运动不一致等改变。

6. 鉴别诊断　应与其他性质的下颌关节炎、肿瘤、关节内钙质沉着及髁状突骨折等鉴别。

7. 治疗　改善咬合关系，由于缺牙或义齿过低造成者，应恢复颌间距离，有的患者垫高咬合可立即使疼痛缓解。由于最初在上下牙间垫软木塞片而能止痛，此症曾有软木塞综合征（cork disk 综合征）之名，颞颌关节的皮质激素注射。如咬合明显不正，需作口腔外科矫治术。

8. 预后　良好，一般不会发生关节强直。

第二十节　Cushing Ⅱ综合征

1. 别名　小脑脑桥角综合征；柯兴Ⅱ型综合征，脑桥小脑角肿瘤；异侧小脑综合征；库欣Ⅱ型综合征，Barany 综合征。

2. 病因　小脑脑桥角新生物，常见为肿瘤，主要为听神经瘤（78%），其次为脑膜瘤，三叉神经纤维瘤等。非肿瘤病变有蛛网膜囊肿、结核性脑膜炎、AVM、小脑前下迂曲扩张，以及基底动脉瘤等。由于上述疾患压迫和损害三叉、面、听、舌咽和迷走等脑神经，压迫小脑和小脑角部，并压迫脑桥影响锥体束及感觉传导束，产生一系列症状构成特殊的综合征。

3. 病理　本病侵犯听神经、三叉神经，进而累及展、面、舌咽、迷走或舌下神经的一组病症。

4. 临床症状和口腔颌面部表现　1917 年由 Cushing 首先报道。我国 1960 年王忠诚开始报道，临床上并不少见。小脑脑桥角是脑桥臂、延髓与小脑的交界处，在角的内侧为脑干，上方为三叉神经，后方为小脑，下方与第Ⅸ～Ⅺ脑神经相邻，角中有第Ⅷ、第Ⅶ脑神经经过，早期此处的听神经损害为最常见。首发症状为持续性耳鸣，渐进性同侧性耳聋，伴同侧前庭功能受损，角膜感觉减退，眼球震颤和平衡障碍，外直肌麻痹致眼内斜。进行性耳聋与眩晕、吞咽困难、声音嘶哑、小脑性共济失调，对侧偏瘫及轻度半身感觉障碍。三叉神经症状多见，表现为三叉神经分布区域痛，亦有头痛、呕吐、视神经盘水肿等颅内压增高征象。同侧面部感觉迟钝，面肌痉挛，早期可过敏，面神经轻度瘫痪，言语含糊不清，嗅觉丧失。胆脂瘤首先出现三叉神经受损症状，三叉神经纤维瘤则以三叉神经症状为主。舌咽、迷走、副神经损害较少，可发生小脑危象（cerebellar crisis）。脑膜瘤的颅内压持续增高较局部症状出现早，可伴患侧面部感觉减退和听力下降，前庭功能改变不明显。

5. 诊断　进行椎动脉造影、脑血管造影及 CT、MRI 脑扫描，腰椎穿刺、测脑压和脑脊液检查。CT、MRI 表现：临床上小脑脑桥角肿瘤可表现为假定位症状。即一侧 CPA 肿瘤，表现为对侧 CPA 症状，CT、MRI 能对肿瘤正确定位并进一步做出定性诊断，因而对治疗具有指导意义。听神经瘤在 CT 平扫为均匀或低密度病灶，增强前病灶边缘不清，增强后变得境界清楚光滑或呈分叶状。如有囊变，则呈不均匀增强或环状增强。肿瘤以内听道口为生长中心，并与岩骨呈锐角相贴，常有内听道扩大。微型听神经瘤则在脑池空气造影表现为内听道不充气或 CPA 区结节状软组织影。脑膜瘤平扫常呈略高密度，钙化发生率高，增强后密度升高相对较多，肿瘤广基与岩骨相连，内听道一般不扩大。听神经瘤呈囊性时，须与胆脂瘤和蛛网膜囊肿鉴别。胆脂瘤可呈负 CT 值，甚至出现脂肪液面，囊壁或囊内可出现钙化，不会出现整个或大部囊壁增强的情况，其形态也不规则，常沿邻近脑池生长蔓延。蛛网膜囊肿之 CT 值近似脑脊液，不增强。三叉神经纤维瘤位于三叉神经节附近，不累及内听道，可破坏岩骨尖。MRI 显示听神经瘤呈长 T_1 长 T_2 信号，T_2WI 信号强度较脑膜瘤高，T_1WI 信号强度较脑膜瘤低，边界清楚，信号常不均匀。轴位 T_2WI 及 T_1WI 均可显示内听道扩大，肿块有小蒂鼠尾状钻入内听道内，MRI 比 CT 更能鉴别囊性听神经瘤和胆脂瘤、蛛网膜囊肿，虽然它们在 CT 扫描都是密度病变，但是在 MRI 信号强度不同。MRI 冠状位扫描有利显示脑膜瘤与小脑幕的关系。

6. 治疗　小脑脑桥角肿瘤绝大部分是良性的，如能完全切除，可以根治。而手术成功的关键在于良好的暴露和脑干的保护，要显露好，体位和切口的选择很重要。

7. 预后　取决于病因和病理。

第二十一节　Deafferentation pain 综合征

1. 别名　传入神经阻滞疼痛综合征。

2. 病因　①臂丛撕脱伤；②疱疹后疼痛；③幻觉痛；④周围神经损伤；⑤交感神经反射营养障碍；⑥脊索横断；⑦脊髓空洞症。

3. 临床症状和口腔颌面部表现　患者因遭受以上的病因后，偶会出现阵发性难受的疼痛。

4. 诊断　根据病史结合临床症状即可诊断。

5. 治疗　应用双极点凝钳，在受损局部脊髓节段，沿整个背外侧裂进行交界处后根传入区（DREZ）电凝固损害破坏，达到治疗目的。

第二十二节　Dejan 综合征

1. 别名　眼眶底综合征；Orbital-Floor 综合征；德詹斯综合征。

2. 病因和病理　侵犯眶底的任何病变(外伤、感染、肿瘤),颅内病变的扩展也可引起三叉神支配区感觉障碍,上颌部疼痛及一些眼部症状。随病因而异,恶性肿瘤引起者,可见肿瘤的细胞学特征,良性肿瘤多有局部压迫的变化,早期可有充血,随后可发展为缺血、梗死,甚至神经纤维变性、坏死等,炎症所致者则有炎症特有的组织学变化。

3. 临床症状和口腔颌面部表现　本征实际上是恶性肿瘤累及眼眶底部,引起三叉神经分配区感觉障碍、上颌部的疼痛,以及一些眼的症状。在 1935 年 Dejan 首先报道本征。由于病变部位不同,临床表现也不一样,上颌区上部、眶下部剧痛,早期出现三叉神经第一支和第二支区域的感觉麻木或异常。突眼、复视或眼外肌麻痹,下睑水肿和流泪、视力减退、视神经盘水肿,而后视神经萎缩,后期病变侵及颅内,而出现中枢神经系统症状及体征,颅内炎症性病变则多有发热、颅内压升高。恶性肿瘤若有脏器转移时,则除有全身衰竭、恶液质外,尚可有受累脏器受累的相关症状。

4. 诊断与鉴别诊断　典型病例不难诊断。主要诊断依据:①头颅 X 线透视、血管造影、CT 以及 MRI 检查,可以发现颅内、眶底肿瘤征象以及眶底部骨质破坏,另有颅内转移性病灶或感染性病灶(包括颅骨平片、脑脊液检查、细菌培养等);②三叉神经第一、第二支的症状和体征;③视神经受压的眼底所见。如果具有①、②两条,诊断即可成立。鉴别诊断上要区别单纯的三叉神经痛(无原发性疾病的症状和体征,全身状况良好,对氨基比林、卡马西平疗效较好,除疼痛外,无感觉异常或减退,更无视神经受压的各种表现),其他可引起视神经乳头水肿的疾病相鉴别。

5. 治疗　主要治疗原发病,对症及支持疗法。如炎症用大剂量抗生素,恶性肿瘤转移、扩散,则只能姑息治疗,根据肿瘤性质决定化疗或放疗。如良性肿瘤条件许可可手术切除,并松解粘连和压迫。

6. 预后　病变可扩展到颅腔,则预后不良。如原发病为炎症,有存活的可能。

第二十三节　Dejerine 综合征

1. 别名　延髓旁正中部综合征;延髓前综合征;交叉性舌下神经性偏瘫综合征;Dejerine 锥体-舌下神经综合征,橄榄核间综合征。

2. 病因和病理　常因血管病变血行障碍,多由椎基底动脉、脑底动脉、延髓部脊髓前动脉发生阻塞性病变所致。锥体与舌下神经纤维受损，在第Ⅲ、Ⅶ、Ⅻ脑神经3个不同损害水平面，分别称上、中、下交叉性瘫痪。本综合征属于下交叉性瘫痪，病变位于舌下神经核水平面。也就是相当于锥体交叉和丘系交叉的上方，因而主要损害交叉前的锥体束与交叉后的内侧丘系，以及位于髓内的舌下神经根丝及舌下神经核。

3. 临床症状和口腔颌面部表现　Guble在1856年提出脑干病变可引起交叉性瘫痪，即是同侧面神经麻痹与对侧肢体瘫痪的一组病征。到1914年Dejerine进一步作了描述，而Foix在1925年将脑干血管分为3种，即旁正中动脉、短周边动脉、长周边动脉。将延髓旁正中动脉支脉区受损，称为延髓旁正中部综合征（paracentral bulbar综合征）。因舌下神经及核受损害，致周围性同侧舌麻痹及半侧舌肌萎缩和舌纤维性震颤，伸舌时偏向患侧。同侧软腭和咽后壁感觉缺失，对侧肢体上运动神经元性偏瘫，系锥体束受到损害。内侧丘系受损害致对侧肢体深感觉发生障碍，面部无异常。

4. 诊断与鉴别诊断　根据临床所见，同侧舌下神经麻痹、对侧肢体瘫痪及深感觉障碍，即可确诊。应与Jackson综合征相鉴别，而后者具有迷走神经和副神经麻痹征象，无内侧丘系受到损害所致的深感觉障碍症状。

5. 治疗　对症施治。

6. 预后　不同病因，预后常各异。

第二十四节　Dejerine（洋葱皮样感觉缺失）综合征

1. 别名　特杰林洋葱皮样感觉缺失综合征；Dejerine onion peel sensory loss综合征；葱皮样感觉消失。

2. 病因和病理　由于侵犯三叉神经中枢的延髓病变，引起感觉麻痹，且呈洋葱皮样分布。当侵犯三叉神经脊束核时，会导致部分区性感觉障碍。

3. 临床症状和口腔颌面部表现　本征1914年由法国Dejerine报道，主要是三叉神经核性感觉缺失，由口和鼻开始感觉缺失，以此为中心向外扩展，呈洋葱皮样分布。当三叉神经脊束核受损害时出现分区性感觉障碍，在该核不完全性损害时，则出现节段性痛、温度觉障碍。

4. 诊断　本征发病典型，根据临床症状不难诊断。

5. 治疗　针对原发病治疗。

6. 预后　情况不一，取决于病变性质。

第二十五节 Disturbences of temporo-mandebular joint 综合征

1. 别名 颞下颌关节紊乱综合征。

2. 病因 本症的发病原因比较复杂,目前尚未完全阐明,根据临床观察与以下因素有关:①精神因素;②䶗关系紊乱;③两侧关节发育不对称;④单侧咀嚼习惯;⑤关节负荷过重;⑥免疫因素;⑦其他,如关节局部遭受意外损伤或寒冷;⑧此外,年龄与发病也有关系。近年来,多数学者接受多因素理论,即本病是多种因素所致。

3. 临床症状和口腔面颌部表现 本综合征发展过程一般有两个阶段:①功能紊乱阶段;②关节器质性破坏阶段。临床表现归纳起来有3个主要症状:

(1) 关节运动障碍:包括开口度异常(过大或过小),开口型异常(偏斜或歪曲);开闭运动出现关节后锁等。正常成人经测量,开口度平均约3.7cm,约三横指。开口型无偏斜,如翼外肌功能亢进,在开始运动时,髁状突可超越关节结节而发生半脱位,使开口度过大,如关节盘后区损伤影响髁状突正常滑动运动则出现开口度过小,如由于翼外肌痉挛影响了该侧正常滑动运动,可出现开口型偏向患侧。如关节盘脱出,破裂已成为运动中的障碍物,在开颌运动时,髁状突要做一个特殊动作,绕过关节盘的障碍后才能完成大开颌运动,则出现所谓关节交锁症状。

(2) 疼痛:主要表现在开口和咀嚼运动时关节周围肌群的疼痛,一般无自发痛,如关节功能区有器质性破坏时,则除了在开口和咀嚼出现疼痛外,并在相应肌肉和骨质破坏区域有压痛。

(3) 弹响或杂音:正常关节部在下颌运动时无明显弹响或杂音,如关节运动时功能或结构不协调,以及有器质性破坏时,由于摩擦或由于髁状突表面不光滑或在运动时,将髁状突和关节强拉过关节而彼此撞击,都会发生弹响。

4. 诊断和鉴别诊断 ①X线表现为退行性改变,关节面破坏;②活动受限;③复发性脱位。少见的原因:非特异性肥大、半侧面发育不全、肿瘤。CT检查可见颞颌关节面不规则、骨质增生,关节半脱位或脱位。另可根据3个主要症状,诊断本症一般比较容易,但是由于其他疾病也常常出现上述3个症状,因此必须作全面检查和分析,与以下诸疾病作鉴别:

(1) 肿瘤:深部肿瘤可引起开口困难或牙关紧闭,因为肿瘤在深部不易被查出,而误诊为本症并进行不恰当的治疗,失去肿瘤早期根治的良机,因此当有开口困难，特别是同时伴发颅神经症状或其他症状者，应考虑是否有以下部位的肿瘤：①颞下颌关节肿瘤：可来自髁状突及关节盘，无论良性或恶性也均可出现疼痛、张口受限等症状，但疼痛多限于关节区而较少波及咀嚼肌群，通过X线片检查，一般当不难鉴别。②颞下凹肿瘤：原发于颞下凹，常因伴有其他症状，临床出现一系列综合征，故亦称颞下凹综合征（infratemporo-fossa 综合征）；颞下凹肿瘤，侵犯翼肌、颞肌，故常常有张口受限；早期有三叉神经第三支分布区持续性疼痛，往往出现下唇麻木，并可有颞下深区的压迫性疼痛。肿瘤长大后可在上颌后部口腔前庭处触及或在颌后区出现肿块。③翼腭凹肿瘤：原发于翼腭凹，因肿瘤侵犯翼肌，可引起张口受限，最早出现三叉神经第二支分布区持续性疼痛和麻木，向上可影响眼眶，累及视神经；向外下可影响耳咽管致出现重听，听力下降等各种症状，由于其症状的多样性，故临床上亦称翼腭凹综合征（pterygo-palatine fossa 综合征）。④上颌窦后壁癌：肿物破坏上颌窦后壁，侵犯翼肌群，可以出现张口受限，并有三叉神经第二支分布区的持续性疼痛和麻木，鼻腔有脓性分泌物，上颌骨侧位体层X线片可见上颌窦后壁骨质破坏。⑤鼻咽癌：鼻咽癌侵犯咽侧壁，破坏翼板，可侵及翼肌群出现张口受限，并伴有头痛、鼻塞、鼻出血、耳鸣、重听、颈部肿块等症状。

此外，髁状突良性肥大（hypertrophy of condyle），也可出现弹响及疼痛，但常伴咬合中线偏向健侧，且多无张口受限，X线检查可资鉴别。

（2）颞下颌关节炎：①急性化脓性颞下颌关节炎：多数在颞下颌关节邻近区有化脓性感染灶，如中耳炎、外耳道炎、皮肤疖肿等，继之引起颞下颌关节疼痛、张口受限。检查可见关节区红肿、压痛明显，尤其不能上下对合，稍用力即引起关节区疼痛，颞下颌关节侧位X线摄片可见关节间隙增宽。②类风湿性颞下颌关节炎：常伴有全身游走性多发性关节炎，左右对称，反复发作，尤以四肢小关节最常受累，X线片可见关节间隙变窄，髁状突骨质疏松并有破坏，关节凹骨面也可有破损，晚期可发生关节强直，化验检查多数患者红细胞沉降率增快、贫血、血清白蛋白降低、球蛋白增高，免疫蛋白电泳显示IgA、IgG和IgM增多，类风湿因子试验阳性。③颞下颌关节骨关节炎：多发生于年纪较大患者，其临床症状与本综合征相似，但X线像可见髁状突、关节结节骨面硬化，髁状突前斜面可有骨刺。

（3）耳源性疾病：颞下颌关节与外耳、中耳毗邻，一些耳源性疾病也可牵涉到关节区疼痛，如外耳道疖肿，常引起关节区疼痛并有明显开口和咀嚼痛，中耳的急性炎症也常放射到关节区疼痛，仔细进行耳科检查不难鉴别。

（4）肌筋膜疼痛综合征：也主要由𬌗因素、精神紧张、损伤等造成咀嚼肌承受过大负荷，出现关节周围肌肉疼痛、痉挛和开口受限等症状，临床症状与颞下颌关节紊乱综合征相似。其不同点是此症可于关节周围浅层肌肉找到肌肉敏感点即扳机点，肌痛与痉挛还可延及肩背部，压迫扳机点，常引起远处部位的疼痛和不适感，如用2%普鲁卡因封闭扳机点，可以使其症状消失，此点有助鉴别，如疑为肌筋膜疼痛综合征时，还应注意有无颈椎病，颈椎病同样可引起颈、肩、背、耳后区以及同侧面部的疼痛，X线片可协助诊断颈椎有无骨质变化，以资鉴别。

（5）癔症性牙关紧闭：癔症性牙关紧闭如无全身其他肌痉挛或抽搐症状伴发，则诊断比较困难，此病多发于女青年，既往有癔症史，有独特的性格特征，一般在发病前有精神因素，然后突然发生开口困难或牙关紧闭，此病用语言暗示或间接暗示（用其他治疗方法结合语言暗示），常能奏效。

（6）破伤风牙关紧闭：破伤风是由破伤风杆菌引起的一种以肌肉阵发性痉挛和紧张性收缩为特征的急性特异性感染，由于初期症状可表现为开口困难，或牙关紧闭而来口腔科诊治，应与颞下颌关节紊乱综合征作鉴别，以免延误早期治疗的时机，破伤风牙关紧闭一般都有外伤史，痉挛通常自咀嚼肌开始，先是咀嚼肌开始紧张，即患者感到开口受限，继之出现强直痉挛，呈牙关紧闭，同时还因表情肌的紧缩使面部表情很特殊，形成苦笑面容并可伴有面肌抽搐。

5. 防治原则

（1）颞下颌关节紊乱综合征的发病因素比较复杂，不少因素比较隐匿而不易被注意，因此必须对发病史作系统和周密的调查，尽可能明确病因，能找出病因者治疗效果好而巩固。

（2）对有精神衰弱等精神因素患者，在治疗时应发挥其主观能动性，解除其顾虑，使患者树立起对本病的正确态度和与疾病斗争的积极性，掌握发病规律，加强防护。

（3）正确判断疾病属于哪一期、哪一类型，对髁状突、关节盘、肌肉、𬌗关系之间的互相关系，以及病理生理改变的部位作出正确的估计，对选择治疗方法十分重要。

（4）根据本病的发病原理，在治疗上必须有整体观念，既要对症又要针对不同病因进行综合治疗。

（5）在几型混合而有肌肉痉挛时，应首先解除痉挛，然后再作进一步检查和治疗。

（6）在治疗过程中或治愈后还应注意：①防止过大开口，避免关节损伤；

②纠正不良习惯，如单侧咀嚼，工作紧张时咬牙以及克服由于患病后，将注意力集中于患侧频繁地作开闭口动作等；③受寒冷后不立即作大开口和咀嚼运动，以防肌肉韧带扭伤。

根据临床分类、分型、病理改变的特点和病变部位的不同，按病变发生的不同阶段，本综合征在临床上可以分为三类，每一类再分为若干型。

第一类：颞下颌关节功能紊乱：主要关节区神经、肌肉功能性紊乱，即关节周围肌肉功能亢进或痉挛，关节区疼痛或感觉异常，但是，关节各组织没有结构紊乱或器质性病变，下颌运动时一般不发生杂音，但可出现弹响多发生在开口末或闭口初，为单声清脆的弹响声或柔和的撞击声。这类疾病一般表示为本病早期，经过适当治疗可以痊愈，但也可进一步发展成为结构紊乱，不少患者还表现为一过性功能紊乱，短期内可以自愈，这类疾病包括翼外肌功能亢进、咀嚼肌痉挛、关节后区损伤、颞下颌关节神经症等。

第二类：颞下颌关节结构紊乱：这类疾病的特点是关节囊和关节盘各附着松弛，关节盘髁状突和关节凹之间的正常结构紊乱，关节弹响不仅出现在开口末或闭口初，有时可出现在开口初或闭口末。这类疾病常继发于关节功能紊乱，关节结构松弛所致，也有由急性前脱位后未得到恰当的治疗造成，有的可以治愈，有的则进一步发展成关节器质性破坏，也有的长期处于这一阶段而不发展，这类疾病包括关节囊和关节盘附着松弛，关节盘、髁状突相对移位等。

第三类：颞下颌关节器质性破坏：这类疾病的特点为通过 X 线片、关节造影可以查出髁状突，关节结节的骨面有破坏、关节盘穿孔，以及覆盖在关节面的纤维软骨磨损。这类疾病包括关节盘穿孔破裂，髁状突破坏等。

治疗根据临床分类、分型，可有以下几种方法：①解除痉挛：局部冷冻剂喷射、针灸疗法和穴位按摩、物理治疗、封闭疗法，以及暂时性咬合垫；②矫形疗法：升高咬合、调整咬合，以及修复缺失牙；③药物治疗：肌肉松弛剂，如甲丙氨酯、地西泮等，维生素 C、镇痛药也可选用；④下颌正常运动的锻炼；⑤手术治疗。

第二十六节　Duchenne Ⅱ型综合征

1. 别名　原发性唇、舌、喉麻痹综合征；进行性延髓麻痹综合征；进行性延髓瘫痪；进行性痉挛性延髓麻痹综合征；Fazio-Londe 萎缩；延髓颜面型进行性萎缩。

2. 病因和病理　尚不清楚，主要是三叉神经、面神经、舌咽神经、迷走神经及舌下神经等，诸脑神经延髓运动核变性，均继发于运动神经元疾病。也常是重症肌无力、多发性硬化、脑干肿瘤或炎症，延髓空洞症的并发症。在以上诸脑神经的延髓核和皮层延髓束变性，为萎缩性改变和神经胶质反应。

3. 临床症状和口腔颌面部表现　本症在 1860 年由法国精神病学家 Duchenne 首先报道的一种特殊类型的肌麻痹，是因延髓病变所致的延髓麻痹（真性球麻痹），而与双侧皮质延髓束受损所致的进行性痉挛性延髓麻痹（假性球麻痹）有所区别。50～60 岁发病，病程缓慢进行，在第Ⅸ、第Ⅹ、第Ⅻ脑神经运动核支配区的肌肉群麻痹时，舌肌、口轮匝肌出现无力，有轻度发音障碍到发音不清（喉音），伸舌困难，咀嚼和吞咽障碍，偶然有鼻道反流，流涎咳呛，四肢失去控制，检查可见软腭运动受限，咽反射迟钝或消失。当第Ⅴ、第Ⅶ脑神经受累时，则出现部分面肌麻痹，表现为咀嚼无力，面部表情动作受限制，有时突然发生或哭或笑或面肌纤维颤动，少数可有颈肌及手臂肌肉萎缩，四肢肌肉痉挛，或反射亢进，无感觉障碍及锥体束体征。有时致呼吸中枢受累而突然死亡。

4. 诊断与鉴别诊断　根据临床表现有第Ⅴ、第Ⅶ、第Ⅸ、第Ⅹ、第Ⅻ诸脑神经运动核受损引起的支配肌肉群的麻痹、萎缩、震颤等，而无感觉障碍及锥体束体征时，即可考虑本症。应与延髓型重症肌无力相鉴别，还应与脑干肿瘤相区别。延髓型重症肌无力发病年龄较早，无肌肉萎缩及肌纤维颤动，症状有反复。脑干肿瘤除侵犯脑神经运动核外，尚有其他脑干受损症状。

5. 治疗　对症处理。高营养饮食及支持治疗，给予适当的血管扩张剂、营养神经细胞药物，补足热量，预防感染，必要时行气管切开、鼻饲等。

6. 预后　如处理不当，可致呼吸中枢受累而突然死亡。

第二十七节　Empty sella turcica 综合征

1. 别名　空蝶鞍综合征；空泡蝶鞍；蛛网膜囊肿；空虚性蝶鞍综合征；鞍内蛛网膜憩室；鞍隔缺损；鞍内蛛网膜囊肿。

2. 病因　尚不清楚。鞍上原因是鞍隔发育不全或鞍隔缺损，由于脑脊液的扑动压力而形成鞍内蛛网膜下腔或鞍内憩室；鞍内原因是原发于垂体的鞍内非肿瘤性囊肿或因垂体腺瘤退行性或出血。

3. 临床症状和口腔颌面部表现　本征在 1951 年由 Busch 提出空蝶鞍命名，1962 年 Colby 命名为空蝶鞍综合征，国内于 1977 年开始时有病例报道。可分为原发性和继发性，可发生在任何年龄，中年肥胖女性较多见，尤其是多次妊娠妇女。临床表现不一:①头痛或偏头痛,多为前额痛;②妇女可有顽固性头痛和神经症状;③少数患者可有一定的垂体功能障碍,视力减退或有肢端肥大症;④少数患者伴有非外伤性脑脊液鼻漏;⑤可有闭经乳溢及血清催乳素水平增高。

4. 诊断　根据临床症状的特征结合相关辅助检查:①X 线表现:蝶鞍呈球形扩大,鞍背变薄并轻度向后圆隆,但无鞍背后移位,亦无骨质疏松现象;少数病例蝶鞍大小可正常。②气脑造影:患者取仰卧位,可见气体从鞍上脑池进入鞍内,有时可见呈盘状被压缩至鞍底的脑垂体软组织阴影。有条件者可进行 CT 或 MRI 检查,能清楚显示病变在 MRI 上可见空蝶鞍内充满脑脊液、垂体腺扁平,紧贴鞍底,漏斗明显延长,也可见蝶鞍变形扩大。③CT、MRI 表现:CT 检查于蝶鞍内见近似脑脊液低密度影,以鞍前部最明显,垂体向后下移动,增强扫描示垂体蒂下降于鞍内,为空蝶鞍的特征性表现,被称为漏斗征。蝶鞍可有程度不等扩大。阳性对比剂 CT 脑池造影时若见造影剂进入鞍内,则可确认为空蝶鞍。若蛛网膜下隙仅占据垂体窝一部分时又称为部分性空蝶鞍。空蝶鞍又分为四级,以公式[(蝶高-腺体高)÷蝶高×100]计算,1% ~25% 为Ⅰ级,26% ~50% 为Ⅱ级;51% ~75% 为Ⅲ级,76% ~100% 为Ⅳ级,以冠状位 CT 测量为准,空蝶鞍可与微腺瘤并存,在有垂体功能亢进症状者尤应注意。空蝶鞍还必须与完全囊变的垂体瘤或鞍内囊肿鉴别。后两种情况阳性对比剂 CT 脑池造影剂不进入鞍内,CT 增强扫描时也见不到漏斗征,空蝶鞍在 MRI 检查时表现为蝶鞍扩大,鞍内充满脑脊液,垂体腺扁平贴于鞍底,漏斗明显延长,下降于鞍内,于矢状位、冠状位显示最清楚。

5. 治疗　按病因不同进行相应的手术治疗,先天性轻症无须治疗,近来有用人造鞍隔或空鞍填充手术治疗。

第二十八节　Eisenlohr 综合征

1. 别名　Young 综合征;进行性延髓麻痹症;延髓型肌萎缩性脊髓侧索硬化症;艾生洛综合征;延髓麻痹(球麻痹)。

2. 病因和病理　尚不清楚,是 Charcot 肌萎缩侧索硬化症的一型,病理损害以延髓和脑桥诸运动神经核为主。

3. 临床症状和口腔面颌部表现　本征多见于男性,通常在 40 岁后发病,隐潜起病,初起症状为四肢无力,全身倦怠,发音障碍,口唇或舌有肌束震动,从说话不清楚,渐至口吃,鼻音及嘶哑,吞咽动作也随病程发展而渐感困难,饮食时易从鼻腔呛出，进而咀嚼也觉无力，即所谓球麻痹症状，唾液常于不能闭合的口唇流出，咳嗽不畅，喉部分泌物不易咳出，严重时唇、舌、面、软腭、咽喉和声带等均麻痹，检查时可见舌肌、面肌和咀嚼肌萎缩，肌束颤动、软腭反射和咽壁反射消失，感觉则无障碍，多数患者因吞咽困难而营养不良，极度消瘦，最后常因窒息或吸入性肺炎而死亡。

4. 诊断与鉴别诊断　根据病史和临床症状即可考虑本征。应与延髓麻痹型脊髓灰质炎、重症肌无力、感染性多发性神经炎、延髓空洞症、假性延髓性麻痹，以及 DuchenneⅡ型综合征相鉴别。

5. 治疗　主要改善全身状况，注意营养，防止吸入性肺炎，给予大剂量维生素 B 类药物。

6. 预后　一般问题不大，如治疗不得当，常因窒息或吸入性肺炎而死亡。

第二十九节　Fetal-Hydantion 综合征（FHS）

1. 别名　胎儿苯妥英钠综合征。

2. 病因和病理　尚未完全阐明，怀孕期间服用过苯妥英钠（DPH）后出生的婴儿出现了畸形，其发生率为 10.5%，其发病因素可能因苯妥英钠：①干扰结缔组织代谢，干扰维生素 D 和钾的正常代谢；②抑制 γ-羧谷氨酸的合成，引起骨骼畸形；③加速维生素 D 在肝微粒体内的代谢，而发生骨软化或佝偻病；④直接抑制细胞的增殖或通过影响叶酸形成和 DNA 的合成而致畸形；⑤直接影响嵴细胞本身或改变其移行的基质，影响其正常移行，从而使胎儿畸形；⑥其他不利环境因素也可增加胎儿的致畸可能；⑦通过胎儿微粒体酶的诱导，增加维生素 K 的氧化降解，导致维生素 K 的不足，凝血酶时间延长，致出血。

3. 临床症状和口腔颌面部表现　1968 年 Meadow 首先报道 6 例孕妇服用苯妥英钠后所生婴儿有先天性畸形，1975 年 Hanron 等将其命名为本症，1989 年后我国亦有报道。

（1）头颈部畸形：①头颅部：包括无脑、脑积水、小脑、第四脑室扩大、成神经细胞瘤、小头畸形、头颅两侧不对称、额宽、囟门大、前颅缝明显等；②五官：眶距增宽、斜视、眼睑下垂、内眦赘皮、睫毛过长、视神经发育不全、鼻梁低宽、鼻翘、两耳下垂或后置、宽嘴、张口不全、人中长、翘唇、唇裂、高腭弓或腭裂、下颏后削、发际低等；③颈短或颈蹼等。

（2）内脏畸形：①心血管畸形：室间隔缺损，主动脉、肺动脉狭窄，动脉导管未闭,Fallot 四联症,卵圆孔未闭;②消化系统畸形:幽门肥大狭窄,胆囊缺如或膈疝、脐疝及腹股沟疝等;③泌尿系统畸形:肾缺如、肾盂扩大或小肾盂,输尿管变小或积水、小阴茎、尿道下裂、隐睾等。

(3) 肢体骨骼畸形:普遍的指(趾)畸形或短并伴有缺如或发育不全,指甲缺如或发育不全,下肢畸形,髋关节脱位,肋骨、胸骨及脊柱畸形。

(4) 有 50% 新生儿自发性出血,轻者皮肤出血或多发性瘀斑,重者颅内、胸腔、腹腔、脐部、胃、肠等处大出血,威胁生命。

4. 诊断 根据病史孕妇服过 DPH 史,给合其婴儿临床表现即可诊断。

5. 治疗 ①对服 DPH 的孕妇,应做 B 超和 X 线检查,及时发现畸形,终止妊娠;②部分畸形可做矫形手术;③对出血的治疗,注射维生素 K 为主,若大出血应输血;④对骨关节畸形,应及早补充维生素 D、K 等。

第三十节 Foix Ⅱ型综合征

1. 别名 海绵窦综合征(cavernous sinus syndrome);垂体蝶骨综合征;垂体蝶窦综合征;海绵窦外侧壁综合征,海绵窦血栓形成综合征;海绵窦新生物神经综合征;垂体蝶鞍综合征;Godtfredsen 综合征;海绵窦血栓性静脉炎;海绵窦-鼻咽肿瘤综合征;海绵窦神经痛综合征;鼻咽癌垂体-蝶骨综合征;蝶骨海绵窦综合征;Lereboullet-Pluvinage 综合征;鼻咽癌性眼神经综合征;恶性鼻咽肿瘤脑神经综合征。

2. 病因 海绵窦病变的原因:①肿瘤较常见,如海绵窦外壁肿瘤、垂体瘤、蝶骨肿瘤、颅咽管瘤、鼻咽癌或转移癌;②海绵窦血栓形成,可在许多情况下发生,身体衰弱之患者因心脏功能不全而使血流缓慢以及血管壁营养障碍而发生,血栓多继发于侧窦或直窦的栓塞,由于外伤或颅骨骨折或穿刺,或三叉神经节手术等;③感染最为多见,几乎均系由于海绵窦之传入及传出静脉炎所致,亦可为颅内感染直接传播。依其感染途径可分为七型:①眼型(前型):感染经眼静脉而进入海绵窦之前,常为唇、眼睑、鼻孔、牙齿及口腔前部等的葡萄球菌感染而引起的栓塞性静脉炎,上升经内眦静脉或面静脉丛而入眼,再由静脉传入海绵窦;②翼丛型(前下型):由翼丛经过卵圆孔或面深静脉,下眼静脉而入海绵窦之前下部,感染常系来自后牙、上颌窦或偶来自咽及扁桃体;③蝶型(内型):由蝶骨腐蚀或蝶骨静脉炎传入海绵窦之内侧;④耳型(后型):首先感染至岩下窦而后进入海绵窦之后部;⑤扁桃体型(后下型):经扁桃体静脉上升过翼腭凹而至颈内静脉，然后经岩下而入海绵窦之后下部；⑥动脉型：由于耳、喉等部感染，累及环绕颈动脉之静脉网发生栓塞性炎症，而进入海绵窦；⑦混合型：上述六型中同时存在两种以上者。

3. 临床症状和口腔颌面部表现　本征1818年Abercrombie首先在尸体解剖时发现海绵窦栓塞。1839年Vigle第一次作出临床诊断。1922年Foix也曾作过描述。1931年我国胡懋廉也作了报道。1955年魏桂庭也有了报道。患者往往有突然的严重的感染，有原发病灶应有的症状，出现时间和程度可有不同，比较典型之临床症状：①脓毒性症状：体温上升寒战，脉细数多合并脑膜炎，有呕吐，可有中毒性栓子出现在身体其他部位，如肝、肺等内脏有出血性梗死或脓肿等情况；②静脉回流受阻症状：由于眼静脉血栓性静脉炎，患侧或双侧眼球突出，眼睑及球结膜水肿，球结膜淤血或视神经盘水肿及视网膜静脉充血等症状；若翼丛静脉回流不畅，则可出现咽及扁桃体周围水肿、咽部疼痛、呼吸不畅、吞咽困难等症状；③累及附近神经症状：如第Ⅱ、第Ⅲ、第Ⅳ、第Ⅵ脑神经与第Ⅴ脑神经之第一、第二分支受累，则出现上眼睑下垂、瞳孔散大、对光反射、调节反射消失、视力减退、外直肌麻痹、眼球运动障碍，或三叉神经第一、第二支分布区疼痛，角膜反射减弱或消失等。

4. 诊断与鉴别诊断　根据病史和临床症状特点即可诊断，为明确病变部位及性质，可做颅骨平片、脑电图、脑CT、脑血管造影、脑脊液检查、脑垂体功能激素检查等。CT、MRI检查有助于检出海绵窦区病变，并鉴别其病因。垂体瘤、颅咽管瘤侵犯海绵窦时，有病灶位于鞍内或鞍上。鼻咽癌可同时发现鼻咽部软组织肿块及颅底孔扩大或破坏，病侧眼静脉扩张并与增大的海绵窦相连，提示颈内动脉、海绵窦瘘。CT动态增强扫描或MRI扫描可确诊海绵窦段动脉瘤。

（1）Jacod综合征（岩蝶交叉综合征）：表现为单侧三叉神经痛和视束损害（同向性黑矇），单侧全眼肌麻痹，然后有耳聋及腭肌麻痹，30%病例可有颈淋巴结肿大。

（2）Boschi-Campailla综合征：本症有眼球突出两睑浮肿，结膜充血，但无眼肌麻痹和三叉神经痛相鉴别。

（3）Tolosa-Hun综合征（疼痛性眼肌麻痹综合征）：本病为一种海绵窦及其附近的非特异性慢性炎症，在球后眼眶有持续性针刺样疼痛，由于海绵窦和（或）眶上裂处脑神经受累，因此眼肌麻痹，视神经可波及但较少见，眼球突出更少见。

（4）颈动脉-海绵窦瘘：颈内动脉C_4处与海绵窦之间常有异常交通，病因以头部外伤最多,亦有特发性者。患者诉眼窝部杂音、搏动性眼球突出、结膜充血和水肿,以及眼外肌麻痹等。

5. 治疗　根据不同的病因施行治疗,必须尽早使用广谱抗生素及甲硝唑,抗凝血药物以防止血栓之扩大,局部病灶之治疗主要为放射治疗,仅于眼眶有明显局限的肿胀形成时,行切开引流,但因海绵窦多囊性,效果亦不理想。

6. 预后　根据病因病变程度及病变部位的不同预后也不同,因本病之病程仅数日,如不能及时治疗控制,预后凶险,常因颅底化脓性脑膜炎而死亡,如果治疗及时,预后较好,肿瘤一般预后较差。

第三十一节　Foramen-occipitale magnum 综合征

1. 别名　枕骨大孔区综合征;枕大孔区综合征;颅脊部综合征。

2. 病因　常见于枕骨大孔区的占位性病变和寰枕部的先天性畸形,如颅底凹陷性症和小脑扁桃体下疝等。

3. 临床症状和口腔颌面部表现　本病早期发生:①颈枕部疼痛,呈发作性向顶枕部或肩部放射性疼痛和脑膜刺激症状,后枕部感觉减退,枕颈部有压痛点,颈肌强直,强迫头位,手指发麻、凉,上肢肌萎缩,肢体肌束震颤;②延髓与脊髓损害征;锥体束征,深感觉和识别触觉障碍,上肢除有锥体束征外尚有下运动神经元损伤的病征(如肌肉萎缩),晚期可出现呼吸功能障碍,括约肌功能障碍,下肢表现为上运动神经元损害病征;③后组脑神经损害征:可出现第Ⅸ~Ⅻ脑神经损害,出现吞咽或发音困难,斜颈与舌肌萎缩;④小脑损害症状:如眼球震颤、步态不稳、意向性震颤等共济失调。

4. 诊断　根据临床症状,腰椎穿刺时可出现脑脊液梗阻及颅内压增高。头颅平片显示枕大孔区畸形。脑室造影或脊髓造影可能显示肿瘤阴影,MRI 检查对枕大孔区的肿瘤先天性畸形可以定性诊断。

5. 治疗　主要是原发病治疗,某些可手术治疗。但多为晚期病例,仅能对症处理。

6. 预后　与肿瘤性质及畸形程度有关。

第三十二节　Fothergill's neuralgia 症

别名　佛在给路神经痛。与三叉神经痛相同,又称疼痛性抽搐(tic douloureux)。

第三十三节　Fothergill 综合征

1. 别名　三叉神经痛综合征;三叉神经痛;三叉神经痛性抽搐;Fothergill病;福瑟吉尔综合征。

2. 病因　真正原因不明,Gasser 三叉神经节周围各种类型的硬化性刺激,都可引起发作。

3. 病理　三叉神经为混合型神经,有运动纤维和感觉纤维,以后者为主。三叉神经痛分为原发性和继发性两种,前者常指无神经系统体征表象者,其病因迄今为止尚未完全明了,可能与血管压迫有关。有时血管神经接触并无压迫,但血管搏动亦会导致三叉神经痛。继发性三叉神经痛主要是三叉神经本身病变或邻近肿瘤性病变对其直接累及所致,常见的有桥小脑角肿瘤、中颅窝肿瘤、多发性硬化及三叉神经根炎等。而 Gasser 三叉神经节无特殊变化。

4. 临床症状和口腔颌面部表现　本征由 Fothergill(福瑟吉尔)于 1773 年首先报道。常在 40 岁以后发病,女性较多,疼痛局限于一侧,右侧多于左侧,常是上颌支或下颌支受累,而眼支较少罹患,三叉神经痛较为少见,患者发病时有阵发性急骤发作的电击样剧烈疼痛,持续数秒至数分钟,间歇期无疼痛。严重的疼痛发作时常伴有面部肌肉的反射性抽搐,面部潮红,结膜充血,眼泪满眶,流泪等,疼痛常因口、舌的运动或外来刺激如说话、刷牙、洗脸、刮胡子、咀嚼动作而诱发,鼻翼、口唇或口腔某些区域常有因刺激容易引起疼痛暴发的扳机点,疼痛由扳机点开始,沿三叉神经某分支放散,但不超过正中线,神经系统检查无异常发现,部分病例可自然缓解。

5. 诊断与鉴别诊断　凡在三叉神经分布区域内突然发生闪电式短暂而剧烈的疼痛,并在该区域内存在痛觉敏感触发点,神经系统检查未发现阳性体征者,即可诊断。应与牙痛、鼻窦炎、下颌关节炎、蝶腭神经痛、舌咽神经痛、偏头痛等鉴别。CT、MRI 表现:原发性三叉神经痛以往影像学检查方法显示多较为困难,MRI 具有对软组织的较高分辨力,以及近年来 MRI 成像序列和成像技术的不断改进,已能清晰显示三叉神经在颅内的各段。通过多平面重建技术产生各种端面的图像,其中矢状面重建图像能在一个层面显示三叉神经,观察 SCA 下袢、AICA 上袢与神经全程的关系最佳,冠状面观察神经与血管的上下左右压迫关系较好。原发性三叉神经痛有血管压迫神经造成神经变形,血管与神经交锁或血管包绕征象。但正常人也可见血管神经接触，而 MRI 有时不易区别血管神经压迫或接触，有可能造成假阳性。CT、MRI 对检出继发性三叉神经痛的病因，如肿瘤和血管病变很有价值。常见肿瘤为三叉神经纤维瘤，可位于后颅凹、中颅凹或骑跨中后颅凹，CT 平扫表现为低、等或混合密度肿块，形状为圆形、类圆形或哑铃形，增强扫描为均一、不均一或环状强化，边界清楚，瘤周常无水肿。骨质破坏出现在岩骨尖、中颅凹底蝶鞍侧壁和斜坡边缘。位于中颅凹者应与鞍旁脑膜瘤、向鞍旁生长的垂体瘤及颞叶胶质瘤鉴别。CT 增强扫描可检出颅内动脉瘤和血管畸形外，还能显示压迫三叉神经根的后颅凹血管袢，常见为纡曲伸长的椎基底动脉，往往偏离中线，向外越过鞍背外侧壁或斜坡外缘。MRI 显示三叉神经纤维瘤沿三叉神经径路生长，常跨越中后颅凹，多呈哑铃状。肿瘤 T_1WI 呈低信号或低、等混合信号，T_2WI 呈高信号，注射 Gd-DTPA 后多呈均匀强化。肿瘤边界清，边缘光整，有占位效应，周围脑组织多无水肿带或仅有轻度水肿带。三叉神经根部增粗与肿瘤主体相延续是本瘤的可靠征象，常伴有岩骨、颅底骨质吸收和破坏、岩锥缩短。CPA 区或鞍旁脑膜瘤于 T_1WI 呈等信号，T_2WI 肿瘤信号升高不及三叉神经纤维瘤明显，邻近骨质增生，有时瘤内出现钙化，静脉注射 Gd-DTPA 后，增强程度较三叉神经纤维瘤显著。听神经瘤以第 7、8 脑神经束为中心生长，表现为第 7、8 脑神经束增粗和信号异常并与 CPA 肿瘤主体相连，内听道有骨质吸收破坏。胆脂瘤其形态不规则，沿脑池生长，于 T_1WI 呈高信号，于 T_2WI 信号比三叉神经纤维瘤更高。颞叶胶质瘤示颞叶膨大，无移位，边界欠清，明显水肿。动脉瘤、血管畸形，MRI 可见流空效应。

6. 治疗　封闭、针灸、药物如维生素 B_{12}、甲钴胺、卡马西平、奥卡西平、苯妥英钠、野木瓜等，亦有用硫酸镁或无水乙醇注射，减压术，骨腔病灶清除术、冷冻、半月神经节微囊加压术。半月神经节后根神经切断术及其他神经外科手术及射频损害仪作神经热凝，伽马刀及中医中药等。

7. 预后　发作持续短时间，自发停止，反复阵发性发作常遗延数周或数年的休止期。

第三十四节　Garcin 综合征

1. 别名　一侧颅底综合征；Guillain-Alajouanine-Garcin 综合征；多发性单侧脑神经麻痹综合征；Garcin-Guillain 综合征；Bertolotti-Garcin 综合征；单侧全部脑神经受损综合征；Schmincke 肿瘤单侧性脑神经麻痹综合征；半侧颅底综合征；加

桑综合征。

2. 病因与病理　本症系由广泛原发于单侧颅底病变引起，如肿瘤、鼻咽癌晚期、颅底梅毒性骨膜炎、结核性脑膜炎、垂体瘤、血管母细胞瘤、颅底蛛网膜炎、脊髓小脑变性、海绵窦血栓、侧窦动脉瘤，多发性脑神经炎等。

3. 临床症状和口腔颌面部表现　是指一侧颅底广泛性病变而致同侧脑神经全部麻痹。Sedifman（1896 年）首先报道。Garcin（1927 年）对本综合征进行详细研究，提出有关诊断的条件。单侧的全部脑神经受损，而并不是同时出现，其中动眼神经（Ⅲ）、滑车神经（Ⅳ）、三叉神经（Ⅴ）、展神经（Ⅵ）麻痹较早出现，而三叉神经（Ⅴ）更先出现症状。其他脑神经受侵较晚。单侧嗅神经与视神经受损，引起嗅觉与视觉丧失。单侧动眼、滑车、展神经受损，引起上睑下垂、复视（内斜视或眼球固定，瞳孔放大）。副神经受损麻痹，引起同侧垂肩和斜颈。单侧三叉神经受损麻痹，引起面部半侧功能障碍和咀嚼肌麻痹。单侧面神经、听神经损伤麻痹，引起单侧耳聋，周围性面瘫与平衡感觉障碍。舌咽迷走神经损伤麻痹，引起同侧软腭垂低，发音时软腭不能上升，悬雍垂斜向健侧。咽反射消失，舌后部味觉障碍。舌下神经受损麻痹，引起伸舌时舌尖偏向患侧。无颅压增高征，无视神经盘水肿和脑脊液的改变。没有脑实质损害症状体征。

4. 诊断　X 线平片见颅底广泛性骨质破坏，而颅骨常规平片和 CT 扫描有时无异常。CT 冠状扫描可能由于颅后窝骨质影响而受到限制。MRI 冠状扫描阳性率较高。诊断标准：偏侧脑神经麻痹；无四肢感觉运动障碍；无颅内高压征；无视神经盘水肿。X 线片或 CT 检查示颅底异常；肿瘤活检，多伴有恶性肿瘤。

5. 鉴别诊断

（1）多发性脑神经炎：多为双侧，单侧少见，并有恢复趋势。

（2）脑干血管病：一侧脑神经损害，起病快，非进行性，可有好转期，伴有交叉性麻痹。

（3）脑干灰质脑炎：常为双侧，若为单侧常有长束症状。

6. 治疗　应尽早确诊，早期治疗，并根据病因可用放疗、化疗、手术等。

7. 预后　不佳。因肿瘤常转移。

第三十五节　Gasperini 综合征

1. 别名　脑桥被盖综合征；Lateral tegmentum pontine 综合征；脑桥被盖部外侧综合征；Raymond 综合征；Cestan 综合征；Raymond-Cestan 综合征；侧凝视分离

综合征。

2. 病因和病理　系由脑桥背盖病灶。脑桥被盖尾端和外侧部损害，可发生。

3. 临床症状和口腔颌面部表现　与脑桥被盖部综合征不同之处在于本征病变部位较低，向上未累及结合臂，故不会出现共济失调障碍；向下却致第Ⅴ~Ⅷ脑神经均受侵犯，同时有内侧区受损；如病变向内蔓延时，尚可波及内侧纵束。

①同侧面神经不全麻痹；②同侧三叉神经不全麻痹，颜面部感觉障碍；③内侧单侧性重听；④病变对侧上、下肢和躯干深浅感觉障碍；⑤眼球震颤伴有分离性斜视，双眼向病灶对侧同向偏斜；⑥若三叉神经运动核受损，可出现同侧核性咀嚼肌麻痹；⑦同侧内展神经不全麻痹。

4. 诊断　根据临床症状、体征及CT、MRI检查可发现脑桥异常病灶。椎动脉造影和脑影像学以及脑血流图检查出现异常。

5. 治疗　对症治疗。

6. 预后　视病因而定。

第三十六节　Gradenigo综合征

1. 别名　岩骨炎综合征；Temporal综合征；展神经麻痹；耳源性展神经麻痹；三叉神经痛-展神经麻痹-急性中耳炎综合征；颞骨岩部骨髓炎；Lannois-Gradenigo综合征；岩尖综合征；颞骨综合征；颞骨岩尖综合征；岩部第Ⅴ、第Ⅵ脑神经麻痹；乙状窦血栓性静脉炎；格拉代尼戈综合征。

颞骨岩部呈锥形，位于蝶骨和枕骨之间，斜向前方，构成颅底的一部分，岩骨基底部连接乳突部岩尖上面有展神经跨过，并被该处骨膜紧密固定，岩尖前面Meckel腔内有三叉神经半月节，其下方为破裂孔，外侧为棘孔，内侧有海绵窦、颈内动脉和垂体，上方为大脑颞叶。

2. 病因　颞骨岩部局部性脑膜炎，脑膜出血，胆脂瘤、脑腺瘤、三叉神经鞘瘤、硬膜外脓肿、外伤、骨折或骨瘤均可引起，与骨接触的第5、6对脑神经骨膜炎，常多见为化脓性中耳炎及乳突炎的并发症。

3. 病理　乳突炎、化脓性感染从鼓室部扩散至岩部尖端，以及局限性硬脑膜炎和神经囊膜炎。

4. 临床症状和口腔颌面部表现　意大利医师Gradenigo于1904年整理并报道了急性中耳炎继发岩尖隐性炎症的特殊表现，提出“耳源性展神经麻痹”的诊断，随着抗生素及化学疗法的进步，及近年来发现急性岩部炎合并本征的表现渐少，而呈不典型症状的潜伏型慢性岩部炎症稍多见，当中耳炎及乳突炎症状继之发热、头痛、眩晕、神志模糊、谵妄、昏迷、乳突部水肿压痛、视神经盘水肿，当炎症蔓延至岩下窦时可发生展神经麻痹等。颞骨岩部尖端病变损害展神经和三叉神经，引起病侧眼球内斜、复视和面部疼痛或麻木，常为化脓性中耳炎的并发症。同侧展神经麻痹发生内斜视和复视，三叉神经眼支区有明显疼痛、畏光、流泪，偶尔可见视神经被波及，动眼神经和滑车神经也可被侵犯，乳突炎、内耳感染周围性面瘫。颊面部和颞部因半月神经节刺激所致的疼痛或麻木。可能出现脑膜炎症状，耳道流脓，发热等急性炎症病状。乳突部肿胀及压痛，有时尚可出现脑膜炎症状和脑脊液改变。一般运动支很少受侵，若受损则出现同侧嚼肌、颞肌、翼内肌、窦外肌肌力减弱，下颌偏向患侧，伴有上述肌肉萎缩，肢体瘫痪。

5. 诊断　中耳炎或乳突炎患者，出现病侧眼球内斜、复视、面部疼痛或麻痹、癫痫发作等应考虑本征。乳突 X 线摄片：①急、慢性中耳乳突炎的改变，如乳突气房透光度减低，气壁增白，变厚及模糊，多有乳突骨质破坏等；②岩骨尖炎，多为中耳乳突炎扩展，岩骨乳突气房透光度低，结构模糊，以及骨质稀疏破坏或硬化破坏，即可确诊。

6. 治疗　选用大量有效的抗生素，有时常需外科手术，乳突根治术。目前对急性岩部炎多用抗生素治疗，慢性考虑手术治疗。

7. 预后　经过适当治疗后，可以恢复，神经后遗症罕见。但曾有因向软脑膜炎扩散而在短期内死亡的报道。

第三十七节　Guillain-Barre 综合征

1. 别名　急性多发性神经根炎；急性感染性多发性神经炎；Landry-Guillain-Barre 综合征；Landry 综合征；Landry 麻痹；Guillain-Barre Strohl 综合征；Landry 上升性麻痹；伴（脑脊液）蛋白、细胞分离的神经炎；感染后神经根神经病。

2. 病因　不明，过去多次认为由细菌或病毒感染引起。目前认为本病是一种免疫学疾病，由特异性致敏的单核细胞侵及外周神经组织，尤其是髓磷脂所引起。

3. 病理　早期有神经根、脊髓神经节和周围神经柱状轴索碎裂，晚期髓鞘炎症浸润和变性。有时前角细胞和 Clark 柱细胞染色质溶解，施万细胞无明显增加，脊髓轻微充血和灰质少量出血。

4. 临床症状和口腔颌面部表现　本征早在1859年法国医师Landry就对本综合征做出描述,至1916年法国神经病学家Guillain和Barre和Strohl等强调本征有脑脊液蛋白增高和细胞分区现象,细胞数不增加的一种神经根炎。任何年龄均可罹患,以30~50岁多见,好发于秋末冬初。临床表现不一,通常为急性上行性运动麻痹,外周运动和感觉麻痹及脑神经病变。发病前1~3周通常有呼吸道或消化道感染,以病毒引起者多见。有的患者有过免疫接种、手术、牙疾治疗等病史。本病很少在夏季发病,无年龄和性别的差异。

(1) 发病形式:通常突然起病,初期症状为四肢感觉异常或疼痛,肌无力以小腿多见。感觉和运动症状常同时发生。

(2) 运动表现:轻度或明显瘫痪,通常呈上行性、对称性分布,且以肢体远端更为严重,如累及肋间肌,则可出现呼吸麻痹。其他受累肌肉出现相应的症状,其中以面神经和舌咽神经麻痹最为多见,通常为双侧面瘫。亦可遇到三叉神经病损者,表现为唇、舌、牙齿、面部感觉异常,有时咀嚼无力。

(3) 其他症状:较少见的症状,尚有尿失禁或尿潴留,脑膜刺激症状,头痛以及意识障碍等。

5. 诊断与鉴别诊断　实验室检查:脑脊液细胞数正常,而蛋白升高,呈现蛋白细胞分离现象,蛋白含量通常在发病后2~8周达到高峰值,在病程中期不升高或轻度增高,蛋白增高是神经根广泛受累的征象。查血白细胞正常或稍高。当肌无力伴腱反射减弱或消失时,应可疑本病,而应和汞、铅中毒鉴别。另外,亦应和脊髓前角细胞原发性疾病,如重症肌无力、Wernick病、多发性硬化、神经性肌萎缩、急性脊髓炎、脊髓灰质炎、低钾麻痹等相鉴别。

6. 治疗　以支持疗法和对症治疗为主(细胞色素C,如ATP、脑活素或甲钴胺);卧床休息;合理应用抗生素,预防感染;增加营养和足够的水分;预防呼吸道感染;疼痛者酌用镇静剂;重症者可用肾上腺皮质类固醇。对激素无效者可用硫唑嘌呤。恢复期用物理治疗。防治并发症,防治呼吸麻痹,可用山梨醇或甘露醇等脱水剂以减轻神经系统水肿,发现有呼吸麻痹时,应用人工呼吸器辅助呼吸,使用呼吸兴奋剂。中医中药治疗:清热化湿,益气活血,活血安神驱风等,中医西医结合使病死率下降至3.1%左右。

7. 预后　依病情而不同,有的很快死亡,有的经治疗半年恢复,约75%恢复良好。有的遗有下肢无力和萎缩,约20%因呼吸肌麻痹而死亡。迷走神经衰竭和呼吸道感染,也是常见的死亡原因。死亡率10%~20%。

第三十八节 Heerfordt 综合征

1. 别名　眼色素层-腮腺炎；结节病-眼-腮腺热综合征；Waldenstrom 综合征；葡萄膜腮腺炎；Heerfordt 病；Hereford-Mytilus 综合征：肉样瘤眼腮综合征；眼色素层腮腺炎性发热；也用作 Besnier-Boeck-Schaumann 综合征的异名；葡萄膜腮腺炎（Uveoparotitis）；Waldenstrom 综合征。

2. 病因　不明，多数病例由结节病引起，某些病例病原体可能是结核菌。亦有认为病毒感染，或与非特异性过敏反应等有关，或遗传因素，而目前多主张是自身免疫疾病。

3. 病理　存在未钙化的结核，有伸长的上皮样细胞，朗格汉斯或异物型巨细胞，包涵体形成肉芽肿病变，有纤维母细胞围绕，后期坏死，而形成瘢痕。一些小结节可见侵及受累的器官：肝、肺、肾、心、中枢神经系统、皮肤、淋巴结、眼。

4. 临床症状和口腔颌面部表现　本征早在 1909 年 Heerfordt 报道 1 例。1950 年 Dufour 报道两例，到 1953 年 Theobald 正式用本征命名描述。国内 1958 年开始报道。本征发病性别男女相同，年龄多为 20～30 岁。因本征为多个脏器系统和组织受累，为此，其临床症状和体征取决于受累脏器和组织。而其特点多为突然发病，并在发病前几天或几周有前躯症状，如乏力、咳嗽、口干、胃肠不适、胸痛、四肢关节痛、低热、体重减轻；眼部症状有虹膜睫状体炎、双眼色素层炎、结膜炎、角膜疱疹，有的泪腺肿大；本征一半伴有神经系统受累症状，而以面神经麻痹为多，主要累及下面部，约 1/3 为双侧病变。有的患者神经系统症状迟至一年后才出现，如腮腺肿大的患者，在未发生腮腺炎肿大的前几天即各种有关临床症状已出现，而有的则在腮腺肿大很久才出现其他症状。其他脑神经病变可引起软腭麻痹致吞咽困难，味觉减退、耳聋、睑下垂、三叉神经分布区域感觉减退；多发性神经炎等。因腮腺、舌下腺、颌下腺病变，涎液减少，可致口干而易患龋齿，口腔表现颇似 Mikulicz-Sjogren 综合征。

5. 诊断　根据临床表现，X 线检查可见肺门或支气管周围淋巴结肿大，结合实验室和涎液活组织检查可确诊，结节病皮肤试验（Nickerson-Kveim 试验），有助于与其他肉芽肿性疾病鉴别。其方法用结节病变组织（通常为淋巴结）用生理盐水浸出物 0.2ml，作皮内注射，如注射部位在几周内形成结节样病变则为阳性，通常在注后 6～8 周对皮丘行穿刺活检来证实，大多数患者由于血清球蛋白增加，尤其是 α 和 γ 球蛋白明显增高，因此白蛋白与球蛋白比例倒置，血清补体活性增加，常见高钙血症、碱性磷酸酶升高、贫血、白细胞中度减少、嗜酸性粒细胞减少、血小板减少等。

6. 治疗　对症治疗，固醇类皮质激素，氯喹，维生素D，环磷酰胺等免疫抑制剂。眼病用0.5% ~1%激素软膏或滴剂，先用1%阿托品散瞳，以免虹膜粘连。

7. 预后　病情反复无常，逐渐加重，少数自行缓解，平均生存10年。

第三十九节　Hilger综合征

1. 别名　希格尔综合征，血管性咽痛；颈动脉扩张性咽痛综合征。

2. 病因　尚不十分明确，本症为颈总动脉分支或颈外动脉分支处的血管扩张，从而牵引血管外感觉神经末梢引起神经兴奋而致剧烈疼痛。亦有人认为可能系一种胶原性或变态反应性疾病。

3. 临床症状和口腔颌面部表现　患者表现为突发性反复发作性剧烈的咽痛，吞咽痛、颈痛、痛感可与脉搏一致的搏动痛，沿颈动脉亦可触痛。咽部检查，无咽炎，常无异常发现，患者体温、血常规亦均正常。临床上误诊为咽神经痛，恐癌症、偏头痛等。

4. 诊断　依据临床表现反复咽痛，又未查出咽部炎症或其他病损害可考虑本征。但当进一步检查能找到颈动脉血管扩张的病因。

5. 治疗　对症处理。肾上腺皮质激素有一定疗效。

第四十节　Horton综合征

1. 别名　颞动脉炎综合征；Horton巨细胞性动脉炎；老年性动脉炎综合征；脑动脉炎；颅动脉炎综合征；隐匿性颞动脉综合征；肉芽肿性动脉炎；播散性动脉炎。

2. 病因和病理　不明，根据其病变动脉形态学上的改变，血中α_2球蛋白增加以及肾上腺皮质激素治疗有效，目前大多认为属于胶原疾病类，可能与变态反应有关的一种全身性血管疾病，通常为肉芽肿性动脉炎、巨细胞动脉炎等动脉炎的一部分。但目前也认为与自身免疫反应异常有关。1979年程锦元分析1114例颈动脉炎与次发性耳痛之关系，认为这种中耳炎性血管痛是50岁以上者头痛的常见原因之一。发病率1 ~4.6/10万人。病因不明，而病理几乎任何大、中动脉均可受侵犯，其中以颈外或颈内动脉分支最常受累，特别是颞动脉、视网膜、中央动脉、面动脉等。偶尔也侵犯椎基底动脉，上、下肢动脉、主动脉弓以及冠状动脉，而肾动脉及肾内动脉一般不受累。病变表现为肉芽肿性动脉炎，巨细胞性动脉炎或动脉周围炎改变。许多器官的动脉可被侵犯。

3. 临床症状和口腔颌面部表现　本征1890年由Hutchinson首先描述本病，1932年Horton又作了报道并将其命名为颞浅动脉炎，1941年Gilmour发现受累动脉有巨噬细胞浸润，1946年Cook与Kilbourne发现病变不仅累及颞浅动脉，几乎所有大、中动脉均可累及。本病多见于55岁以上老年人，男女均可罹患，50岁以前罕见，男女之比3∶1，主要的症状是剧烈头痛，多数在起病时即有头痛。但亦有头痛发生在病程的晚期，疼痛部位通常局限在颞侧，可为一侧或双侧，多数头痛在几小时内加重，少数呈暴发性发作。疼痛的性质如烧灼或捶击，晚间较重。头痛常为自发性，也可因碰触面颊部或下颌部而触发，或因受凉、吹风或因张口而诱发，压迫耳屏前方动脉与神经交叉点时也常引起头痛。约一半的患者在咀嚼时疼痛加重，可能是牵动受累的颞浅动脉或因咀嚼时肌肉缺血所致。在疾病的早期，颞部有触痛感。以后颞浅动脉变浅或纡曲，变硬，最后搏动减弱或消失。沿动脉走行可触到痛性小结节。全身症状有在发病前发热、全身乏力、体重减轻、食欲减退，恶心、呕吐，甚至意识模糊。这些可能与动脉炎引起脑缺血或水肿有关。另一个重要临床表现是肌肉疼痛，其特点是多发性、游走性，以躯干和四肢近端的肌肉为主，少数患者由于中心视网膜闭塞，颞动脉、眼动脉受累，而出现单眼失明，视力缺损，黑矇，怕光、视力模糊、复视等。

（1）迷走神经耳支神经痛综合征：表现耳痛，刺激性咳嗽，枕颈部头痛并向肩部耳部放射及耳部触痛。

（2）Jacobson综合征：亦称鼓丛神经痛，表现为阵发性外耳道钝痛，耳后区和面部的神经痛。

（3）Weisenburg综合征：亦称舌咽神经痛，表现单侧阵发性咽痛，耳深部痛，唾液增多，常因吞咽、说话、舌运动而激发。

（4）翼管神经痛综合征：表现单侧鼻、面、眼深部和耳、头、颈、肩部阵发性疼痛，常于晚间突然发作，眼与鼻腔干燥。

（5）Gradenigo综合征：亦称岩尖综合征，表现为耳部剧痛，眼外展受限及耳流脓等。以上与颈动脉的各分支炎症有关。另外，尚可出现多发性风湿性肌痛样症状，肢体近端肌肉僵硬疼痛，说不清楚是肌痛关节痛或骨骼痛。由于这两种病变同时存在，由同一致病因素引起，有人出现Horton颞动脉炎，另一种人表现多发性肌痛或两者同时或先后出现，这可能与各人的体质不同有关。

4. 诊断与鉴别诊断　根据临床症状、红细胞沉降率加快，白细胞增多，血清蛋白电泳测定 d_2、β、γ 球蛋白增高，激素治疗有效，以及行颞浅动脉活检可见巨噬细胞，即可做出诊断。但未找到巨噬细胞不能否定本诊断。应与结节性动脉周围炎、闭塞性血栓性脉管炎、三叉神经痛等相鉴别。

5. 治疗　目前以肾上腺皮质激素治疗为主，应尽早开始治疗，出现视力障碍超过 24 小时才开始治疗者，常招致不可逆的视力丧失。一般从中等剂量开始，如泼尼松 40 ~ 60mg/d，有效后减量。因肌肉痛或眼痛应用保泰松或羟基保泰松可掩盖病情之进展而致失明，需提高警惕。谈永基报道应用肾上腺皮质激素配合中药威灵仙治疗有效。顽固性头痛患者可作手术切除病变血管。

6. 预后　多良好，持续数月后常可自行逐渐停止，偶可有致眼失明后遗症。

第四十一节　Hunt Ⅰ型综合征

1. 别名　亨特综合征；拉姆齐-亨特综合征；带状疱疹膝状神经节综合征；头带状疱疹；Ramsay-Hunt Ⅰ 型综合征，耳带状疱疹综合征；膝状神经痛；膝状神经节综合征；面部疱疹并面瘫；膝状神经节炎；膝状神经节面瘫。

2. 病因和病理　Hunt 认为本病是由水痘-带状疱疹病毒（V_2V）初次感染损害面神经膝状神经节的疱疹性炎症所引起，该病毒只有一种血清型，人类是唯一的自然宿主。带状疱疹是病毒性疾病，待炎症波及膝状神经节，甚至内耳神经即能引起下述症状，个别病例的炎症波及更广，甚至借脑脊液而扩散（脑脊液中淋巴细胞增多）。发病前潜伏在脊髓神经的神经元中，当某些诱因（如受凉、疲劳、病灶感染等），使机体免疫力降低时，潜伏病毒趋于再活动状态，带状疱疹病毒在皮肤形成疱疹病变的同时，却已侵犯面神经膝状神经节，累及感觉与运动神经纤维。由于耳蜗-前庭神经与膝状神经节邻近，具有共同神经鞘，所以炎症亦可波及听神经、前庭神经。颅底骨折动脉瘤感染等邻近病灶而使该神经节及其感觉纤维受损也可引起。

面神经的膝状神经节是中间神经的神经节，位于颞骨岩部的面神经管内。面神经是混合性神经，其本身相当于运动根，中间神经近似感觉根（所不同的是内含副交感纤维），而膝状神经节则相当于脊神经的后根神经节或三叉神经的半月节。面神经的运动根和中间神经在桥小脑角处分别出脑干后，在听神经上面进入内耳，经内耳道底转入面神经管，只是接近膝状神经节时两根开始合并，在面神经管内，面神经依次发出岩浅大神经、镫骨神经、鼓索神经等分支，最后其主干经乳突离开颅骨而进入腮腺，由此再分出各分支至面肌。在面神经内大部分是运动纤维，支配镫骨肌、枕肌、耳后肌群、茎突舌骨肌、二腹肌后腹，各面肌及颈阔肌的运动，其感觉纤维和副交感纤维则成中间神经，传递舌前 2/3 的味觉和鼻腔，口腔的一部分黏膜和外耳的一部分皮肤的一般感觉，面肌的深感觉以及支配舌下腺、颌下腺和泪腺的分泌活动。

（1）感觉纤维：细胞体即位于膝状神经节内，其中枢突经中间神经入脑干，传导外耳部痛、温觉的终止于三叉神经脊束核，传导面肌深感觉的止于三叉神经中脑核，其余的止于延髓孤束核。其周围突则主要加入下列分支：①岩浅大神经：借其深支入鼓室丛，舌咽神经共同传导鼓室，咽鼓管及乳突气泡的一般感觉，而另一部分纤维则经翼管神经达蝶腭神经节，并随其后鼻神经、腭后神经等分支至鼻腔后部、软腭及咽部一部分黏膜；②岩浅小神经：乃由膝状神经节至鼓室丛的纤维和来自舌咽神经的鼓室支的纤维相吻合而构成，先入耳神经节，然后借其分支达腮腺，参与传导腮腺的感觉；③另有少量纤维随面神经主干出颅骨而达外耳，并与迷走神经的耳支共同传导一部分外耳道、鼓膜和耳廓的一般感觉。

（2）味觉纤维：细胞体亦位于膝状神经节内，其中枢突经中间神经进入脑干，并与舌咽神经的味觉纤维一起终止于孤束核，而周围突则经鼓索神经、三叉神经第三支的舌神经达舌前 2/3 的味蕾。

（3）副交感纤维：起自脑桥的上涎核，一部分岩浅大神经至蝶腭神经节，其节后纤维经三叉神经上颌支的颧颞神经和眼支的泪腺神经达泪腺，少量纤维至鼻咽部黏膜腺体，而另一部分则经鼓索神经、舌神经至颌下神经节和舌下神经节，其节后纤维分布于颌下腺及舌下腺。

亨特综合征与贝尔面瘫的区别在于前者为病毒性感染，后者为非感染性水肿。

3. 临床症状和口腔颌面部表现　本征 1907 年由 Ramsay 和 Hunt 首先报道而命名。我国 1956 年开始也有报道。典型病例通常皆有三大主征：①面神经麻痹；②内耳神经障碍；③耳廓的带状疱疹，带状疱疹和面神经损害的出现时间可先可后，外耳道和耳廓周围剧痛。起病前常感到全身不适、乏力、低热、头痛 5～6 天后耳廓周围淋巴结肿胀，出现感觉障碍及剧烈头痛和一侧的耳痛，并牵涉到外耳道、耳廓、鼓膜、耳垂的一部分，疼痛为阵发性或持续性。于耳廓发生水疱，患侧耳有高音性耳聋或耳鸣，有自发性水平眼震与眩晕。偶有唾液分泌障碍或腮腺肿大，软腭麻痹累及面神经分支——鼓索神经、岩浅大神经及附近的几支脑神经。眼泪分泌障碍,外耳道和舌前2/3可有感觉麻木,味觉迟钝或消失,口涎减少,这些症状说明疱疹的病变并非侵犯了三叉神经,而是侵犯了面神经膝状神经节,致患侧出现周围性面瘫。并且尚可损害听神经(耳蜗神经、前庭神经)。舌咽神经、迷走神经、三叉神经和$C_{2\sim4}$脊神经也遭侵害。累及听神经,则出现耳聋、耳鸣、眩晕、恶心、呕吐、眼震等。累及半月神经节,则出现患侧面部剧烈疼痛,累及舌咽神经,即出现剧烈的耳痛及喉痛。有时中枢神经受累,实验室检查:血液及脑脊液检查中淋巴细胞增多,补体结合抗体测定水平增高,疱疹中常可分离到疱疹病毒。腰椎穿刺可有颅内压高,脑脊液可见蛋白阳性。PCR法可用于鉴别贝尔面瘫和亨特综合征的早期患者。

4. 诊断与鉴别诊断　有外耳部疱疹、耳痛、同侧面瘫三联症以及味觉或听力改变等即可诊断。电生理检查是诊断面瘫并评估该病的重要辅助手段,可以确定面神经损伤程度,并提供有用的预后信息,以调整治疗方案。CT、MRI表现:CT气体脑池造影可显示内听道充气不完全,或可见向内凹陷的软组织-空气截面,与内听道内肿瘤难以鉴别。MRI非增强扫描示患侧内听道信号轻微增强,而增强扫描患侧内听道信号显著增强,以上影像学表现与内听道内面神经瘤鉴别颇难。发现外耳道带状疱疹是正确诊断的关键。试行激素和抗病毒治疗亦有助鉴别。应与Bell麻痹、单纯疱疹性脑炎、听神经瘤、病毒性脑炎、带状疱疹综合征相鉴别。耳颞神经痛:疼痛的部位系以外耳道前及颞部为主,而且多于进食时出现,发作期常伴同侧面部充血及多汗。此外,在外耳道与下颌关节突之间常有压痛,如于该区施局麻则使疼痛缓解。舌咽神经痛:疼痛部位在于舌根、咽及耳深部,通常由吞咽动作诱发,而且在发作期间常伴流涎症状,据此可与膝状节神经痛相鉴别,但耳型舌咽神经痛(鼓室神经痛)时,两者的表现极为相似。倘若耳痛与吞咽动作有关,或由刺激外耳道、鼓膜外侧面所引起,则对鉴别有意义。但此种情况很少见,而且刺激外耳道诱发疼痛并不能证明是舌咽神经痛,故有人认为只有开颅手术时分别电刺激舌咽神经和中间神经根以复制疼痛发作,方可对两痛作出最后鉴别。喉上神经痛:疼痛系始于一侧的喉部,然后放射至外耳,而且常由吞咽动作所引起,另外在喉上神经穿过甲状舌骨膜处常有压痛,于该区施局麻则可止痛等可资鉴别。

5. 治疗　对症治疗。抗病毒药液(阿昔洛韦、吗啉胍等),保护患部控制感染等。激素治疗,封闭疗法,胰舒血管素、转移因子、干扰素等。盐酸普鲁卡因($5mg \cdot kg^{-1} \cdot d^{-1}$)静脉点滴,氦氖激光疗法。给予炉甘石洗剂和保护性敷料,抗生素防止继发感染,维生素B_1、维生素B_6、维生素B_{12}、甲钴胺,新针疗法,给予止痛剂，垂体后叶素注射液每次5～10u，肌内注射，每日或隔日1次，有缩短病程和止痛作用。手术和X线治疗也有一定疗效。注意保护眼睛。中医中药治疗认为本病属中风、中络，治则调和营卫，祛风通络。方剂：桂枝、白芍、秦艽、防风、钩藤、茯苓各15g，甘草、生姜、大枣、独活各10g，上方加减水煎服。若保守治疗无效，有人主张早期行面神经减压术。

6. 预后　病程一般在半个月左右，本病恢复欠佳，麻痹可恢复，但少有功能恢复者，疱疹性损害恢复后，有时仍留有顽固性的神经痛。或遗有面部联带运动，局部痉挛等后遗症。

第四十二节　Infratemporal Fossa 综合征

1. 别名　颞下凹综合征。

2. 病因　原发于颞下窝肿瘤引起。

3. 临床症状和口腔颌面部表现　当肿瘤侵犯翼肌、颞肌致张口受限。早期有三叉神经第三支分布区持续性疼痛，继之出现下唇麻木，并可有颞下深区压迫性剧痛。肿瘤较大者可在上颌后前庭处触及或在颌后区出现肿块。

4. 诊断　影像摄片检查，取活检。

5. 治疗　根据肿瘤性质及侵犯范围可行放疗或手术。

6. 预后　视病情而定，恶性肿瘤往往预后不佳。

第四十三节　Inner catotic aneurysm 综合征

1. 别名　颈内动脉瘤综合征；破裂孔综合征；Foramen Lacerum 综合征。

2. 病因　本症多由颈内动脉瘤，先天性动脉中层缺损，动脉硬化、外伤、炎症等引起。

3. 临床症状和口腔颌面部表现　当半月神经节受压时，病变侧有：头痛，多为局限性，有时可影响整个头部。偏头痛发作，常位于额颞部。假性脑膜炎症状，精神障碍。动眼神经受压时，单侧眼球运动障碍，斜视、复视、瞳孔散大、视神经盘水肿或视神经萎缩，对光反应和调节反应消失，眼睑下垂。眼球或颜面疼痛（半月神经节受压之故）。有的全眼肌麻痹和眼球突出。

4. 诊断　头颅平片及脑血管造影检查可见眶上裂扩大并有畸形，蝶鞍前床突破坏，可见颈内动脉瘤。

5. 治疗　目前手术治疗。

6. 预后　视病情而定。

第四十四节　Jackson 综合征

1. 别名　Hughlings-Jackson 综合征;迷走-副-舌下神经综合征;Jackson 交叉瘫;Mac-Kenzie 综合征;杰克逊综合征;Jackson-Mac-Kenzie 综合征;咽下困难嘶哑综合征。

2. 病因　病变侵害一侧的延髓下部,近于舌下神经核、疑核与副神经脊核的水平,或者颈静脉孔附近病变直接损害一侧的第Ⅹ～Ⅻ脑神经的径路上。病因多为颅底动脉硬化、血栓等血管性疾病。亦可由原发性或转移性肿瘤、梅毒、外伤(颅底骨折)、感染(后咽腔脓肿)等。

3. 临床症状和口腔颌面部表现　本征于1864年由英国神经病学家 Jackson 首先报道,是一侧神经的周围性麻痹。

(1) 患侧迷走神经损害:表现同一侧软腭与咽喉麻痹致吞咽、声带麻痹、发音困难,有时出现心动过速。

(2) 副神经损害:患侧胸锁乳突肌与斜方肌麻痹,出现斜颈,不能耸肩,头不能转向健侧等。

(3) 舌下神经损害:患侧舌肌瘫痪和萎缩,伸舌时舌尖偏向患侧。

(4) 延髓的一侧锥体束损害:可出现对侧上下肢中枢性偏瘫。

4. 诊断　根据临床典型症状即可诊断。为定性及定位行 X 线、颅骨平片、胸片、脑脊液、颈动脉及静脉造影,脑 CT、MRI 等检查。

5. 治疗　应针对病因治疗。

6. 预后　与病因有关。

第四十五节　Jacod 综合征

1. 别名　Jacod 三联症;颞骨岩部-蝶骨十字交叉综合征;岩骨间隙综合征;岩蝶交叉综合征;颞骨岩部蝶骨间隙综合征;Negri-Jacod 综合征。

2. 病因和病理　原发性或转移性,肿瘤性损害(如脑膜瘤、鼻咽癌)。肿瘤于颅中凹中部海绵窦附近蔓延至圆孔、卵圆孔、眶上裂(视神经孔)至颅底,侵犯咽鼓管和腭肌,致第Ⅱ～Ⅵ脑神经功能完全丧失。

3. 临床症状和口腔颌面部表现　本征由 Jacod 于 1921 年首先报道。主要表现为:三叉神经痛;眼肌麻痹;黑矇。单侧三叉神经痛(开始累及第一、第二支,后第三支)。出现面部感觉减退或消失,单侧视束损害(同向性黑矇)。单侧全部眼肌麻痹(有时第Ⅱ～Ⅳ脑神经受累)。单眼痛及突眼,眼球运动障碍,视神经萎缩,耳鸣、耳聋、软腭麻痹等。有 30% 病例单侧或双侧颈淋巴结肿大(鼻咽转移癌)。

4. 诊断　根据临床症状可做出诊断,为明确病变的部位和性质,需作辅助检查,CT、MRI 检查可进一步明确病变的部位和性质,同时显示颈部淋巴结肿大的程度。气道造影,活检。

5. 治疗　找出病因,治疗原发瘤;放射治疗,伽马刀治疗。

6. 预后　与病因有关,恶性预后不良。

第四十六节　Krabbe 综合征

1. 别名　变异型脑-面血管瘤综合征;变异型 Sturge-Weber 综合征。

2. 病因　尚不清楚,可能与遗传有关,某些病例有不规则之显性遗传。

3. 临床症状和口腔颌面部表现　1934 年 Krabbe 首先报道的一种与 Sturge-Weber 综合征相似的先天性畸形性疾病,属先天性母斑病。在面部三叉神经分布区域内皮肤有扁平型血管瘤或鲜红斑痣,半侧面肌萎缩。小脑血管瘤钙化致小脑萎缩,智力低下,癫痫发作,对侧肢体偏瘫,可有牙齿发育畸形或不全,眼结膜血管瘤,脉络膜视网膜有曲张的动脉瘤和牛眼。

4. 诊断　根据临床症状和体征。

5. 治疗　对症治疗,激光美容,如颅内血管瘤可手术治疗。

第四十七节　Lyme disease

1. 别名　莱姆病;淋巴细胞脑膜神经根炎;脑膜神经根炎;Garin-Bujadoux-Bannwarth 综合征。

2. 病因和病理　是一种由蜱传伯疏螺旋体引起的一种炎症性人兽共患的病变,通过蜱虫叮咬皮肤而传播,使皮肤、心脏、关节和神经系统发生炎症性改变。中枢神经系统病变通常累及皮质下白质、内囊和脑干。

3. 临床症状和口腔颌面部表现　早在 1912 年瑞典 Angelus 首次报道了慢

性环形红斑(简称 ECM)。1922 年法国 Garin 和 Bujadoux 及 1941 年德国 Bannwarth 相继报道了 EMC 患者出现神经系统异常后,遂命名为 Garin-Bujadoux-Bannwarth 综合征,直至 1977 年美国学者 Steere 归纳了本病的全部临床表现,指出本病的特点除了皮肤与神经系统病变,还包括心脏、关节及其他全身症状。1987 年施桂英、张哲夫等分别在黑龙江和牡丹江、延边地区发现了本征患者,1987—1992 年中国莱姆病调查协作组对全国 19 个省市区进行了流行病调查,表明本病在我国分布已相当广泛,已有 11 个省市先后发生和流行,居住林区和山区的人群对本病易感。目前本病在五大洲 20 多个国家流行并有扩大趋势,对人类危害极大,因此美国人称之为"第二艾滋病"。

主要症状为皮肤表面稍微突起的淡紫色慢性游走性红斑皮疹。红斑,边缘较宽,且呈环状皮损,好发于四肢及躯体,常是单个,有时亦多个发生,全身有发热、头痛、乏力、恶心、呕吐等,亦常见有神经系统症状出现与皮疹同时发生,如无菌性脑膜炎、脑炎及脑神经损害,常在数月内复发作。因脑神经损害可发生两侧面神经麻痹及三叉神经痛症状,有时还伴发关节炎、心肌炎、心包炎等,此外,展神经、动眼神经也常常受损,缺血性视神经病也是本病的一种临床表现。

4. 诊断　早期如有两侧面瘫,游走性红斑及相应症状,或有蜱叮咬史,应考虑本症。实验室检查用特异性抗伯氏螺旋体抗体测定或用 PCR 方法检测宿主标本中的螺旋体 DNA。ELISA 检测血清中特异性抗伯氏螺旋体抗体。发病 1 个月内,血清中抗伯氏螺旋体特异性 IgM、IgG 可呈阳性,1 个月后特异性 IgG 抗体应为阴性。CT、MRI 有助于鉴别诊断:CT 扫描可见累及深部的双侧融合性的密度区,常见部位为皮质下区内囊及脑干。MRI 形态学表现类似 MS,免疫有关的脑炎及其他脱髓鞘病。改变 T_2WI 发现病变最敏感,与 MS 相比,顺磁性强化更常见。脑脊液分析显示鞘内产生的 Borrelia 抗体。

5. 治疗　早期口服阿莫西林 1500mg/d,连服 21 天,或多西环素 200mg/d,连服 21 天。能使游走性红斑迅速消失,并能预防后期神经系统并发症的发生。对莱姆病脑膜炎,伴或不伴脑炎、脑神经或神经根病变,均应静脉给予青霉素 G 2000 万 u/d,14 ~ 21 天,或静脉给予头孢三嗪 2g/d,共治疗 14 ~ 28 天。如青霉素过敏者用多西环素 200mg/d,治疗 21 天。头痛与颈强直常于治疗后第 2 天缓解,7 ~ 10 天消失,运动障碍和神经根疼痛 7 ~ 8 周可恢复。对晚期神经系统并发症,应适当延长用抗生素时间。神经阻滞疗法控制神经损害程度和促进恢复起着重要的作用。对关节炎症状,对症治疗。

第四十八节　Monbrun-Benisty 综合征

1. 别名　眼交感神经残支灼痛综合征；Causalgia from ocular stump syndrome。

2. 病因　常于眼球交感神经部分离断失去1个月左右，由眼眶开始发生严重的难治性疼痛。当交感神经无用的残支脱落后，灼痛症状可缓解。

3. 临床症状和口腔颌面部表现　1961年由Monbrun-Benisty首先报道而得名，由眼眶开始出现严重的难治性疼痛，并向患侧颜面及该侧头部扩散，同时患部充血，局部多汗。

4. 诊断　根据临床症状诊断即可。

5. 治疗　行颈部交感神经节或Gasser神经节（半月神经节）封闭或切除。由于眼部交感神经是随三叉神经进入眼眶内，故行三叉神经第一支封闭亦有缓解。

6. 预后　一旦交感神经无用的残支脱落，灼痛症状可或缓解。

第四十九节　Myofascial-pain-dysfunction 综合征

1. 别名　肌筋膜疼痛功能障碍综合征。

2. 病因　主要由殆因素、精神紧张、损伤等造成咀嚼肌承受过大负荷，致关节周围肌肉疼痛、痉挛和开口受限。

3. 临床症状和口腔颌面部表现　本综合征与颞下颌关节紊乱综合征相似，其不同点是此症可在关节周围浅层肌内找到肌肉敏感点即扳机点；肌肉与痉挛还可延及肩背部，压迫扳机点，常引起远处部位的疼痛和不适感。

4. 诊断鉴别　用2%普鲁卡因封闭扳机点可以使其症状消失，此点有助于鉴别。如疑为筋膜疼痛综合征时，还应注意有无颈椎病。因颈椎病同样引起颈、肩、背、耳后区以及同侧面部的疼痛，X线片可协助诊断颈椎有无骨质变化。

5. 治疗　保守治疗；理疗；针灸；肌肉松弛剂；拔火罐。

6. 预后　良好；然有复发可能。

第五十节　Neck-tongue 综合征

1. 别名　颈-舌综合征。

2. 病因　尚不十分明确，由于寰枢椎、枕寰损伤所致。因舌神经传入纤维在舌下神经内与第2颈神经根一起经过寰枢关节处，若过度转颈可使寰枢关节发生单侧半脱位，致第2颈神经根的传入纤维受压，引起颈枕部头痛和同侧舌半侧麻木。

3. 临床症状和口腔颌面部表现　本征1980年由Lance首先将它命名为颈-舌综合征，1983年郭续报道了3例。好发与青少年，在猛烈转动头部时发生，枕颈部区锐痛或烧灼样剧痛，同侧半侧舌麻木、发凉或跳动感，发凉感和跳动感亦有时伴同侧手桡侧发麻，X线见寰枢关节半脱位。

4. 诊断和鉴别诊断　根据临床症状结合X线或CT摄颈椎片，即可诊断。应与椎基底动脉功能障碍或因周期性偏头痛所引起的口周围麻木相鉴别。后者多伴有同侧刺痛与舌头的异常感觉。颈动脉功能障碍可能引起包括半面舌在内的半身麻木，这与颈-舌综合征孤立的一般舌麻木容易鉴别。因舌神经传入纤维在舌下神经内与第2颈神经根一起，经过寰椎关节处，当第2颈神经根受压时可同时损伤舌的传入纤维而引起半侧舌麻木。

5. 治疗　电兴奋疗法：因颈椎稳定性差，有引起更严重损伤的可能，可用电兴奋疗法，用非恒定低频弱电流在下振动电极，对面部软组织起到疏松按摩的作用。亦可颈托固定。如寰枢椎半脱位行间断牵引术。

6. 预后　一般良好。

第五十一节　Occipital-neuralgia 综合征

1. 别名　枕大神经，枕神经痛。

2. 病因　本征与其他头部疼痛不同，其疼痛部位在头部，但支配该区域的枕神经不属于脑神经，原发性枕神经痛很少见，多为继发性神经损害，常见病因有颈椎痛、颈椎结核、脊髓肿瘤、外伤、神经根炎、颈枕肌炎、纤维组织炎、咽喉癌、蛛网膜炎及小脑肿瘤等原发病变。枕小神经和枕神经分别来自$C_{2\sim3}$，脊神经分布区神经根病性的疼痛，在其分布范围内的神经痛总称为枕神经痛。

3. 临床症状和口腔颌面部表现　首先开始后头部疼痛，位于枕大或枕小神经分布区的皮肤表面，向上放射到同侧颞部、乳突部、额部，甚至眼眶及耳前区，向下可至颈部。疼痛性质为尖锐的刺痛。局部皮肤极为敏感，触及毛发即可诱发疼痛，头颈活动、咳嗽可加重，每次发作持续时间由数分钟至数小时不等，发作间期仍有局部钝痛存在，无扳机点，有时伴有颈部僵硬或颈肌痉挛。

4. 诊断和鉴别诊断　除以上疼痛特征外，受累神经支配区域感觉过敏或减退，同侧第2、第3颈椎横突可有压痛及放射痛。患者低头或转向患侧时，可诱发疼痛发作。应注意高位颈椎、颈髓及后颅凹病变引起的继发性神经痛，可作枕神经阻滞后疼痛消失。应与源于寰椎椎关节或上椎突关节，或从颈肌或肌附着点的扳机点所致的牵涉痛鉴别。

5. 治疗　卡马西平、苯妥英钠、阿司匹林、布洛芬、地西泮类药物。①枕大、枕小神经阻滞术：如有炎症因素可加类固醇激素，也可加维生素B族；也可用无水酒精或10%～15%石炭酸甘油阻滞；②$C_{2\sim4}$椎间孔阻滞术：可逆行阻滞用药同上，每个部位不超过4ml，多部位阻滞时，药量酌减，避免双侧同时阻滞；③用经皮射频法加热神经节区域来达到治疗目的；④枕神经撕脱术；⑤安置枕托按摩；⑥红外线治疗等。

第五十二节　Oliva anterior 综合征

1. 别名　橄榄体前综合征；舌下神经交叉性瘫痪。

2. 病因　多由脑干血管病或炎症，引起椎体囊及舌下神经纤维损伤。

3. 临床症状和口腔颌面部表现　病灶侧舌下神经瘫痪，合并对侧上、下肢中枢性瘫痪。伸舌时偏向患侧，病程后期病灶侧舌萎缩。病灶侧软腭及咽后壁感觉丧失。

4. 诊断　根据病史及临床症状与特征即可诊断。

5. 治疗　尚无特殊治疗，对症治疗。

第五十三节　Oliva posterior 综合征

1. 别名　橄榄体后综合征。

2. 病因　可由血管性疾病引起，也可由肿瘤所致，病灶位于舌咽、迷走、副神经及舌下神经核区，一般不累及椎体囊，有时侵及脊髓丘脑囊。

3. 临床症状和口腔颌面部表现　根据各脑神经麻痹结合的形式不同，而构成各种不同的综合征。如舌咽、迷走、副神经综合征；舌咽、迷走、舌下神经综合征；舌咽、迷走、副神经、舌下神经综合征。

4. 诊断　根据病史及临床症状结合特征即可诊断。

5. 治疗　尚无特殊疗法，对症处理。

第五十四节　Palatal myoclonus 综合征

1. 别名　腭肌阵挛综合征。

2. 病因　由于脑干血管性病变累及延髓的下橄榄和橄榄小脑束纤维所致。

3. 临床症状和口腔颌面部表现　主要是节律性的软腭肌阵挛，常常伴有同步的面肌、舌肌、咽喉肌及口底部、耳咽管口、颈部和膈肌等阵挛，同时亦会出现眼球转动和点头，偶有手震颤，可发生单侧或双侧。当发病出现肌阵挛时，能受意志控制，而且易变不定，以后呈持续状态。阵挛频度每分钟达 50～180 次，在睡眠或麻醉时间内亦不会消失。

4. 诊断　根据症状特点，可作出诊断。

5. 治疗　用巴比妥类药物，能减少肌收缩频率，然而不会制止发作。兴奋剂能控制、改善症状，对症治疗。

6. 预后　如并瘫痪，则痉挛消失。

第五十五节　Parapharyngeal space 综合征

1. 别名　咽旁间隙综合征。

2. 病因　由于舌咽、迷走、舌下神经在颈深部走行很近，因此咽腔的恶性肿瘤或智齿冠周脓肿，咽部及扁桃体周围脓肿向颈侧中部发展可引起迷走、舌咽、舌下神经麻痹，而不累及副神经。

3. 临床症状和口腔颌面部表现　①患侧咽上缩肌麻痹，因反射消失，软腭与咽上部感觉异常；②舌后 1/3 味觉和感觉丧失，伸舌时偏向患侧；③如累及喉神经，则声音嘶哑。并常伴有颈交感神经麻痹症。

4. 诊断　颅骨 X 线检查，活组织检查，脑血管造影；脑放射性核素扫描等。

5. 治疗　如有鼻咽癌引起，可用镭疗，深部 X 线，^{60}钴直线加速器等照射治疗、中草药、化学治疗等。外伤或炎症可手术或抗感染治疗。

6. 预后　如系肿瘤引起者，不良；外伤或炎症引起，预后视手术、抗炎等治疗结果而定。

第五十六节　Pre-Myocardial Infarction 综合征

1. 别名　心肌梗死前综合征；急性冠状动脉功能不全；心绞痛持续状态；梗

死前心绞痛;进行性心绞痛。

2. 病因　冠状动脉粥样硬化及某些因素影响心肌的血氧供应,导致心律失常、低血压,情绪激动、甲状腺功能亢进和贫血等。

3. 临床症状和口腔颌面部表现　本征有 40% ~60% 的心肌梗死患者在发病前数周内常出现不同于典型的稳定型心绞痛的症状,患者休息时也可发作,胸痛持续时间 15 ~30 分钟或可更长,且病情有加重倾向,但心电图及血清酶检查无改变。常见于中老年人,因心肌供血不足而发生心绞痛。在近一个月内可多次发作心绞痛,每次持续 15 分钟。心电图无心肌梗死图像。血清酶亦无改变。无休克、血压及心功能不全等变化。心电图示 ST 段和 T 波正常,而心绞痛持续时间超过一般患者,并在休息或睡眠中出现,发作时有些病例向颌面部放射,并有少数患者表现为牙痛。

4. 诊断与鉴别诊断　本综合征的发病特征,如患者以颌面或牙痛为主诉,而口腔颌面部检查正常,此情况如无相关病变解释时,应诊为心绞痛。检查心电图以免误诊。需与胆绞痛、肺栓塞、自发气胸等鉴别。冠状动脉造影对本征有诊断价值。

5. 治疗　应卧床休息,给硝酸甘油、硝酸异山梨醇、普萘洛尔控制心绞痛。对变异型心绞痛用维拉帕米,阿司匹林 0. 3g,每日 1 ~2 次,抗凝剂防心肌梗死,必要时做冠状动脉搭桥或扩张术。

6. 预后　如获良好的治疗,症状缓解,如无有效的治疗,则在数周内可发展为心肌梗死,或因严重心律失常而猝死。

第五十七节　Pseudobulbar Palsy 综合征

1. 别名　假性球麻痹综合征;假性延髓麻痹;核上性延髓麻痹。

2. 病因与病理　脑出血、血栓、脑软化、感染、外伤、变形性病等,病变为两侧皮质延髓束。病变位于内囊的白质、脑干等处。

3. 临床症状和口腔颌面部表现　男女均能罹患,40 岁以上多见,除原发的症状体征外,尚有唇、舌、颊、咀嚼肌及面肌无力,吐痰和进食困难,面部表情呆板。下颌、口轮匝肌、颏及角膜等的反射亢进。而无肌萎缩和肌束颤动,有 1/2 患者出现强笑或强哭,情绪控制障碍。

4. 诊断与鉴别诊断　据临床症状和体征即可作出诊断,应与真性麻痹相鉴别。

5. 治疗 主要对原发病的治疗。

第五十八节 Pterygopalato-Fossa 综合征

1. 别名 翼腭窝综合征;蝶上颌窝综合征;Asherson 综合征。

2. 病因 常为鼻咽腔内侧壁深部的内皮瘤。翼腭窝内转移性肿瘤,原发性病变较少见。若为原发性病变所致,应与鼻咽综合征先后或同时发生,或由感染引起。

3. 临床症状和口腔颌面部表现 翼腭窝是位于眶尖后下方的三角形间隙,又称蝶上颌凹。翼腭窝前方是上颌骨后面,借眶下裂与眶下裂及眼眶交通;后界是蝶骨翼窦,蝶突下壁的下方;内邻腭骨垂直鼻腔;外界翼上颌裂与颞下凹交通;上界为蝶骨体下面及腭骨眶突,下界是上颌结节与蝶骨翼外板的连接处。此间隙往下有翼腭管通向口腔,往后上方有圆孔通往颅内,在其后壁上尚有翼管及咽管。翼腭窝内,主要有上颌神经、蝶腭神经节及颌内动脉的分支经过。由于此种特殊的解剖特点,因此蝶窦部上颌窦的恶性肿瘤或炎症可影响第Ⅱ~Ⅵ脑神经的功能,也可通过圆孔、翼管、蝶腭孔、翼腭管、咽管等途径扩散,往往累及同侧三叉神经眼支上颌支,晚期可波及下颌支及其相邻的组织,如同侧展神经和动眼神经同时受累。而引起以下症状:①上颌后牙持续性严重或较重疼痛、颊部、上唇、眶下区感觉异常和麻木;②同侧中耳性耳聋,耳咽管阻塞,眼球突出、失明;③继后软腭麻痹,张口受限及下颌向患侧偏位。上颌窦冲洗液带血。此外,单侧或双侧淋巴结肿大,鼻咽镜可见咽侧壁隆起。

4. 诊断 鼻咽综合征与翼腭窝综合征,两者可单独发生,也可相继或同时发生,应注意鉴别(表 11-1)。

表 11-1 鼻咽综合征与翼腭窝综合征特点比较

特点	鼻咽综合征	翼腭窝综合征
病变部位	鼻咽部	翼腭部
肿瘤	原发性多见	转移性多见
受累三叉神经	三叉神经第三支受累,以后波及第二支	先累及三叉神经第二支,后累及第三支
麻木部位	颏孔外方	眶下孔外方
耳聋	早	迟

续表

特点	鼻咽综合征	翼腭窝综合征
软腭	肿瘤浸润,在松弛时软腭不对称	麻木
翼肌	肿瘤浸润,下颌强直	麻痹,无下颌强直
眼失明	无	有

X 线检查可提供诊断依据,了解受损范围与程度。①鼻咽腔造影可发现该区有肿块,使造影剂充盈缺损;②颅底像:可见各骨孔有侵犯破坏,但早期卵圆孔正常(可与 Trotter 综合征区别),骨质广泛破坏,可侵及蝶骨基底、岩骨尖、眶上裂、蝶鞍及枕骨斜坡等部位;③上颌窦骨壁破坏,密度混浊等肿瘤与炎症的 X 线改变,蝶窦亦可受损;④乳突气房透光度减低等中耳乳突炎的征象。

CT 表现能清楚地显示原发病灶即肿瘤侵犯的范围,可见窦前、窦后脂肪层及上颌窦脂肪带消失,骨板变形、破坏或消失,颅底孔洞有无扩大或破坏,亦可显示颈部淋巴结情况。

5. 鉴别诊断　需和三叉神经痛、眶尖综合征、眶上裂综合征、Trotter 综合征、颞下窝综合征、鼻咽癌,以及 Horton 组胺性头痛相鉴别,在早期还应与神经官能症、鼻窦炎相鉴别。

6. 治疗　根据肿瘤性质及侵犯范围考虑放疗或手术(颅颌联合根治切除术)。

7. 预后　取决于病因。炎症效果好。肿瘤预后较差。

第五十九节　Pterygo-uniforme 综合征

1. 别名　翼钩综合征,Pterygoid hamular 综合征。

2. 病因　不明,推断为附着于翼钩上的腭帆张肌过度收缩,长期处于紧张,在两者互相作用下,翼钩与肌肉发生炎症反应,进而产生退行性改变。当腭帆张肌收缩时,三叉神经和舌咽神经末梢感受器受到异常刺激,而发生了各种临床症状。也认为翼钩过长刺激咽后神经和舌咽神经,通过神经反射引起头痛。

3. 临床症状和口腔颌面部表现　本征系由翼钩退变引起的一组综合征,包括腭咽部疼痛不适感、吞咽梗阻、异物感或有耳鸣、憋气和重听等。1983 年樊立仁报道 20 例而命名。多见于 40 岁以上的中老年人,男女均可发病,主要症状:①上腭有酸胀瘙痒感,好似有羽毛贴于腭咽部或咽部吐不出,咽不下感受;②咽部有异物感或有刺钩挂在咽部的不适感，及吞咽阻挡感；③咽部有疼痛或牵拉感，常在空咽时加重；④耳鸣、憋气和重听疲劳后加重，也有咽部蚁样感。2/5 患者伴慢性咽炎。

翼钩检查方法：患者张口，检查者戴手套，用示指在患者左右侧第三磨牙后内方可触及一小骨性突起，即翼钩，正常触及出现反射痛，如果重压翼钩放松后，可暂时感到咽部不适感，也有反而症状加重者。

4. 诊断　结合症状观察软腭区域，如发现翼钩对应区域突起，有时可以见到高出黏膜表面 0.5 ~3.0mm 的肿块，触诊有明显触压痛。X 线片可帮助诊断，采用双侧第三磨牙再向后方的位置放置胶片，即可取得翼钩影像。检查翼钩有敏感反应，排除慢性咽炎方可诊断。

5. 治疗　行翼钩折断术或切除术，阻滞治疗。

【附】

1. 翼钩折断术　患者取仰卧或仰坐位，常规消毒局麻，沿翼钩顶部切开黏膜 1.5 ~2cm 分离附着的三块肌肉，露出翼钩，用骨凿或止血钳将翼钩折断，加压止血后缝合。

2. 翼钩切除术　方法同上暴露翼钩后，将周围肌肉剪断，切断翼钩后加压缝合。

3. 翼钩周围阻滞　用 2% 利多卡因 1ml 加醋酸可的松 2.5mg 注入翼钩周围，每周 1 次，3 ~4 次为 1 个疗程。

第六十节　Quincke 综合征

1. 别名　假脑瘤综合征；Symond 综合征；Brown-Symond 综合征；耳源性脑积水；Quincke 脑膜炎；Borries 综合征；维生素过多性脑积水综合征；小儿急性浆液脑膜炎；浆液性脑膜炎；脑膜积水；Nonne 综合征；中毒性脑积水综合征；特发性良性脑积水综合征；Pseudotumor cerebri 综合征。

2. 病因　尚不清楚，有 3 种学说发病机制：①颅内静脉窦血栓形成学说；②Davidoff和 Dyke 脑水肿学说；而 Bradshaw 认为全身症状和体征并无脑水肿；③Quincke脑脊液增多学说。而亦有人认为脑脊液总量并未增多。

3. 临床症状和口腔颌面部表现　本征在 1891 年由 Quincke 首先报道。常见儿童及青年，亦有成年人发病，女性多于男性。一些症状与颅内压升高有关，出现弥漫性或局限于额、枕部的头痛，间断阵发性头痛发作，轻重不一，呕吐（有时呈喷射状)，视力模糊，有的出现自发性眼震、复视、视神经盘水肿，或出血性渗出物、视神经萎缩。有的患者同侧眼展神经麻痹、三叉神经痛。神经系统检查未发现有占位性病变的定位体征，体温、脉搏正常，脑电图正常。脑 CT、MRI 脑室系统正常，有的轻度扩大或缩小。脑脊液压力达到 2.45 ~ 5.88kPa，多数在 2.94kPa 以上。脑脊液细胞计数和生化检查正常。

4. 诊断与鉴别诊断　根据脑电图、CT、MRI 检查，排除颅内占位性病变或炎症，即可作出诊断。影像学所见：①颅骨平片有颅内压增高改变者只占 10%，表现为颅缝增宽，鞍背骨质疏松，垂体窝加深；②脑血管造影正常；③亦有报道气脑造影发现 10% 病例见轻度脑室扩大；④放射性核素脑池造影，少部分病例的蛛网膜下腔有放射性核素滞留；⑤CT 扫描见脑室系统正常或缩小，脑实质无异常病灶，注射造影剂后增强效应。CT、MRI 表现：脑室系统正常或缩小，脑实质无异常病灶或异常信号区，无颅内占位，无静脉窦血栓形成，但可见皮质静脉、上矢状窦、直窦、横窦、乙状窦细小，矢状窦 T_2WI 示眼球后部巩膜变平，视神经扭曲伸长，视神经周围蛛网膜下腔扩大，结合临床有颅内压增高症状和体征，应考虑本征之可能。

5. 治疗　①抗生素；②应用脱水剂；③腰椎穿刺放脑脊液减压（应慎重）；④侧脑室穿刺放液，必要作持续引流；⑤颞肌下减压术（现少用）；⑥碘游子导入疗法；⑦中耳原发病灶清除及鼻窦感染的手术引流；⑧抗组胺药、肾上腺皮质激素、地高辛、维生素 B 族等。

第六十一节　Raeder 综合征

1. 别名　雷德综合征；类三叉神经综合征；三叉神经旁交感综合征；变异三叉神经综合征；Paratrigeminal 综合征；副三叉神经综合征；三叉神经旁综合征；Raeder 旁三叉神经麻痹综合征；三叉神经半月节综合征；类三叉交感神经综合征。

2. 病因和病理　Raeder 首先认为病变位于中颅凹的底部，损害位于颈内动脉壁眼交感纤维，有人认为由许多局部原因引起，新生物、外伤、感染血管周围炎性或特发性病变，以及颅中窝底部病变（如脑膜瘤）硬脑膜炎、动脉硬化、高血压、偏头痛。感染：如梅毒性眶骨炎、慢性上颌窦炎、齿槽脓肿、慢性中耳炎、上呼吸道感染、关节炎、带状疱疹等。损害眼交感纤维，并累及颈外动脉分叉处，本综合征Ⅰ型常为肿瘤、脓肿或动脉瘤引起，发生于颅中凹前部；累及蝶鞍旁神经。

本综合征Ⅱ型常由牙槽脓肿、颈内动脉瘤引起，但不累及蝶鞍旁神经。其他如神经鞘瘤、胶质细胞瘤、转移瘤、肉瘤、胆脂瘤（上皮样囊肿）以及脑囊虫病等。

3. 临床症状和口腔颌面部表现　本征由 Raeder（1924 年）所描述的三叉神经疾患伴有同侧眼部交感神经疾患的一种综合征。为颈动脉周围交感神经丛纤维受损，病灶侧三叉神经受累而产生的具有 Horner 综合征为特征的眼交感神经麻痹，但面部的出汗机制是完整的，最初认为病变局限于颅中窝靠近半月状神经节，目前认为在颈总动脉的分叉处和靠近内颈动脉有一个解剖间隙，该处病变即可发生本综合征。多见于 40 岁以上之男性，通常为单侧且左侧较多，眼周严重疼痛，有时自行完全恢复，有时又间隔不定时的疼痛加剧或复发。眼睑下垂，瞳孔缩小（有时不易发现）、流泪、角膜反射迟钝、颜面部麻木，知觉减退、面部无汗，但无闭汗、颜面部疼痛为经常性，位于三叉神经第一支、第二支，可能有跳动性头痛，常可为自限性，短期内可完全消失，疼痛也有发生 Horner 综合征前，一般常同时发生。有时伴有第Ⅲ、第Ⅳ、第Ⅵ脑神经受累症状。患者下颌肌肉无力，致咀嚼无力，张口时下颌偏向患侧，向健侧运动困难，有时有高血压。

4. 诊断　①颅骨影像有时可见中颅窝的骨密度减低，岩骨尖上缘破坏，卵圆孔、棘孔扩大，轮廓模糊。脑膜瘤钙化呈斑片或条块状位于鞍旁中颅窝内。②额及矢状断层像的诊断意义较大，常能显示肿瘤生长之部位及扩展之方向，发现岩尖、卵圆孔、破裂孔破坏，内听道扩大，以及翼腭孔、蝶骨翼变薄、破坏。③颈动脉造影显示虹吸部海绵窦向内、上或下移位和缩窄变细，前脉络膜动脉、后交通动脉抬高。椎动脉造影可发现肿瘤向后颅窝发展，显示基底动脉从斜坡向外后方推移，合并大脑后动脉及小脑上动脉向内上移位。④脑室充气造影，发现侧室下角内下部受压及第三脑室侧移，抬高。阳性造影可显示中脑导水管与第四脑室侧移，下端受压。血管造影、CT、MRI 有助于更明确诊断。

5. 鉴别诊断　①根据临床症状，注意一侧眼部剧烈胀痛发作和 Horner 综合征的出现以及动眼神经、滑车神经、展神经的症状；②用 1% 可卡因做药理学瞳孔检查：用可卡因点眼，即使有中枢性第一级神经元障碍，瞳孔也散大，而只有第二、第三级神经元障碍时，不发生散瞳，借此可判定交感神经支的障碍部位；③进行脑外科检查，追查颅内原发病，以利全面诊断；④本症应与有前额、眼窝部疼痛的一般头痛、不典型的面神经痛、有高度充血的急性结膜炎，以及有眼痛、瞳孔缩小的虹膜睫状体炎（伴有视力减退）相鉴别；⑤诊断出眼交感神经麻痹时，必须试做定位诊断；⑥颈动脉造影。

6. 治疗　①如为中颅凹肿瘤，须根据病因和神经学检查做相应的治疗；

②如神经痛,可做保守治疗,但如可能有颈动脉瘤时,应做颈动脉造影,并可用大剂量维生素 B_{12}、抗癫痫药如卡马西平、苯妥英钠,抗头痛药能减轻症状,禁忌饮酒;③对持续的剧烈疼痛,有时应用肾上腺皮质激素有效。

7. 预后　取决于病因,如系颅内肿瘤,预后不良。

第六十二节　Reichert 综合征

1. 别名　鼓室丛神经痛;鼓室神经丛综合征;膝状神经节神经痛;Jacobson 神经痛综合征;Jacobson 神经痛。

2. 病因和病理　舌咽神经的鼓室支(内含副交感和交感神经),经鼓小管下口入鼓室,在颈内动脉表面的交感神经丛分出细小支,经颈动脉壁的小管入鼓室,在鼓室内侧壁的黏膜下形成鼓室丛,分布于鼓室黏膜,常为肿瘤或炎症刺激舌咽神经鼓室支 Jacobson(神经)而引起。

3. 临床症状和口腔颌面部表现　本征是由鼓室神经丛受刺激引起的疼痛症状,最早系丹麦解剖学家 Jacobson 发现描述。外耳道突然发生短暂性剧烈刺痛,持续短暂,呈发作性疼痛可波及耳深部及后区颈部和面部,扳机点在咽鼓管,历时短暂。

4. 诊断　根据阵发性、短暂性剧烈外耳道刺痛的特点可诊断。本症与舌咽神经痛的鉴别是在进食、谈话或吞咽时不诱发疼痛,亦无唾液分泌增加和流涎。

5. 治疗　如为肿瘤所致可行手术、伽马刀、放疗等治疗,或行做舌咽神经颅内段切断术,如为炎症则抗感染治疗。

6. 预后　舌咽神经颅内段切断效果较好,因该段神经切断后,从咽鼓管到会厌部和舌后 1/3 处软腭咽壁单侧感觉丧失,炎症所致者,则预后较好。

【附】

本征与 Weisenburg 综合征的区别在于,后者多由咀嚼、吞咽、讲话等因素诱发疼痛,且伴有流涎增多的体征。

第六十三节　Rochon-Duvigneaud 综合征

1. 别名　眶上裂综合征;眶上裂视神经孔综合征;蝶骨裂蝶眶综合征;蝶骨裂视神经管综合征,感觉运动性眼肌麻痹综合征,Rollet 综合征。

2. 病因　本征是指经过眶上裂和视神经管的神经、血管受损后出现的症状。若缺乏视神经损害症状则称之。系由原发性额窦和筛窦外伤、囊肿、肿瘤、血管瘤、感染、出血、非特异性海绵窦炎症等影响蝶骨裂所致。

3. 病理　眶尖与眶上裂解剖关系极为密切，眼上裂位于颅中窝的前部，内宽外窄，上界为蝶骨小翼，下界为蝶骨大翼，内侧为蝶骨体。眶尖是一个狭窄的间隙，有动眼、滑车、展、三叉神经第一支及眶尖神经等通过，若受损则出现综合征。

4. 临床症状和口腔颌面部表现　本征于1927年Rollet最早报道之后，1945年Kjoer亦有报道，经不同学者从不同角度进行描述，有的将本征列入眶上裂综合征，我国1965年开始有病例报道。1983年冷守忠等报道37例的病例分析：①眼球固定向正前方，少数仅轻微活动，由于动眼、滑车和展神经麻痹所致，眼球向各方向运动受限制，眼球突出、复视、上睑下垂，视神经受损致视力下降，甚至无光感、瞳孔散大，均在5mm以上，直接、间接光反射消失或迟钝；②三叉神经第一支麻痹，伴有结膜和角膜知觉消失，三叉神经第二支分布已受累，常伴有神经、视神经炎或乳头水肿，从而使视神经萎缩，眶后部疼痛；③前额、上睑、鼻和颞顶区疼痛，麻木或知觉过敏。有的病例表现为颅底或颅内肿瘤样症状。

5. 诊断与鉴别诊断　由于本征容易与其他综合征混淆，其脑神经损害不同，症状复杂多变，不易诊断。临床上若有头痛、眼眶痛视力减退、眼球突出、眼球活动障碍、眼睑下垂、瞳孔散大等症状，应该检查眼底进一步做X线检查、CT扫描及血管造影，以确定病因。若有明确外伤史，出现上述症状及体征，一般即可诊断。如是炎症引起者常于发病前有上呼吸道感染，可有发热，发病快，脑脊液检查有炎症改变。CT、MRI检查对肿瘤诊断有帮助，临床诊断有时颇困难，可误为颅底或垂体病变，X线检查对一些患者能作出明确诊断。①由外伤所致者，可发现蝶骨小翼部位等颅底骨折；②蝶窦囊肿表现为囊腔扩大，密度增高，边界整齐，棱角稍失近于圆形，可使视神经孔、眶上裂增大或破坏；断层像或窦腔造影，更有帮助并明确囊肿的深浅度；③病变使蝶鞍底部受累，可侵及前后床突，使之向上、向外移位；④可发现眶骨膜炎、脑膜瘤等X线征象。CT、MRI表现：鼻咽癌患者，CT除显示眶上裂破坏，还可见鼻咽腔肿物及颅底孔扩大和破坏。垂体瘤则示蝶鞍扩大、鞍内及鞍上池肿物，多伴有前床突改变。脑膜瘤呈球形肿物，内有钙化，呈显著均一强化，骨窗示眶上裂附近骨质增生或破坏。颈内动脉-海绵窦瘘于增强扫描示眼静脉扩张。CT平扫可显示动脉瘤的钙斑，较大的动脉瘤表现为圆形或条形稍高密度影。增强扫描，多数动脉瘤呈明显强化。动脉瘤内有部分血栓形成时，注射造影剂后病灶内原稍高密度区出现明显强化，而原有等密度区强化不明显。有时动脉瘤的边缘和中心均强化，而其间的血栓部分不强化，以致强化及非强化区呈同心圆状态，即所谓的靶征。MRI 显示肿瘤钙化和眶上裂附近骨质改变不如 CT，但对于动脉瘤和颈内动脉-海绵窦瘘显示优于 CT，因这些病变具有明显的流空效应。有些病例白细胞和红细胞沉降率增加，脑脊液差异很大；糖正常或减少；蛋白和细胞正常或轻度增加。应与其他眼部综合征的脑神经损害相鉴别。

6. 治疗　根据不同病因，进行相应治疗，有手术适应证的肿瘤患者应采取手术治疗；外伤并有颅内出血也应手术处理。有血栓形成者用肝素，非特异性感染的病例对类固醇有效。

7. 预后　取决于病因。恶性肿瘤引起者，预后不良。

第六十四节　Romberg 综合征

1. 别名　龙贝格综合征；进行性偏面萎缩；进行性半侧面部萎缩（progressive hemifacial atrophy）；Parry-Romberg 综合征；进行性面部萎缩综合征；进行性板层发育不良综合征；面偏侧萎缩症；先天性颜面半侧萎缩，Romberg 病。

2. 病因　尚不十分清楚，可能有下列发病因素：

（1）颜面、脑、颈部外伤而影响牙床及颌关节发育，有人认为先天性产伤，由以颅部的损伤为常见，24%～34%有产伤史，发病时间可在外伤后数周、数月，亦可在数年后。

（2）内分泌功能失调：如脑垂体、肾上腺功能失调均被认为与本病有关。

（3）感染因素：如牙槽囊肿、丹毒、肺结核、伤寒、麻疹、流行性脑炎、脊髓前角灰白质炎等。

（4）三叉神经功能障碍：本征常发生于三叉神经分布区域，并常伴有三叉神经痛，因而有人认为此病是三叉神经疾患的一个类型，Flint 认为系发生于三叉神经痛之后或三叉神经区域受伤所致，但 Gowers 认为三叉神经受有关骨小管萎缩压迫所致，至于皮肤的异常可能与血管运动障碍有关。

（5）交感神经功能紊乱：支持这种观点的人较多，一般认为交感神经与血管运动和组织营养功能障碍关系密切，Archambault 认为由于这种障碍可以是周围性、颈部或脑的交感神经系统的损害，颈交感神经切除常常可以看到同侧面肌萎缩、汗闭和 Horner 综合征。1943 年 Penfield 与 Robertson 认为大脑皮层、顶叶可能有所谓营养中枢存在，顶叶受损时，即引起冲动传导阻滞而有对侧面肌或其他阻滞之萎缩。刘自强于1961年报道1例经气脑造影显示左侧大脑、顶叶有萎缩，说明其右侧面部及肢体萎缩与左侧大脑顶叶的萎缩有密切关系。

（6）遗传因素：可能由于胎儿母体子宫或羊膜索位置不当而受损伤所引起，亦有人报道孪生姐妹及家族中发生相似之一侧萎缩，患者之家族往往伴发有癫痫、偏头痛及其他先天性畸形的疾病。

3. 病理　活组织检查发现表皮萎缩，结缔组织减少，皮肤乳头层萎缩。面肌肌纤维变细，横纹减少，血管周围细胞浸润。内脏器官（如肾、肾上腺、卵巢、声带等）之一侧萎缩，脑组织有不同程度的萎缩、变性、钙化等。

4. 临床症状和口腔颌面部表现　Parry（1826年）首先报道，Romberg（1846年）详加描述。本病两性发病率大致相等，多在10～20岁内发病，左面患病机会较右侧稍多见，起病隐匿渐进。

（1）眼：眼病变常见，可能先在眶周脂肪消失，引起眼球内陷，眶下骨质萎缩引起外眦下移。有的发生眼肌麻痹、兔眼、上睑下垂。眼部炎症也常见，如角膜炎、虹膜睫状体炎、脉络膜炎、视神经盘水肿等。此外，尚可见颈交感神经麻痹综合征，虹膜褪色。

（2）神经系统：最常见的神经系统表现为癫痫样发作，也可为偏头痛，此症状多见于病程后期，而在早期可发生三叉神经痛或面神经麻痹，此症状有的发生在其他症状之前。

（3）口腔颌面部：面部皮肤、皮下脂肪、结缔组织、肌肉、骨骼等均出现萎缩，而有时部分结构可完全保持正常。通常发生面部皮肤萎缩，病变常从面部中线逐渐扩展至皮下脂肪、结缔组织，肌肉和骨骼及软骨也明显萎缩。由于肌萎缩仅限于肌肉的脂肪和结缔组织，而肌纤维不变，故还有收缩功能。萎缩多由口角、鼻根、眶下或面颊开始，可限于某个部位或逐渐扩展，波及半侧面、额部，以致使两侧面部不对称，似如两人的面容。

（4）少数患者可累及同侧躯干、四肢，甚至内脏，病程一般进展缓慢，平均3年左右，以后逐渐稳定。5%～10%患者为双侧病变。患侧毛发改变，可能在皮肤病变之前。头顶中线旁完全脱落，其境界清楚，也可累及睫毛、眉毛和胡须，有时毛发呈灰色或白色，上、下颌骨内可出现萎缩，变薄。半侧舌萎缩较常见。患侧牙齿发育不全或缺失，萌出迟缓。牙周组织变化不明显。患侧腮腺、颌下腺分泌减少，口干、味觉一般无改变，有时伴有癫痫发作（大发作或局限性发作），偏瘫，偏身感觉障碍，偏盲，失语等。另有并发大脑动脉硬化性循环紊乱、脑炎、脑中钙化灶、Casserian 神经节区域内皮瘤、硬脑膜肿瘤等。

5. 诊断和鉴别诊断　可根据临床表现和病史确诊。活组织检查可见皮肤及皮下组织萎缩，伴轻度继发性炎症改变。X 线、CT 检查：①面部半侧骨骼，如眼眶、下颌骨等的骨质萎缩、变小、畸形、颞颌关节发育不全，后移；②颏下-顶位颅底片，可见一侧外耳道、中耳腔的缺如或狭小，透光度减低，乳突气化不良，乙状窦可有前位。可见颌骨萎缩变小，但骨结构一般无改变，涎腺造影可见腺泡萎缩。约半数病例脑电图可见有阵发性活动。

本病与先天性面部发育不良鉴别，而后者出生时就有症状，且牙齿小，发育不良。还应考虑继发性局限性硬皮病，后者虽有皮肤变硬、萎缩，但呈实质性水肿。两者的病理改变也不同。继发性局限性硬皮病表现为水肿、变性、纤维化、胶原纤维硬化，真皮内有不同程度的血管硬化和阻塞，但两种疾病可同时发生。此外，尚应注意与半侧面小畸形、脂肪坏死，进行性脂肪性营养不良等鉴别。

6. 治疗　用皮肤针在病变区叩打。训练患侧肌肉活动，中医活血化淤药物治疗，长期服用当归以益气养血，并可用维生素 B_1、维生素 C、维生素 E、甲钴胺等和理疗。局部可用蜡疗、热敷、艾灸疗、红外线等治疗。若萎缩较重，局部可整形治疗。Braim 提出用 X 线照射解除三叉神经痛，三叉神经后根切断术。近有人试用皮质激素、胰岛素和垂体激素。

7. 预后　病程为慢性进行性，而亦可在某阶段静止不变。但伴发的癫痫可能继续。

第六十五节　Schmidt 综合征

1. 别名　迷走副神经综合征；第Ⅹ、第Ⅺ脑神经麻痹综合征；施密特综合征。

2. 病因和病理　常为血管性疾病侵犯延髓下部的疑核及副神经脊核，也有因迷走神经与副神经出颅，纤维受肿瘤或炎症波及引起，两神经在经颈静脉孔的过程中受到肿瘤或炎症侵袭。有人认为髓外病变比髓内多见。

3. 临床症状和口腔颌面部表现　为一侧迷走和副神经的核性或核下性麻痹。Schmidt（1892 年）首先报道了一例脊髓空洞症引起两侧迷走和副神经受损者。目前本征的概念特别强调为一侧损害。①病变侧迷走神经损害麻痹，表现患侧软腭和声带麻痹，致说话与吞咽困难，患侧感觉障碍，有时出现心动过速；②病变侧副神经损害麻痹，表现为患侧胸锁乳突肌与斜方肌部分或全部瘫痪，造成斜颈、颈强直，头部转动困难，不能转向健侧，不能耸肩，久之可致胸锁乳突肌与斜方肌萎缩。

4. 诊断　根据临床症状即可诊断，为定性及定部可行 X 线、CT 检查、脑血管造影，以及脑脊液、梅毒血清学检查。

5. 治疗　主要针对病因治疗，可用中医中药及针灸治疗。

6. 预后　与病因有关，病变发展快，预后较差。

第六十六节　Sluder 综合征

1. 别名　面下部痛（lower half headache），蝶腭神经节刺激综合征；蝶腭神经节综合征；颜面下部神经痛综合征；蝶腭节神经痛；Sluder 神经痛；Sluder 下半头痛；Ramadier 综合征。

2. 病因　发病机制尚不完全清楚。可能为自主神经节受刺激所致，为鼻及鼻窦（蝶窦感染）疾患侵犯或颌内动脉扩张所致。亦有人认为是颈外动脉及其分支扩张引起血管运动神经障碍、颅底骨折、肿瘤、心理因素等所致。

3. 临床症状和口腔颌面部表现　Sluder 1908 年首先报道，1942 年 Eagle 报道 145 例，并称为蝶腭神经痛，我国亦有报道。其特征症状有：一侧面部疼痛，腺体分泌增加，感觉障碍。多见于中年女性，疼痛为发作性烧灼样剧痛，位于一侧鼻根至上腭，眼内眦角，向深部放射，剧痛也可见乳突区，并向枕颈部放射。伴有眼结膜和鼻黏膜充血、水肿，流泪、畏光、鼻塞、流涕、流涎，少数患者尚有耳鸣、耳塞感或咳嗽发作，患侧软腭上提，单侧眼面部疼痛，常伴有同侧颜面部发红。腭部、上颌、下颌、舌部、牙、颊部亦有剧烈疼痛，舌前 2/3 味觉异常。偶见有肩部、颈部及枕部疼痛。每次发作可持续几分钟，几小时或几天。疼痛多突然发生。气温改变、情绪激动或月经来潮时易诱发，常于夜间发作。疼痛一般很少超过 2 小时，偶有耳鸣症状。

4. 诊断　具有一侧面痛，腺体分泌增加，感觉障碍即可诊断本病。发作时压迫眼球或额窦底部可加剧疼痛。如用丁卡因棉棒放置于嗅裂后段或中鼻甲后端的黏膜表面，可使疼痛发作减轻或停止。此试验有助于诊断。

5. 鉴别诊断　应与鼻睫神经痛、翼管神经痛、鼻窦炎、丛集性头痛、颈动脉炎，以及舌咽神经痛等鉴别。

6. 治疗　有报道用无水乙醇和 2% 利多卡因直接注射于蝶腭神经节，疼痛可立即缓解，同时亦可确诊，亦有报道无效。局部用碱离子透入治疗。Bonain 溶液(可卡因、苯酚、薄荷脑等量混合液)涂于鼻腔黏膜,亦可用10%可卡因涂于鼻中隔后缘黏膜,口服卡马西平等治疗有效,以及神经外科手术治疗。

7. 预后　一般较好。

【附】

附表　典型性面痛和非典型性面痛的鉴别诊断

特　点	典型性面痛		非典型性面痛
	原发性	继发性	
疼痛分布	脑神经的一个分支	多对脑神经	不按神经支配
疼痛性质	阵发性剧烈疼痛	剧烈或钝痛	弥散、部位较深
扳机点	有	无	无
受外界刺激而诱发	可	否	否
感觉障碍	无	常有	常无
化学或手术阻断脑神经的效果	有效	有效	无效
血管收缩剂的效果	无效	无效	常有效

第六十七节　Sturge-Weber 综合征

1. 别名　皮肤软脑膜血管瘤病;眼、神经、皮肤血管瘤病;脑面血管瘤病;司特基-威伯综合征;遗传性出血性毛细血管扩张症;Encephalo-facial angiomatosis;脑-三叉神经血管瘤病;Sturge-Weber-Dimitri 综合征;Miller 综合征;Sturge-Kalisher-Weber 综合征;Jahnke 综合征;Kalisher 综合征;Krabbe Ⅱ 综合征;Lauford 综合征;Schirmer 综合征;Weber-Dimitri 综合征;Kalischer 综合征;22-三体综合征;Weber 综合征;脑-皮肤血管瘤综合征;神经皮肤综合征。

2. 病因　属先天性。一般认为在第 22 对染色体上有一个额外的染色体。胚胎第 6 周时发生胚胎血管系统发育不良,影响脑壁周围、脑膜和面部皮肤的血管。亦可能与染色体畸变有关。可能呈单纯性的隐性遗传。有学者认为血脑屏障缺陷导致蛋白和钙质渗出并在血管周围形成结晶是钙化的原因。而血脑屏障的改变则可能由于血管瘤内的血流变化或持久抽搐引起缺氧。也有说是由于交感神经系统障碍,引起血管扩张,表现为面部血管痣和脑的软脑膜血管瘤。

3. 病理　面部血管瘤常沿三叉神经分布,尤以第一支多见。呈单纯性的血管瘤,血管壁薄,可见许多扩张毛细血管及小静脉。毛细血管或海绵状血管的中胚层缺损。增厚的牙龈切除行活检,可见血管瘤病或合并纤维增生。

4. 临床症状和口腔颌面部表现　本症罕见，以颜面部皮肤血管痣和脑部异常钙化为主要特点，Schirmer（1860 年）首次描述，而未提及神经和皮肤病变之间的关系，后为 Sturge（1879 年）所指出，Weber（1922 年）又在头颅 X 线片发现了颅内钙化影。临床上具有三大特征：①颜面血管瘤或血管痣；②癫痫；③青光眼，而常为不完全型。

开始时通常良好，甚至在发生精神发育不全和癫痫发作之前有智力早熟。惊厥为局灶型，位于面痣的对侧。血管瘤出血少见。沿三叉神经分布区域的单侧面痣（红色葡萄酒色）。以上眼睑或前额部较多。面痣对侧萎缩或痉挛状态。眼内压力增高或减低。青光眼，眼球内陷，眼球突出，视神经萎缩或血管畸形常见。肥胖（不常见）。口腔可有单侧血管瘤样病变发生于唇、颊、舌、龈、腭，上颌牙龈增生，上颌肥厚，下颌前突。

5. 诊断　如有颜面部斑沿三叉神经分布、早发性局限性癫痫、青光眼，结合 X 线、脑电图、CT 等，即可考虑此病。

（1） X 线表现：①常有颅内钙化形成（50% ~85%），呈花纹状或迂曲蜿蜒的双曲线状致密影，曲线之间的密度也相对较高而均匀，钙化形状与脑回的起伏十分相似。有的表现为不规则的条状或无定形的斑点状钙化影，常见于顶枕区，亦见于额、颞面，与颜面血管痣在同侧。②同侧大脑皮层萎缩，相应的颅骨增厚，部分有颅腔狭小而不对称。③有的同侧颜面骨肥大，上肢骨较对侧长及掌指骨较粗大现象。

（2） CT、MRI 表现：①皮质钙化：CT 可早期（最早在新生儿）发现 X 线平片上不明显的钙化，此种钙化好发于顶枕叶，呈双弧线状、树枝状、与脑回一致，是本病的特征性改变。虽有单侧面痣、双侧钙化的报道，但大多数病例钙化为单侧性，且发生于面痣同侧的大脑皮质。②软脑膜血管瘤或畸形血管强化：CT 增强扫描时，可见软脑膜血管瘤或畸形血管增强，表现为颅骨内板与大脑皮质之间（即蛛网膜下隙间隙内）蛇行纡曲的增强影像。③与皮质钙化同侧的脉络丛钙化斑增大，且注射碘造影剂后显著强化，此亦为本病的常见表现，手术证实是由于畸形血管伸入枕角，使脉络丛供血增加所致。④脑萎缩：可累及一侧大脑半球，其范围远大于钙化区。⑤脑移行异常：表现为巨脑回、多小脑回。非增强 MRI 显示重度大脑发育不良。蛛网膜下隙间隙扩大。T_1WI 示皮质、皮质下高信号。CT 上之钙化灶于 T_2WI 显示为低信号，呈脑回状，在钙化上方的是多数蛇行纡曲的低信号影，代表畸形血管，其内可见流空效应。脉络丛亦可显示血管瘤样畸形。MRI 可显示畸形侧的正常皮质静脉稀少，深静脉和静脉窦缺如。有的病例，系列 MRI 随访观察到静脉窦的进行性闭塞过程，当乙状窦或颈内静脉闭塞时，大脑大静脉则经扩大的眼静脉引流。由于颅骨和钙化无信号，MRI 能对皮质和脑膜作精确分析。非增强 MRI 有时低估病变范围，增强 MRI 则能充分展示病变范围。增强 MRI 能显示 CT 增强扫描或脑血管造影未能发现的软脑膜血管瘤。静脉注射 Gd-DOTA 后，于 T_1WI 示大脑半球表面呈线样增强，提示弥漫性软脑膜血管瘤，与手术结果之间存在良好的解剖定位关系。增强 MRI 还可检出同时存在的视网膜血管瘤，表现为视网膜增强。对显示有快速血流的异常血管，非增强 MRI T_2WI 优于 T_1WI。本病须与脑膜瘤病鉴别，后者见于神经纤维瘤病，影像检查显示钙化和不规则强化。

(3) 脑血管造影：可见大脑前、中动脉变狭窄，受累区见毛细血管影，有时见网状畸形血管，浅静脉数量显著增多等，并伴有与深静脉引流。

(4) 核闪烁扫描：应用注射放射性核素 ^{99m}Tc 扫描，可发现受累脑叶放射性分布异常，这种异常在平片未见钙化前即可存在。

6. 鉴别诊断　X 线片见有典型钙化，诊断常无困难，但钙化不典型者需与颅内肿瘤相鉴别（特别是少支胶质细胞瘤）。局部脑萎缩和颅骨改变，又与局限性脑发育不全相鉴别。

7. 治疗　婴幼儿在发生癫痫以前可考虑施行脑叶切除术。对已发生偏瘫者，行大脑半球切除术可奏效。癫痫进行对症治疗。其他治疗方法有：注射硬化剂，放射治疗或镭针植入，二氧化碳电切除或插入钢丝电极。液氮冷冻治疗，激光等。

8. 预后　如果手术无效，最后可发生神经发育不全而轻偏瘫，预后较差。

第六十八节　Stylo-hyoid 综合征

1. 别名　茎突舌骨综合征；Eagle 综合征；茎突痛，茎突过长症；茎突过长所致舌咽神经痛或耳痛症；茎突性茎突过长；巨大茎突；异常茎突，Eichen 综合征。

2. 病因　本症系由于茎突过长或偏斜（先天发育异常或茎突舌骨韧带骨化造成），茎突尖部外伤移位或发育畸形，茎突周围组织瘢痕形成、下颌角异常等引起。扁桃体摘除后的瘢痕收缩，舌骨异常及舌骨周围病变，亦可引起本症。

3. 临床症状和口腔颌面部表现　本症早在 1652 年 De Marschettis 即有类似本症的报道。Eagle（1937 年）提出，国内 1955 年萧轼之亦有所描述，多见为单侧

(少数为双侧),长期持续咽喉部痛,吞咽不适,梗死感,咽异物感,唾液分泌增多等,Eagle(1949 年)认为本症有两类表现:第一类型的临床症状为扁桃体切除后持续疼痛。典型的主诉为咽喉部似有鱼刺或尖锐异物感,虽然吞咽时疼痛加重,但仍想不断吞咽以摆脱持续的异物感。疼痛可放射到患侧耳部,性质为钝痛或烧灼痛,在吞咽动作时加剧,可累及第Ⅴ、第Ⅶ、第Ⅷ、第Ⅹ脑神经末梢。第二类型临床症状为颈部锐痛,头部旋转时加重。在颈动脉区有明显疼痛,颈动脉分叉部对触压十分敏感。如颈内动脉阻塞或部分阻塞,患侧眼动脉分布范围疼痛和头痛。如颈外动脉阻塞,则在患侧眼下方、颞部、枕部和耳部发生疼痛。约 80% 患者有吞咽困难、舌发硬、声音嘶哑、下颌角牵扯痛、头痛、颊、眶、额、颞顶及枕区胀痛、刺痛或游走性疼痛。

4. 诊断　患者有以上所述症状,应考虑本综合征。用示指伸至口内,指尖靠近扁桃体窝触诊,则可触及过长的茎突。由于该部位正常时没有其他骨性结构,因此,如在此部触及坚硬的骨性抵抗,则为过长的茎突。X 线片可确诊,显示茎突过长(超过 2.5cm),头部在不同位置行动脉造影,可发现过长的茎突,或茎突舌骨韧带对颈内、外动脉的影响。正常人茎突有较大的差异,较长不一定引起临床症状,茎突形态异常的意义应结合临床症状来评定。有临床意义的茎突异常有下述几种:①茎突过长;②增粗;③茎突弯曲,以向内侧弯曲者较为有意义;④茎突舌骨韧带骨化。结合曲面断层摄影片,头颈正侧位片,CT 冠状位扫描可做出明确诊断。

5. 鉴别诊断　应和颈动脉炎鉴别。颈动脉炎除表现有咽部症状外,疼痛多沿颈动脉分布,触诊颈动脉可找到明显压痛点;与三叉神经痛、舌咽神经痛、组胺性疼痛及颞下颌关节功能综合征相鉴别。

6. 治疗　症状轻微者可不必治疗,严重者可手术治疗,手术时不可从根部切除茎突,以免伤及面神经及舌咽神经。亦可在舌骨小角或扁桃体窝下部注射类固醇或长效局部麻醉药,有良好效果。术后很少复发,但个别在术后几年症状复发。Evans 1976 年曾用非手术疗法,以曲安奈得(triamcinolone acetonide)混悬液 40mg 加 1% 利多卡因 1ml 经咽部注射有良效,但不适用于颈脉综合征患者。

第六十九节　Sun-glasses 综合征

1. 别名　太阳镜综合征。

2. 病因　尚不十分明确。三叉神经第二支在眶下缘约 2cm 处穿出眶下孔到达皮下软组织,所戴的太阳眼镜如镜眶或镜架过宽或过重,压迫了三叉神经的眶下支神经而致发病。而经常戴眼镜者则不发病,是因为神经已经长时间顺应了这种压迫而不发病。

3. 临床症状和口腔颌面部表现　正好在戴眼镜的范围内,当戴眼镜过重或镜眶或镜架过厚不久就出现眶下和额部上方皮肤有麻木,感觉迟钝及发胀不适,其症状犹如感冒,而又非感冒,无全身症状,有些患者可出现门牙失落现象,如不戴眼镜数日后自觉症状能自行缓解或消失,如再戴眼镜又能复现,而反复多次产生后可缓解。

4. 诊断与鉴别诊断　根据临床症状即可作出诊断,与感冒亦不难鉴别。

5. 治疗　除去病因,避免局部受压,局部可作按摩、理疗。

6. 预防　戴太阳镜应选架空质轻的眼镜,初戴应尽量缩短戴镜时间,必要时在局部填塞质软物。

7. 预后　及时处理,预后好。如不能及时得到合理的治疗致慢性症状,给治疗带来一定麻烦。

第七十节　Superior laryngeal neuralgia

1. 别名　喉上神经痛。

2. 病因　原发性喉上神经痛原因尚不明确,而继发性可由其周围病灶刺激或压迫所致,如某些后颅窝底病变、颈部肿瘤、动脉瘤、淋巴结肿大,或某些颈手术后瘢痕粘连,以及局部慢性炎症等。喉上神经是迷走神经的分支,起自结状神经节,斜越颈内动脉内侧而沿咽缩肌向前下方向伸延,中途有来自颈上交感神经节和咽丛的吻合支加入,在舌骨大角处,该神经分为内支和外支,喉外支与甲状腺上动脉并行,支配咽下缩肌和环甲肌,喉内支则是纯感觉神经,与喉上动脉一起穿过,甲状舌骨膜入喉,分布于声门裂以上的喉黏膜、会厌及部分舌根,在喉下部与来自返神经的喉下神经相吻合。

3. 临床症状和口腔颌面部表现　本症发病多见于中年男性在一侧咽喉部,突然出现发作性剧痛,可向同侧下颌角,外耳道(耳支)乃至枕部(脑膜支)放射。疼痛发生常由吞咽动作所引起,持续数分钟至数十分钟,起止骤然。有时可伴有剧烈干咳,恶心,面部潮红,多汗,唾液分泌增多,呼吸急促或心跳缓慢等。偶尔在疼痛高峰时,甚至可出现短暂的昏迷现象。痛侧的喉部梨状隐窝附近常有疼痛的触发点，另外在颈外侧甲状软骨和舌骨之间，即相当于喉上神经内支穿过甲状舌骨膜进口处，常有明显压痛（偶有两侧喉上神经痛）。

4. 诊断和鉴别诊断　依据病史、临床症状，不难诊断。本征极似舌咽神经痛，根据疼痛系起自喉部（甲状软骨和舌骨韧带的后外侧），触发点位于梨状隐窝，喉上神经进口处有压痛，麻醉该区可使疼痛暂时得到缓解，对本症可做出诊断。

5. 治疗　同舌咽神经痛的治疗原则。可应用卡马西平、苯妥英钠、甲钴胺，以及阿托品等药物，亦可行针刺治疗或患侧喉部及疼痛放射区间行电流治疗。在甲状舌骨膜喉上神经进口处行普鲁卡因封闭常可止痛，但作用时间较短，遇此情况改用酒精封闭。有必要时，可行喉上神经内支切断术。如合并有舌咽神经痛，则经枕下，入经后颅窝底行舌咽神经根与上部迷走神经根丝切断术。

第七十一节　Tapia 综合征

1. 别名　迷走-舌下神经综合征；Vagoaccesory-Hypoglossal 综合征；疑核-舌下神经综合征；软腭-咽-喉麻痹；塔皮亚综合征；Nucleus ambiguus hypoglossal 综合征。

2. 病因　可能是由损伤颅骨骨折、寰椎脱位、颈动脉瘤，以及其他恶性病变等所引起第Ⅻ脑神经麻痹与第Ⅹ脑神经部分麻痹。

3. 临床症状和口腔颌面部表现　本征可能是 Jackson 综合征的亚型，系 1905 年 Tapia 首先报道。病变部分通常在颅外的咽旁间隙，同时侵犯舌下神经和迷走神经的分支，有时病变亦可发生在延髓，损及疑核及舌下神经核。①当迷走神经损害麻痹，同侧软腭声带麻痹，出现发音和吞咽困难，同侧舌、软腭感觉障碍；②当舌下神经损害麻痹，出现舌无力、半侧舌萎缩、麻痹，伸舌时偏向患侧；③合并同侧颈交感神经麻痹，亦可有 Horner 综合征出现。

4. 诊断　根据临床症状即可作出诊断，为明确部位可摄头颅 X 线片，动脉造影、CT 等检查。影像学所见：①X 线平片可见颅骨骨折，寰椎脱位；②血管造影可显示颈动脉瘤；③CT、MRI 可明确病变部位和性质。

5. 治疗　主要针对病因治疗。对症处理。

第七十二节　Tolosa-Hunt 综合征

1. 别名　痛性眼肌麻痹综合征(painful ophthalmoplegia 综合征);眶上裂炎;痛性眼肌麻痹;反复性痛性眼肌麻痹;托洛沙-亨特综合征。

2. 病因和病理　具体发病原因尚不清楚,根据 Tolosa 1954 年尸体解剖时发现,颅内动脉内膜及海绵窦周围有炎性肉芽肿,Hunt 等推论可能是海绵窦轻度非特异性炎症;Matthew 等认为与免疫机制有关的变态反应性疾病,亦有人认为与颅底蛛网膜炎侵及神经、病毒感染有关。主要病理改变是颈内动脉海绵窦处和眶上裂部硬脑膜及其周围的非特异性肉芽组织,即非干酪样坏死肉芽肿。病变常环绕颈内动脉海绵窦处,波及该处的颈内动脉外膜,使其肥厚,致使该动脉狭窄。病理镜检可见纤维母细胞增多,淋巴细胞和浆细胞浸润,肉芽组织波及动脉神经丛及三叉神经第一支。

3. 临床症状和口腔颌面部表现　本症首先由 Tolosa 报道(1954 年),Hunt 于 1961 年作了进一步描述,1966 年 Smith 等命名。本病多见壮年和老年,常有前驱症状,如上呼吸道感染、上颌窦炎和低热。多在早期出现眼球后眶区疼痛,可放射到颞部、额部,为持续性胀痛、刺痛或撕裂样剧痛,第Ⅲ~Ⅵ脑神经损害,早期受损多见第Ⅲ脑神经,其次第Ⅵ脑神经,眼肌麻痹可为单侧或双侧,约有半数以上伴有眼球突出、眼睑浮肿、球结膜充血,可持续数日或数周,能自行缓解,有时遗留神经麻痹,间歇数日或数年复发。重者可伴有恶心、呕吐,为 V_1 受刺激所致,数天后第Ⅲ脑神经出现不同程度瘫。有的视神经、瞳孔的交感神经也受累,有的眼球突出,可能眼肌瘫痪、肌肉松弛、眶部静脉回流受阻。由于淤血也可能导致结膜充血,眼睑下垂,视神经盘水肿。

4. 诊断　红细胞沉降率明显增高,脑血管造影。Domou 等对此征的主要诊断标准总结如下:持续性非搏动性疼痛,经常先于眼肌麻痹之前出现和通过海绵窦的任何一支,也就是第Ⅲ~Ⅵ脑神经(交感神经、第Ⅱ脑神经偶可受累),症状可以持续数或数周。没有明确的病损和意外与此征有关,眶静脉造影显示眼静脉闭塞和海绵窦阻塞。脑脊液检查可见蛋白细胞轻度增加,其他各项指标正常。Hunt 提出诊断本征有 6 个标准:①持续而剧烈的眶后疼痛;②第Ⅲ、第Ⅳ脑神经症状,视神经和颈内动脉海绵窦处周围的交感纤维较少累及;③症状持续数日或数周;④偶有自行缓解;⑤可复发;⑥对类固醇治疗反应迅速。CT、MRI 检查可正常,部分病例同侧海绵窦显影模糊。CT 增强扫描可见一侧海绵窦区域增强肿块,双侧海绵窦大小不对称,眶尖部可显示炎症性软组织密度影。个别病例可见结节状强化。偶见蝶鞍侵蚀。以激素治疗后,上述改变可消失。MRI 检查一侧海绵窦显示异常软组织影,在 T_1WI 其信号低于脂肪,与肌肉相等。在 T_2WI 与脂肪等信号。颈内动脉海绵窦处狭窄,第Ⅲ ~ V_1 脑神经移位。给予造影剂,T_1WI 示海绵窦组织呈异常对比增强,ICA 狭窄及脑神经移位显示更清楚。激素治疗后,海绵窦软组织肿块吸收,双侧海绵窦恢复对称,ICA 恢复正常管径。本征应与颈内动脉海绵窦假性动脉瘤,鼻咽部和眶部肿瘤相鉴别。

5. 治疗　手术检查去氢皮质激素 60 ~ 80mg,1 次/天,可使症状缓解。如应用后 48 小时内无效,则可能不是本病。其他可用止痛、止吐、输液等对症治疗,亦可并用抗生素和维生素等治疗,疗效不佳可加用细胞毒性免疫抑制剂,如环磷酰胺和硫唑嘌呤等。

6. 预后　据 1961 年 Hunt 统计,病程一般 1 ~ 6 个月,少数病例可两侧交替病变。症状可有自行缓解和再发的倾向。仅个别患者遗留某些神经功能不全,预后良好。

第七十三节　Trigeminal nerve disease 综合征

1. 别名　三叉神经病。

2. 病因　尚不明,是一种少见的病症。据 Goldstein 等认为可能病因有牙外科、下颌义齿压迫、非牙外科的机械性创伤、中毒和其他因素。亦可见于胶原性疾病或应用乙烯二苯脒(stibamidine)治疗后。

3. 病理　手术中发现三叉神经感觉根明显萎缩,组织学改变为轻度慢性炎症。

4. 临床症状和口腔颌面部表现　主要表现为一侧面部持久的感觉障碍,不伴有其他神经障碍,是一种长期的感觉异常,而与三叉神经痛的短暂锐痛而无感觉异常恰好相反。本病疼痛性质为烧灼样,使人心烦、牵拉样或抽搐样疼痛。有些患者主诉仅感觉异常。疼痛累及的区域是三叉神经任何一支或几支的支配区域,不舒适可持续几小时、几天或几周。病程缓慢,经历数月或数年后趋向恢复正常。偶见双侧病变。

5. 诊断与鉴别诊断　根据临床表现,需与鼻咽癌、三叉神经节或神经根的神经鞘瘤、脑膜瘤、脑桥肿瘤、脑桥微小梗死及多发性硬化等鉴别。

6. 治疗　首先考虑病因的治疗,辅以对症处理,大量 B 族维生素,甲钴胺,局部按摩、理疗及针刺疗法均可有助于神经症状的恢复。

第七十四节　Trigeminal Trophic 综合征

1. 别名　三叉神经营养性综合征，弓形溃疡，Trigeminal Trophic Ulceration。

2. 病因　由于三叉神经感觉根受损如手术创伤或手术的影响，破坏了神经痛觉纤维和温觉传导，引起三叉神经分布区的神经营养改变，而发生营养性溃疡。三叉神经炎可导致鼻翼部溃破。小脑下后动脉闭塞，脑干感觉功能受阻碍而使面部感觉缺失。延髓空洞症也可引起皮肤溃疡。在西欧常由于三叉神经痛用酒精注射半月神经节后而致本病。也有三叉神经根切除后发生的。

3. 临床症状和口腔颌面部表现　本病主要发生于女性，男女之比为 1∶2，平均就诊年龄 57 岁，约半数发生在左侧，溃疡常伴发感觉改变，个别双侧知觉消失，溃疡发生在左侧，也可有双侧神经病变，双侧面部均发生溃疡。本症皮肤改变通常发生于三叉神经分布区域，手术后数周乃至数月之后。初为小的结痂，其后呈新月状的溃疡，破坏鼻翼软骨，渐扩展至颊部和上唇，痂皮遮盖鼻前庭，上唇由于结痂出血，甚为痛苦。鼻尖部一般不受侵犯。少数病例可在头、肩胛、颧部发生营养性溃疡。这种溃疡虽然是无痛性，但很顽固，使患者感到苦恼。

4. 诊断与鉴别诊断　虽然三叉神经知觉症状，面部感觉异常和鼻翼侵蚀这三个主要表现提示三叉神经营养性综合征，但必须排除其他疾病。

（1）疱疹性溃疡：半月神经节手术后使潜在的病毒感染，激活产生疱疹性溃疡，肾移植后免疫功能受抑制的患者也有相似的，但呈疼痛性疱疹性损害发生，可用 Tzanck 涂片和病毒培养确诊。

（2）其他感染：如病毒、雅司、麻风的三叉神经炎，深部真菌病（芽生菌病和类球孢子菌病）和皮肤利什曼病，必须用培养和血清学检查来摒除。

（3）基底细胞上皮瘤：损害侵蚀性并缓慢扩张。

（4）坏疽性脓皮病。

（5）面部中线肉芽肿。

（6）人工皮炎：人工皮炎和神经营养性溃疡，均可认为引起，并可先有局部感觉异常，但后者无精神因素，有明显神经症状时不应诊断为人工皮炎。

5. 治疗　注意避免外伤，控制继发感染，可面部或全身应用抗生素，颈交感神经切除术，电离辐射，用维生素 B、地西泮、阿米替林抗抑郁药物疗法等。

第七十五节 Trotter 综合征

1. 别名 特罗特综合征;Morgagni 窦综合征;鼻咽综合征;咽鼓管周围综合征;鼻咽部恶性瘤侵犯上下颌神经综合征。

2. 病因 鼻咽部侧壁恶性肿瘤的存在是本病发病的病因。常为黏膜下浸润型鼻咽癌侵入诸窦,或一侧鼻咽部肿瘤引起。肿瘤中未分化癌多见,在窦的正下方有腭帆提肌附着,外侧是卵圆孔,后部为咽鼓管的开口,当肿瘤扩大时压迫此管引起耳聋,侵及腭部肌肉(可使颞区、耳部、下颌、牙齿和舌的轻微疼痛或致颏部麻痹)。侵犯翼内肌导致牙关紧闭,亦可为 Jacod 综合征(颅内病变的扩展),或翼腭窝综合征发展的结果。Trotter 综合征可在先或后于翼腭窝综合征,亦可两者同时发生。

3. 病理 肿瘤病变侵入黏膜,扩展到 Morgagni 窦内和累及毗邻肌肉(Morgagni 窦是咽上缩肌的上凹缘与颊咽肌膜之间的间隙,恰相当于鼻咽外侧壁,间隙内有腭帆张肌、腭帆提肌、咽鼓管和三叉神经通过,并与颅底卵圆孔和翼外肌邻近)。向颈淋巴结、肝脏和骨转移。

4. 临床症状和口腔颌面部表现 首先由 Trotter 在 1911 年报道,本症从青年到老年均可发病,而 30 ~ 40 岁多见,男性多见。窦区病变可致耳鸣、耳聋、骨膜内陷、面瘫和软腭瘫痪。中耳性耳聋(首发症状或早期症状),耳部、头颅侧面、下颌和舌侧面剧烈神经痛(第Ⅴ脑神经第三支,扩展累及第二支),常诉下颌后牙痛及严重的下颌部疼痛或麻木。颏孔区域的下颌感觉缺失(后期症状),软腭运动缺陷和牙关紧闭(后期症状)。体检发现:①鼻咽部侧壁未膨隆(坚实增厚)无溃疡形成,最后扩展至毗邻肌肉;②软腭不对称(在软腭松弛时观察),同侧软腭活动障碍而固定;③Eustachian 管扩张后,可暂时性解除耳聋,但有引起局部出血危险;④一侧或两侧颈淋巴腺和咽后淋巴结肿大(为首发的体征);⑤可同时伴有鼻塞、鼻出血、头痛,舌咽、迷走、舌下神经麻痹。

5. 诊断 颅部(包括卵圆孔)X 线检查方法有鼻咽侧位及颏下-顶位颅底片,颅底体层片及鼻咽腔、咽鼓管造影等。①颅底骨质破坏常与肿瘤受损部位有关,位于咽鼓管上方的癌肿易向外侧生长,首先卵圆孔受损破坏,继之破裂孔的外侧、颈动脉管等受损,可见软组织肿块影;②咽鼓管常阻塞,产生中耳炎的 X 线征、乳突气房透光度减低等,可见颅底骨质破坏,常侵犯卵圆孔。鼻咽镜检查可以确诊,CT、MRI 扫描更有利诊断。

6. 治疗　由于恶性肿瘤的转移,单纯手术治疗已属无效,故应配合放射治疗、伽马刀等。

7. 预后　极差,治疗仅为姑息性,如能及早治疗,延长存活时间数月或数年。

【附】

引起本症的肿瘤最后在卵圆孔侵犯第Ⅴ对脑神经的下颌分支引起典型的颌面部放射性疼痛,耳咽管的压力与耳部症状有关。提腭肌的受累引起腭不对称,翼内肌受侵犯可致牙关紧闭。目前认为30%以上的鼻咽部肿瘤具有Trotter综合征。

第七十六节　Vail综合征

1. 别名　翼管神经痛综合征;Vidian nerve综合征。

2. 病因和病理　翼管神经(vidian nerve)以外伤最多,其次为受刺激或炎症所致,有时继发于蝶窦的感染,本综合征与Sluder综合征在临床上无明确的区别。

3. 临床症状和口腔颌面部表现　Vail于1932年首次报道,成年女性多见,鼻、眼、耳、头、面、颈和肩部发作性剧烈疼痛,通常表现为一侧性,往往在夜间发作,发作与外界刺激无关。并常见有鼻窦炎症状,浅感觉无障碍。

4. 诊断　蝶腭神经节普鲁卡因阻滞,有助于诊断。

5. 治疗　治疗鼻窦疾患,应用抗生素、皮质激素、镇痛药物可缓解。蝶腭神经节用酒精阻滞治疗。

6. 预后　阻滞效果良好。

第七十七节　Vernet综合征

1. 别名　颈静脉孔综合病征(Jugular foramen综合征);维纳特综合征;后破裂孔综合征,Vernet咽支难受症。

2. 病因　①颈静脉孔附近的炎症:如蛛网膜炎、颅骨炎、咽侧壁与咽后壁脓肿,以及结核、梅毒、细菌性炎症等;②血管性疾病:如颈静脉炎、动静脉畸形、动脉瘤等;③肿瘤:听神经纤维瘤、脑膜瘤、神经鞘瘤、淋巴瘤转移、鼻咽癌颅底转移、软骨瘤、听神经瘤等颈静脉孔周围的肿瘤压迫上咽部、中耳的上皮瘤等新生物向颈静脉孔的浸润而致本症;④外伤致颅底骨折亦能诱发本症、火器贯通伤、刀伤。

3. 病理　颈静脉孔位于颈动脉管后面,茎突根部内面,前为岩骨,后为枕骨,在内听道下缘水平,两侧大小不等,有颈内静脉、舌咽、迷走和副神经通过。在颈静脉孔附近尚有舌下神经通过,与颈静脉孔内三支神经关系密切,故易发生合并损害,总称尾组脑神经联合损害综合征,由于病变部位所损害的神经不同,而分别有不同的综合征名称,如 Vernet 综合征、Avellis 综合征、Schmidt 综合征、Tapia 综合征、Jackson 综合征,以及 Collet-Sicard 综合征。

4. 临床症状和口腔颌面部表现　本征由 Vernet(1918 年)首先描述,我国张瓦城对本病有较详细的临床观察。系指通过颅骨颈静脉孔的三支脑神经(Ⅸ、Ⅹ、Ⅺ),因某种原因遭到压迫或侵犯而引起一侧舌咽、迷走、副神经功能障碍的一组病症。①当舌咽神经受累时,咽下运动,特别是上咽部收缩肌麻痹,吞咽困难,咽下反射消失,舌后 1/3 味觉减退、软腭、咽喉部感觉减退,鼻腔有液体反流;②当迷走神经的纤维受损,则引起一侧软腭麻痹,喉头肌麻痹(嘶哑),伸舌偏向一侧;感觉纤维受损,则引起软腭半侧感觉麻痹,如有自主神经纤维受损,偶可引起心动过速;③副神经有延髓支和脊髓支,脊髓支和迷走神经一道分布于软腭和咽头缩肌,脊髓支为运动纤维通过颈静脉孔,分布于胸锁乳突肌和斜方肌。当脊髓支受损,此二肌肉即发生麻痹并能发生肌萎缩,可产生 Horner 三联症。伸舌时,咽后壁偏向健侧。若病变及内耳孔,则出现耳鸣、耳痛、耳聋和面神经麻痹。

5. 诊断与鉴别诊断

(1) X 线表现:有一定的帮助,根据不同的病因有其相应的表现。颅底片上与断层片,表现颈静脉孔与附近枕骨髁部的压迫性或虫蚀状破坏,或是颅底骨折损伤、扁平颅底等。有脑肿瘤者,行 CT 和 MRI 检查可做出诊断和鉴别诊断。颈动脉造影,发现血管栓塞或动脉瘤等改变。食管造影,可见“会厌豁征”。

(2) CT、MRI 表现:颈静脉孔由颈静脉嵴分为神经部(前内)和血管部(后外)并分为颅内开口和颅外开口,前者始于岩下窦和乙状窦交界处,后者位于较低层面。CT 横断扫描示颅内开口前外壁呈 M 形,后内壁呈圆形或椭圆形。颈静脉孔区肿瘤 CT 表现为颈静脉孔扩大并骨质破坏,颈静脉嵴、颈动脉管和颈静脉孔之间的骨棘可呈侵蚀性破坏。颈静脉球瘤早期颈静脉孔血管部扩大,以后可普遍扩大,边缘不规则,其壁可呈波浪状。肿瘤平扫呈等密度或高密度,增强扫描明显强化,占据或突出于颈静脉孔及其附近。如肿瘤入中耳腔,则于中耳腔内可出现软组织影并侵蚀鼓岬。MRI 可直接显示颈静脉孔的神经血管结构,可作多方位切层,如冠状位扫描显示颈静脉及颈静脉孔闭塞。MRI 能显示岩斜坡颈静脉结节高信号,此信号的存在与否对判断颈静脉球瘤是否存在颇为敏感。颈静脉瘤在 T_1WI 呈中等信号,T_2WI 呈中到高信号。大的肿瘤具有特征性所见,如“盐和胡椒”征(salt and peper sign)。瘤体内之所以有信号差异源于肿瘤血管的流速不一或有血栓形成。病变具有十分显著的异常对比增强。

(3) 脑部放射性核素扫描:应与以下相鉴别:①颈静脉综合征:第Ⅸ、第Ⅺ脑神经,有时第Ⅹ脑神经麻痹;②Gradenigo 综合征:第Ⅴ脑神经麻痹、Horner 综合征;③小脑脑桥角综合征:第Ⅴ、第Ⅶ、第Ⅷ脑神经或有时第Ⅸ脑神经麻痹;④Collet-Sicard 综合征:第Ⅸ ~ Ⅻ脑神经麻痹;⑤Villaret 综合征:第Ⅸ ~ Ⅻ脑神经麻痹、Horner 综合征麻痹;⑥Avellis 综合征:第Ⅹ、Ⅺ脑神经麻痹;⑦Jackson 综合征:第Ⅹ ~ Ⅻ脑神经麻痹;⑧Garcin 综合征:第Ⅱ ~ Ⅻ脑神经均麻痹。

6. 治疗　根据病因而定,手术治疗解除压迫。

7. 预后　取决于病因。

第七十八节　Villaret 综合征

1. 别名　枕骨髁颈静脉结合部综合征;第Ⅸ ~ Ⅻ脑神经瘫痪综合征;腮腺后间隙综合征;半侧舌喉咽肩瘫综合征;维拉德综合征;后咽喉综合征。

2. 病因和病理　由于创伤,感染或肿瘤侵犯最后四对脑神经(第Ⅸ ~ Ⅻ)和颈交感神经链。常见病因:①肿瘤:腮腺瘤、上咽部和鼻腔肿瘤、颅底及淋巴结之原发性或转移性肿瘤,颈静脉肿瘤,第Ⅸ ~ Ⅻ脑神经鞘瘤;②外伤;③感染:咽部红肿、颅底蜂窝织炎和结核性淋巴结炎、结核、梅毒等;④颅底颈内动脉瘤等;⑤血管病变:若病变位于颈静脉孔或其下部的舌下神经管枕下窝处,常为鼻咽癌之浸润、颅骨骨折、颈静脉血栓性静脉炎等所致。

3. 临床症状和口腔颌面部表现　本征最先由 Villaret(1916 年)记述,本征为 Collet-Sicard 综合征,再加上 Horner 综合征,即是舌咽神经、迷走神经、舌下神经及副神经等脑神经损害加交感神经麻痹。病变位于颅外腮腺部。①病变侧后组脑神经麻痹:造成同侧舌后 1/3 味觉缺失(舌咽神经),声嘶,软腭咽喉感觉缺失(舌咽神经、迷走神经),声带及软腭麻痹(迷走神经)。斜方肌及胸锁乳突肌(副神经)以及舌肌麻痹,瘫痪(舌下神经)。吞咽困难,鼻液反流,伸舌偏向患侧;②患侧交感神经麻痹出现 Horner 综合征(眼球轻度凹陷、上睑下垂、兔眼、瞳孔缩小、溢泪);③若病变扩大,可出现面神经麻痹;④没有颅内病变之症状及体征;⑤亦可有小脑脑桥角综合征表现;⑥若为鼻咽引起,可在鼻咽部发现肿块,颈部淋巴结肿大。

4. 诊断　根据临床症状和体征可以诊断。最后应进一步查明病因和定位诊断,可作头颅X线检查。X线表现按病因、发病部位而表现不同。①腮腺肿瘤,可出现导管与分支的移位、阻塞、腺泡的充盈缺损等;②鼻部肿瘤,主要表现为鼻内软组织肿块,鼻腔膨大及骨质破坏缺损;③侧位像观察咽部脓肿,软组织弥漫性增厚阴影或局部弧形隆起,有的是积气或液平存在,气管可受压变窄及向前推移。常伴颈椎生理性前凸曲度变直或反较后凸,严重者引起骨质破坏等。也可动脉造影、脑扫描、脑CT等检查,如怀疑感染应作细菌培养。MR多剖面扫描很容易定位。肿瘤较大时使咽旁组织向中线移位,良性腮腺肿瘤境界清晰,而恶性肿瘤往往穿破腮腺包膜,侵犯邻近组织并累及周围淋巴结。正常腮腺的信号略低于皮下脂肪。T_1 与 T_2 加权像上均与脂肪信号呈平行关系,腮腺瘤信号强度明显低于脂肪,在质子密度加权像上病变显示较好。腮腺炎症和结石常有腮腺钙化,MR在显示钙化病灶方面不如CT。因此,在急性腮腺肿大、疑有腺管结石的患者应首选CT检查,以及动脉造影、脑脊液检查、脑扫描等,如怀疑感染应作细菌培养。

5. 治疗　根据病因为主,治疗原发病与受累的神经。若为肿瘤,则宜手术治疗,或化疗、放疗。

6. 预后　取决于病因,除因恶性肿瘤所致本综合征外,一般预后尚可。

第七十九节　Von Recklinghausen Ⅰ型综合征

1. 别名　多发性神经纤维瘤综合征;神经纤维瘤病;Recklinghausen 病;Recklinghausen 综合征;家族性神经纤维瘤病;Von Recklinghausen 病。

2. 病因　尚不清楚,认为胚胎性发育缺损引起,但亦有人认为因内分泌腺或自主神经受累引起,目前一般认为是先天性母斑病之一。系先天性常染色体显性遗传。但亦可能是新发基因突变。

3. 病理　发生于脊神经或脑神经。主要病理改变为广泛性神经鞘膜细胞增殖。由梭形细胞组成大小不一的神经纤维瘤,瘤基本由鞘膜细胞组成,无包膜,切面呈灰白色鱼肉样。镜检见瘤细胞呈特征性的栅状排列。

4. 临床症状和口腔颌面部表现　Von Recklinghausen(1882年)对本病详细评述并命名,确定了肿瘤来源于小的皮神经及较大的周围神经结缔组织鞘,并定为神经纤维瘤。男女均可发病,男多于女,约2:1。

(1) 30%~40%的患者可出现中枢神经或周围神经系统定位症状。最常见的是听神经瘤,视神经胶质瘤以及基底节和丘脑部位的胶质瘤。主要由神经胶质、血管及施万细胞增生或骨骼缺损所致,导致运动感觉障碍,如头痛、三叉神经痛,周身各区疼痛,单侧视力减退,神经性耳聋、智能障碍、眩晕、面神经麻痹等。或类似脊髓空洞症、脊髓痨、癫痫、神经发育不全的神经表现。

(2) 皮肤色素沉着:出生后或婴儿期即可发现,多数呈点状牛奶咖啡色斑,边缘整齐,直径约1毫米至数厘米大小的色素沉着斑,偶可呈大片状,数目随年龄逐渐增加,好发在躯干部。Whitehouse 认为色素斑有5个以上,横径大于0.5cm。Neel 等认为有6个以上,最大直径超过1.5cm者即认为是本病。

(3) 在儿童或青年时即出现皮肤和皮下赘瘤、皮肤赘瘤,生长缓慢,数目不断增加,原从几个逐渐增加上千个,常沿神经末梢径路而分布。有时整段神经末梢变粗,延长而弯曲呈丛状神经纤维瘤,直径自数毫米至数厘米,重达数十斤,呈肉红色,形状扁平、圆锥、分叶、有蒂或无蒂,顶部常有一粉刺。皮下赘瘤可附着神经干上的串珠样小结节,活动时有疼痛或压痛,亦可为巨大的丛状神经纤维瘤向外生长,致皮肤及皮下组织水肿,形成皱褶下垂,质较硬,有弹性,即谓神经纤维瘤性象皮病(elephantiasis neuromatosa)。少数病例可发生于口腔黏膜或内脏任何神经干。

(4) 骨骼系统的改变:因肿瘤的侵蚀和增生,造成骨囊肿、骨折、弯曲变形呈方形腿。颅骨改变为内耳道扩大或骨质稀疏、增生、缺损等。肋骨扭曲变细、增宽,及边缘有切迹状凹陷。局部软组织呈象皮肿样。病变处骨骼有骨生长过旺或骨质缺损、脊椎侧弯、椎孔扩大,少数有两侧肩胛骨大小不对称,两腿长短不等。

(5) 有的患者合并心血管系统、内分泌系统的功能障碍等。本病无论周围型或中枢型,肿瘤均可发生恶变,发生率2%~13%。

(6) 眼眶、睑、结膜、葡萄膜及视网膜脱离,视神经盘水肿及视神经萎缩。

5. 诊断　根据临床皮肤特征性改变可诊断,而中枢型诊断较难,必须注意家族史、详细神经科检查结合病理检查可确诊。

6. 治疗　尚无特效疗法,对颅内和椎管内的单发肿瘤引起压迫症状者,考虑摘除,引起单侧搏动性突眼的眼眶板缺损进行修补,伴发癫痫者,抗痉剂治疗。本病虽属良性,切除后一般不复发或恶化,但也有认为手术切除后,可促使恶化,在一年内常于局部复发。

7. 预后　与症状轻重程度有关。肿瘤引起者，预后差。

第八十节　Wallenberg 综合征

1. 别名　延髓外侧综合征；小脑后下动脉综合征；延髓背外侧综合征；小脑下脚综合征；外侧裂综合征；橄榄体后部综合征，瓦伦贝格。

经典的延髓外侧综合征（lateral bulbar syndrome）是指小脑后下动脉闭塞引起延髓外侧缺血所产生的一组病变。小脑后下动脉血栓形成的病例由 Wallenberg（1895 年）首先报道，因此称为 Wallenberg 综合征。他于 1901 年对本征进行了病理解剖，证实小脑后下动脉血栓形成，因此看成同义名。我国 1956 年张文萃报道之后仅有少量报道。

2. 病因　主要由椎动脉发生血栓所引起，也可由小脑后下动脉血栓形成所致。此外，动脉硬化性血管疾患、梅毒及其他类型的血管闭塞性疾病也可引起。因颈椎病合并椎动脉供血不足引起者并不少见。引起本征最重要的原因是动脉硬化所致椎基底动脉系统血栓形成，亦可由梅毒、心内膜炎栓子栓塞、转移癌及血液凝固性变化、颈椎病、颅底畸形。司树春报道过脑外伤引起本征。

3. 病理　延髓外侧部，小脑下部，脊髓囊、疑核、绳状体和前庭神经等血管梗塞表现。

4. 临床症状和口腔颌面部表现　本病多在 40 岁后发病，起病急剧或逐渐发病。

（1）由于疑核、舌咽、迷走神经根受累，引起病灶侧软腭、咽喉肌及声带不全麻痹，因反射消失，患者进食反呛，说话不清，呃逆，吞咽困难。

（2）交叉性半身感觉异常：由三叉神经脊束或脊束核损伤，引起病灶侧面部疼痛，温觉减退或丧失；脊髓丘脑束受累，引起对侧肢体的感觉和温觉减退或消失。

（3）前庭功能障碍：患者严重眩晕、呕吐、眼球震颤、共济失调，由于前庭神经核或脊髓小脑束受累所致。

（4）颈交感神经麻痹症：因网状结构的交感神经纤维受累，而引起病灶侧眼球下凹，上睑下垂，角膜反射消失，瞳孔缩小，有时病变范围较多，侵犯脑桥下部而损害展神经和面神经，致同侧眼外展麻痹和周围性面瘫，对侧半身麻痹罕见。

5. 诊断　40 岁以上中老年人，有动脉硬化、高血压、心脏病史或梅毒、颈椎病及畸形者。具有脑出血性疾病的发病经过和典型临床表现。至少具备同侧面部痛温觉及角膜反射减退或消失，Horner 综合征，软腭及咽喉肌麻痹，小脑共济失调，病灶对侧躯干及上下肢痛，温觉感减退或消失。椎动脉造影可表现其血管梗塞部位及狭窄程度，若未显示小脑后下动脉，即证明无供给延髓外侧之动脉，亦证实为此综合征，有的可显示其侧支循环。

6. 鉴别诊断　在临床须与贲门痉挛、食管癌、吞咽困难性疾病，梅尼埃病等鉴别。

7. 治疗　对动脉闭塞者可给予血管扩张剂，有手术适应证者可行手术治疗。剥离栓子或切除压迫椎动脉的骨赘及异常骨结构，恢复期进行理疗、体疗、针灸治疗对吞咽障碍可能有效。

8. 预后　症状可突然消失，通常在几个月后完全恢复，面和躯干的交叉性感觉障碍可持续较长时间，但多数病例留有不同程度后遗症。

第八十一节　Weisenburg 综合征

1. 别名　舌咽神经痛综合征；舌咽神经痛；魏森布格综合征，咽神经痛。

2. 病因病理　不明。可分原发性和继发性两种。原发性的病因尚未明确，有人认为可能和某些原因引起舌咽神经及迷走神经纤维脱髓鞘性变，而使其传入冲动发生短路有关。继发性则可由舌咽神经或其周围组织的各种病变刺激所致，如肿瘤、创伤、血管畸形压迫、茎突过长等。程锦元报道认为颈动脉炎，屠世光认为局部炎症、粘连等因素。而须与由炎症或肿瘤波及舌咽神经而引起症状性舌咽神经痛相鉴别。

3. 临床症状和口腔颌面部表现　1910 年首先由 Weisenburg 报道，我国 1964 年许光义等有报道。本病多见于男性，35 岁以上中、老年人，少数患者可伴发三叉神经痛。

（1）在舌咽神经感觉支配区域，舌后 1/3、咽、扁桃体鼻咽部、咽鼓管等处，发生短暂烧灼样、刀割样或针刺样剧痛发作，左侧比右侧多见。常起始于一侧的舌根、咽的侧面，扁桃体部位，可向同侧下颌及耳部放射，有的表现为耳内深部和外耳道的疼痛。

（2）当说话、呵欠、咳嗽、吞咽动作和刺激扁桃体时，均可诱发疼痛的发作，扳机点多在咽后壁、舌根，患者有时在睡觉后，因吞咽唾液而痛醒。

（3）每次发作数秒钟，很少超过半分钟，病情严重时发作可持续数分钟，通常发作期可持续数天至数周，以后有长或短时间的无痛间歇期，在间歇期间一切如常，无任何疼痛。发作时可伴有呕吐、咳嗽、流泪和唾液分泌增多等症状。

（4）少数患者疼痛发生于耳部或耳下乳突与下颌角之间。部分患者可出现阵发性咳嗽，喉部痉挛，心律紊乱或停搏，患者因此而晕厥、抽搐，颇似急性心源性脑缺血综合征（Adams-Stokes syndrome）。

4. 诊断和鉴别诊断　根据临床症状特征，扳机点能触发疼痛发作。①疼痛主要位于一侧的舌根、扁桃体咽后壁及耳窝深部；②常因吞咽动作诱发短暂发作性剧烈疼痛；③在舌根部、扁桃体窝，偶在外耳道有扳机点；④用4%丁卡因溶液涂扳机点疼痛即止，对诊断很有意义。应排除肿瘤、炎症、咽喉结核、血管病等所致的症状性舌咽神经痛，CT、MRI检查对继发性舌咽神经痛的诊断具有重要价值，可发现颅底骨折、后颅凹血肿、后颅凹肿瘤。CT增强扫描或MRI有助于检出血管畸形、动脉瘤以及纡曲伸长的椎基底动脉，这些病理改变都可能压迫舌咽神经而导致本征的发生。对老年患者应与不典型的心绞痛区别。应与三叉神经第三支痛、喉上神经痛、膝状神经节痛、耳颞神经痛、舌痛相鉴别。

5. 治疗　手术切断颅内舌咽神经根是有效的治疗方法。此神经位于颅底深部，手术不易。故不宜在颅底手术。但亦有于扁桃体窝处施行舌咽神经切断术而获良好疗效（朱毅等用腭扁桃体切除，段国升等用神经切断术治疗）。切断舌咽神经后血压可有暂时性升高，为防止颅内血肿、血压升高，术后要给予相当的降压治疗；有时术后可导致一侧软腭和咽部感觉丧失，舌部及1/3的感觉和味觉丧失。将可卡因涂布于痛侧的扁桃体及咽部，可暂时阻滞疼痛。卡马西平、苯妥英钠、氯丙嗪、甲钴胺等药物及阻滞理疗。如系血管神经压迫现象，可行显微血管减压术。

6. 预后　可以治愈，切断第Ⅸ脑神经后可遗有一侧软腭和咽壁及舌部后1/3的感觉和味觉的丧失。

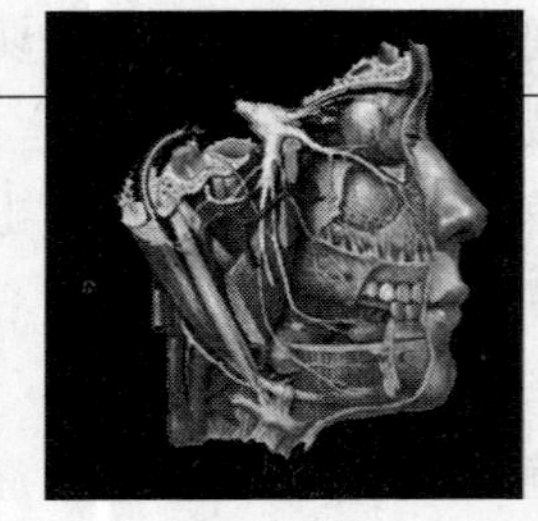

参考文献

1. 李文. 黄帝内经. 沈阳:辽宁民族出版社,1998:124-320.
2. 周大成. 中国口腔医学史考. 北京:人民卫生出版社,1991:40-41.
3. 张文康. 健康教育丛书:三叉神经痛. 北京:中国中医药出版社,2000:83.
4. 李玲,陈义正. 三叉神经痛. 上海:上海科学技术出版社,1993:1-128.
5. 张仁. 一百天学针灸. 上海:上海科学技术出版社,1998:298.
6. 宰春和. 神经眼科学. 北京:人民卫生出版社,1987:113-115.
7. 朱长庚. 神经解剖学. 北京:人民卫生出版社,2002:850-859.
8. 张朝佑. 人体解剖学. 北京:人民卫生出版社,1998:1466-1478.
9. 于频. 系统解剖学. 北京:人民卫生出版社,1997:287-290.
10. 皮昕. 口腔解剖生理学. 北京:人民卫生出版社,2002:123-126.
11. 王明礼. 临床头面痛学. 北京:中国医学科技出版社,1993:15-302.
12. 郝泽民. 神经痛. 上海:上海科学技术出版社,1981:6-393.
13. 张葆樽,安得仲. 神经系统定位诊断. 北京:人民卫生出版社,2000:31-172.
14. 方思羽. 神经内科疾病诊断指南. 北京:科学出版社,1999:252-254.
15. 胡文安. 神经外科疾病诊断指南. 北京:科学出版社,1999:291-297.
16. 李仲廉. 临床疼痛治疗学. 天津:天津科学技术出版社,1998:259-287.
17. 江澄川,赵志奇,蒋豪. 疼痛的基础与临床. 上海:复旦大学,上海医科大学出版社,2001:371-393.
18. 乔志恒,范维铭. 物理治疗学全书. 北京:科学技术文献出版社,2001:19.
19. 何广新,曲延华. 疼痛针灸. 北京:中国中医药出版社,1994:361-363.
20. 方都. 神经外科学. 天津:天津科学技术出版社,1991:546-549.
21. 史玉泉. 实用神经病学. 上海:上海科学技术出版社,1994:187-191.
22. 洪震,吕传真. 神经系统疾病基础与临床. 上海:上海科学技术出版社,1989:203-204.
23. 邱蔚六. 口腔颌面外科理论与实践. 北京:人民卫生出版社,1998:1063-1321.

24. 胡兴越,朱先理,章士正,等.三叉神经痛病因诊断的影像学研究.中华神经科杂志,2000,33:346-348.

25. 邹仲.X线检查技术学.上海:上海科学技术出版社,1986:149-155.

26. 许达生.临床CT诊断学:CT诊断要点、少见征象与误诊分析.广州:广东科学技术出版社,1998:4-15.

27. 张海钟,步荣发,李永海,等.颅底结构螺旋CT影像的三维定量测定.中华口腔医学杂志,2000,35:377-379.

28. 高元桂.磁共振成像诊断学.北京:人民军医出版社,1993:11-70.

29. 陈克敏,沈加林,丁小龙,等.三叉神经痛患者血管压迫MRI表现与手术结果对照研究.临床放射学杂志,2000,19:267-270.

30. 曹惠霞,周文化,黄新华,等.磁共振成像在三叉神经痛和面肌痉挛诊断中的应用.中华神经科杂志,1999,32:354-356.

31. 施增儒,王中秋,吴树春.五官CT和MRI诊断学.南京:南京大学出版社,1997:1-43.

32. 罗祖明.神经病诊疗手册.北京:人民卫生出版社,2000:145.

33. 李军.头痛的诊断与治疗.青岛:青岛出版社,1998:175-190.

34. 郑麟蕃,张震康,余光岩.实用口腔科学.北京:人民卫生出版社,2000:570-579.

35. 李明,关颖,于广州,等.颅内段三叉神经梳理术治疗三叉神经痛.中华耳鼻喉科杂志,1995,6:377.

36. 郑际烈.口腔黏膜病诊断学.南京:江苏科学技术出版社,1999:290-297.

37. 杨期东.神经病学.北京:人民卫生出版社,2002:8-213.

38. 张天锡.神经外科基础与临床.上海:百家出版社,1991:220-224.

39. 潘映辐.临床诱发电位学.北京:人民卫生出版社,1988:127-133.

40. 林治瑾.临床外科学.天津:天津科学技术出版社,1990:594-596.

41. 薛庆澄,王忠诚,史玉泉.神经外科学.天津:天津科学技术出版社,1990:554-556.

42. 王伯扬.神经电生理学.上海:高等教育出版社,1982:286-278.

43. 江澄川,李盛昌,尹士杰,等.三叉神经痛半月神经节损毁后躯体感觉诱发电位的观察.中华神经外科杂志,1986,2:12-15.

44. 潘恩惠,陈世畯.三叉神经诱发电位的临床研究.中国神经精神杂志,1991,17:286-288.

45. 罗晶.三叉神经诱发电位检测的改进.中国神经精神杂志,1993,19:93-95.

46. 殷建瑞.三叉神经诱发电位临床应用的初步探讨.临床神经病学杂志,1994,7:243-244.
47. 罗晶.三叉神经的诱发电位和动作电位研究及其机制探讨.解放军医学杂志,1994,19:16-18.
48. 沈芸荪,孙仁同,陈统辉.上海药物实用手册.上海:文汇出版社,1996:458-467.
49. 龙焜,李万亥.临床药物手册.北京:金盾出版社,2000:442-456.
50. 徐叔云.现代实用临床药理学.北京:华夏出版社,1996:956-957.
51. 上海第二医学院医学系.口腔疾病防治学.上海:上海科技出版社,1961:459-463.
52. 冯殿恩,宋培智.口腔颌面部综合征.成都:西南交通大学出版社,1992:30-316.
53. 林丽蓉,林文涛,余满松.医学综合征大全.北京:中国科学技术出版社,1994:468-993.
54. 马莲.头面部综合征.北京:人民卫生出版社,1997:643-647.
55. 孙琛.临床用药大全.上海:中国大百科全书出版社,1995:526-527.
56. 张引成,胡脉升,李家伟,等.阿霉素注射神经干治疗三叉神经痛的远期疗效.口腔颌面外科杂志,1999,9:172-173.
57. 郑义诚,唐尤超.阿霉素外周神经注射治疗三叉神经痛(附35例报告).口腔颌面外科杂志,2000,10:65-66.
58. 陈炳桓,蒋大介,许建平.功能性和立体定向神经外科学.呼和浩特:内蒙古人民出版社,1988.524-563.
59. 苏贵华,王秉道.三叉神经痛的诊断和治疗.神经外科分册.长春:长春出版社,1999:137-147.
60. 苏贵华,冯殿恩,余锦豪,等.实验性射频温控热凝狗三叉神经的超微结构观察.上海铁道医学院学报,1993,7:15-17.
61. 解放军总后勤部.手术学全书:神经外科卷.北京:人民军医出版社,1994:470-597.
62. 刘清洁,熊志忠.口腔科护理学.北京:人民卫生出版社,1994:151-152.
63. 余文英.射频温控热凝术治疗三叉神经痛的护理.北京口腔医学,1997,1:44-46.
64. 李浒.卡马西平与苯妥英钠药疹临床分析.临床神经病学杂志,1996,4:235.
65. 戚晓昆,姜树年,钱海蓉,等.卡马西平过量误服中毒一例报告.中华神经科杂志,2001,5:286.
66. 段杰,王庆珍,金颖. 神经外科护理. 北京:北京科学技术文献出版社,2001. 72-166.
67. 汪志强,张铭文. 神经外科学基础与临床. 江西:江西科学技术出版社,1991: 383-388.
68. 黄新生. 临床神经系统检查. 北京:人民军医出版社,1999:20-35.
69. 上海中医学院. 针灸学. 北京:人民卫生出版社,1974:24-34.
70. 李树人,宋文阁. 疼痛诊断学. 郑州:河南医科大学出版社,1999:604-609.
71. 解放军总医院,第四军医大学. 实用神经外科学. 北京:中国人民解放军战士出版社,1978:648-691.
72. 张伟杰,张志勇,汪湧,等. CT 定位在射频温控热凝术治疗三叉神经痛中的应用. 口腔医学纵横,1998,14:126-128.
73. 张伟杰,张志勇,汪湧,等. CT 定位进行射频温控热凝术治疗三叉神经痛(附 63 例报告). 上海口腔医学,1999,8:76-77.
74. 张伟杰,汪湧,张志勇,等. CT 定位进行射频温控热凝术治疗三叉神经痛的疗效评价. 上海第二医科大学学报,2002,22:435-437.
75. 张伟杰,汪湧,等. 双侧三叉神经痛. 口腔医学研究,2002,18:196-197.
76. 张伟杰,汪湧,张志勇,等. 应用半导体激光穴位照射结合局部封闭治疗三叉神经痛. 上海口腔医学,1998,7:107-109.
77. 刘学宽,邵彤,种衍军,等. 经耳后枕下入路手术治疗三叉神经痛. 中华外科杂志,1986,24:410-412.
78. 刘学宽,陈中奇,吕志心,等. 耳后小切口三叉神经感觉根切断术临床及病理研究. 中华神经外科杂志,1988,4:110-112.
79. 刘学宽,邵彤,种衍军,等. 耳后小切口入路手术治疗三叉神经痛 1100 例临床分析. 中华神经精神疾病杂志,1994,20:321-324.
80. 刘学宽,赵长地,聂振明,等. 神经性高血压病因及外科手术治疗的临床研究. 辽宁医学院学报,1997,20:20-23.
81. 刘国伟,王宜花,刘学宽,等. 带状疱疹后三叉神经痛临床及病理分析. 中国疼痛医学杂志,2001,7:133-135.
82. 周辅昔,王绍武. 颅脑综合征的 CT,MRI 诊断. 北京:人民军医出版社, 2004:8.
83. 吴承远,刘玉光. 三叉神经痛. 济南:山东科学技术出版社,2004:2.
84. 王方凌. 神经痛治疗与护理. 广州:广东旅游出版社,1998:3.

85. 刘学宽,李光华. 三叉神经痛与面神经疾病学. 北京:中国中医学出版社,2006:5.
86. 迟放鲁. 面神经疾患. 上海:上海科学技术出版社,2007:6.
87. 陈炳桓. 主体定向放射神经外科学. 北京:北京出版社,1994:12.
88. 何玉泉,沈云霞,邢元龙,等. 耳-床线定位在射频治疗三叉神经痛中的临床应用研究. 医学影像学杂志,2006,3:230-232.
89. 刘开泉. 三叉神经痛的发病机制及手术治疗进展. 现代诊断与治疗,2005,16(2):65-67.
90. 丁常云,林斌,刘盛君,等. 三叉神经外周支射频温控热凝治疗三叉神经痛 74 例分析. 中国微侵袭神经外科杂志,2003,8:474-468.
91. 范振荣,韩华,于荣伟,等. 射频热凝术治疗三叉神经第一支痛 20 例报告. 华西医学杂志,1991,1:22-24.
92. 裘沛然. 中国中医独特疗法大全. 上海:文汇出版社,1991:1084-1085.
93. 谢惠民,合理用药. 第 5 版. 北京:人民卫生出版社,2008:211.
94. 吴玉安,于丽艳. 疼痛之谜与头面部疼痛的防治. 广州:中山大学出版社,1994:7.
95. 陈群. 头痛调治. 广州:广东科技出版社,2003:4.
96. 宋青梅. 头痛不再缠绕你. 天津:天津科技翻译出版公司,2001.
97. 蒋琳,牛国忠. 神经妥乐平治疗原发性三叉神经痛疗效分析. 浙江医学,2008,30 (6):644-645.
98. 安波,张山,张志强,等. 神经妥乐平联合卡马西平治疗原发性三叉神经痛的疗效观察. 中国疼痛医学杂志,2008,14(4):248.
99. 姚旌,陆魏,孙丽华,等. 卡马西平治疗原发性三叉神经痛的疗效观察. 中国医学创新,2009,6(17):86-87.
100. 江兴华,王亚平,邹定权,等. 牛痘疫苗接种家兔炎症皮肤提取物治疗三叉神经痛射频热凝术后残余神经症状的疗效观察. 中国疼痛医学杂志,2010,5:266-268.
101. 吴凤英. 替扎尼定治疗三叉神经痛的前瞻性研究. 山东医药,2010,50(20):99-100.
102. 李晓宏,赵伟成,杨承祥,等. 替扎尼定治疗三叉神经痛的临床观察. 中国疼痛医学杂志,2010,4:197-199.
103. 李柳红. 替扎尼定治疗三叉神经痛的临床观察. 中国疼痛医学杂志,2010,6:373-374.

104. 申继红,连亚军,郑亚珂,等. A 型肉毒毒素治疗原发性三叉神经痛的疗效观察. 中国康复医学杂志,2011,26(5):483-484,488.

105. 王粟实. 三叉神经痛的针刺治疗及心理状态干预. 河北中医. 2011,33(8):1256-1258.

106. 王玲姝,张志刚,王桂媛,等. 电针治疗三叉神经痛的临床体会. 中国中医药咨讯,2011,3(17):228.

107. 周宝生,吴叶,李牧. 微血管减压术治疗原发性三叉神经痛. 中国疼痛医学杂志,2011,17(8):508-509.

108. 李春明,李忠铭,钱志强. 射频热凝治疗原发性三叉神经痛. 中国微创外科杂志,2011,11(8):759-760.

109. 段晓芳. 中医药及针刺结合治疗三叉神经痛. 基层医学论坛,2011,15(26):831-832.

110. 白敦耀,丁伟杰. 天麻钩藤饮加减治疗原发性三叉神经痛 57 例疗效观察. 临床合理用药杂志,2011,4(15):35-36.

111. 李曦,刘江,潘畅,等. 托吡酯联合针灸治疗原发性三叉神经痛疗效观察. 西部医学,2011,23(7):1319-1320.

112. 黄伟豪. 微血管减压术治疗原发性三叉神经痛的疗效观察. 齐齐哈尔医学院学报,2011,32(9):1402-1403.

113. 赵东. 精确定位无水酒精注射治疗三叉神经痛疗效观察. 中国实用神经疾病杂志,2011,14(11):37-38.

114. 朱晓瑜,赵和平,魏谋达,等. 吡喃阿霉素鞘膜内注射治疗原发性三叉神经痛的临床观察. 山西医科大学学报,2011,42(5):428-430.

115. 余游,杜贻庆. 三叉神经微血管减压术的基础研究和治疗进展. 医学综述,2011,17(10):1519-1522.

116. 张国荣,王宏伟,朱利峰,等. 伽玛刀治疗原发性三叉神经痛远期疗效分析. 内蒙古医学院学报,2011,33(2):125-129.

117. 陈跃飞,霍丙寅,谢冰. 浊毒理论在三叉神经痛治疗中的应用. 中国中医药现代远程教育,2011,9(5):109-110.

118. 熊向东. 卡马西平联用多虑平治疗原发性三叉神经痛疗效观察. 临床合理用药杂志,2011,4(10):53-54.

119. 李升,徐志辉,杨明华. 三叉神经痛药物封闭治疗的系统分析. 井冈山大学学报:自然科学版,2011,32(2):119-122.

120. 项廷淼,殷世武,高宗根,等. DSA 透视下射频热凝治疗原发性三叉神经痛.

当代医学,2011,17(5):100-101.

121. 李纲,查芹,陈季志,等.奥卡西平治疗原发性三叉神经痛临床观察.浙江中西医结合杂志,2011,21(3):167-169.

122. 雷荣昌,梁非照,王俊林,等.阿霉素神经干注射结合病变骨腔外科处理治疗原发性三叉神经痛的临床观察.口腔颌面外科杂志,2011,21(1):30-33.

123. 李程,熊文中,周仁秀.罗哌卡因联合庆大霉素治疗三叉神经痛的早期疗效.中外医学研究,2011,9(5):18-19.

124. 付风昌.腺苷钴胺联合卡马西平治疗三叉神经痛54例临床观察.中国医药指南,2011,9(6):243-244.

125. 白智鹏.三叉神经痛的针灸治疗.中国现代药物应用,2011,5(1):213-214.

126. 李柱,倪进军.柔肝熄风法治疗三叉神经痛探讨.山西中医,2011,26(11):1-3.

127. 周兆廷,相红霞.清热化瘀汤治疗原发性三叉神经痛.中国中医药咨讯,2011,33:270.

128. 袁燕,申文,刘功俭.氟比洛芬酯复合丙泊酚麻醉在三叉神经射频热凝治疗中的应用.中国现代医药杂志,2010,12(10):60-62.

129. 王延秀,任绪华,曹灵敏,等.复方倍他米松治疗三叉神经痛的实验研究.中国疼痛医学杂志,2010,5:307-308.

130. 黄文学.针刺董氏奇穴为主治疗三叉神经痛疗效观察.上海针灸杂志,2010,29 (9):582-583.

131. 周志田.经周围神经支微波热凝与无水乙醇治疗原发性三叉神经痛疗效的比较.南昌大学学报:医学版,2010,50(5):78-79.

132. 黄敏,余巨明,王莉.加巴喷丁治疗原发性三叉神经痛疗效观察.川北医学院学报,2010,25(4):324-325.

133. 燕林宝,向洪斌.头痛宁联合卡马西平治疗三叉神经痛的疗效分析.实用心脑肺血管病杂志,2010,18(4):446-446.

134. 高翔,杜元灏,肖丽,等.国内针刺对照西药治疗三叉神经痛疗效比较的系统评价.江苏中医药,2010,1:52-54.

135. 赵建军.川芎茶调散加减治疗三叉神经痛60例.中国现代药物应用,2007,8:28-29.

136. 孟岚,王保国,罗芳.罗哌卡因复合庆大霉素与利多卡因复合糖皮质激素治疗三叉神经痛的疗效对比.中国疼痛医学杂志,2008,14(6):327-331.

137. 林耿冰,林李嵩,陈乃俊,等.神经干药物注射治疗原发性三叉神经痛临床

分析 中国现代医药杂志,2008,10(12):107-108.

138. 陈寒春,王之敏,蒋栋毅,等. 显微血管减压术在原发性三叉神经痛治疗中的临床应用. 安徽医药,2008,12(12):1201-1202.

139. 黄玲,于生元,李柱一. 恩再适治疗三叉神经痛的实验研究. 中国疼痛医学杂志,2008,14(2):83-86.

140. 赵红,滕敏. 阿霉素注射治疗老年三叉神经痛的临床观察. 中华老年口腔医学杂志,2007,5(3):156-157,184.

141. 李玉,吴承远,徐淑军,等. 神经导航在射频热凝治疗原发性三叉神经痛中的应用. 中国医疗器械信息,2007,13(1):9-11.

142. 王尚君. 卡马西平、丙戊酸钠治疗三叉神经痛疗效比较. 中国医药导报,2007,4:98-99.

143. 李建成,黄全顺,徐涛. 曲安奈得外周神经干周围注射治疗原发性三叉神经痛 86 例. 蚌埠医学院学报,2006,31(3):257-258.

144. 孟庆宇,周云. 链霉素封闭治疗三叉神经痛的临床探讨. 工企医刊,2006,19(2):15-16.

145. Findler G. Sensory evoked response to electrical stimulation of the trigeminal nerve in humans. J Neurosurg,1982,56:545-549.

146. Singh N. Trigeminal nerve stimulation: short latency somatosensory evoked potentials. Neurology,1982,32:97-101.

147. Macon KB. Human trigeminal root evoked potentials during differential retrogasserian thermal and chemical rhizotomy. Pain,1987,31:307-315.

148. Ernest S, Mathews, Steven J, et al. Percutaneous stereotactic radiofrequency thermal rhizotomy for the treatment of trigeminal neuralgia. Mt Sinai J Med,2000,67:288-299.

149. Das B, Saha SP. Trigeminal neuralgia: current concepts and management. J Indian Med Assoc,2001,99:704-709.

150. Peters G, Nurmikko TJ. Peripheral and gasserian ganglion-level procedures for the treatment of trigeminal neuralgia. Clin J Pain,2002,18:28-34.

151. Sindrup SH, Jensen TS. Pharmacotherapy of trigeminal neuralgia. Clin J Pain,2002,18:22-27.

152. Zakrzewska JM. Diagnosis and differential diagnosis of trigeminal neuralgia. Clin J Pain,2002,18:14-21.

153. Katusic S, Beard CM, Bergstralh E, et al. Incidence and clinical features of tri-

geminal neuralgia, Rochester, Minnesota, 1945-1984

154. Krafft RM. Trigeminal neuralgia. Am Fam Physician. 2008 May 1; 77(9): 1291-1296

155. Yang Y, Shao Y, Wang H, et al. Neuroavigation-assisted percutaneous radiofrequncey thermocoagulation therapy in trigeminal neuralgia. Clin J Pain, 2007, 23(2): 159-164.

156. Bogduk N. Pulsed radiofrequency. Pain Med, 2006, 7(5): 396-407.

157. Erdine S, Ozyalcin NS, Cimen A, et al. Comparison of pulsed radiofrequncy with conventional radiofrequency in the treatment of idiopathic trigeminal neuralgia. Eur J Pain, 2007, 11(3): 309-313

158. VanBoxem K, van Eerd M, Brinkhuize T, et al. Radiofrequency and pulsed radiofrequency treatment of chronic pain syndromes: the available evidence. Pain Pract, 2008, 8(5): 385-393.